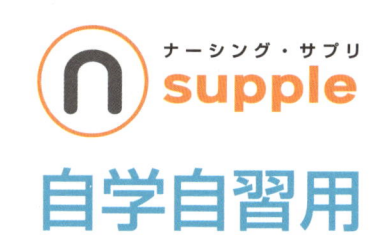

ナーシング・サプリ

n supple

自学自習用

イメージできる
解剖生理学

ナーシング・サプリ

n supple　編集委員会 編

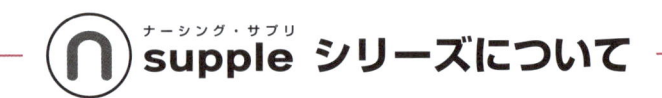

supple シリーズについて

（ナーシング・サプリ）

　「ナーシング・サプリ」シリーズは，看護学生のみなさんにとって必須となる，看護学の基礎知識について，わかりやすくまとめた学習参考書・問題集です．

　授業で学ぶ内容をしっかりとフォローし，実習で役立つ知識も盛り込んでいます．問題を解いたり，ノート代わりに書き込んだり，さまざまに活用することができます．本書を積極的に役立てていただき，あなただけのオリジナルの学習参考書・問題集を完成させてください．
　きっと看護学を学ぶ楽しさが実感できます！

■本書の特徴

●本書『イメージできる　解剖生理学』は，フルカラーで図版を豊富に掲載しているので，しっかりとしたイメージを抱きながら，学習を進めることができます．

●これだけは必ず学ぶべき知識について，繰り返し問題を解くことで身につけられるようにできており，看護師国家試験に向けて基礎学力を養うことができます．

●問題の解答・解説は切り離して使えます．

●付録としてメディカ出版の看護基礎教育テキスト『ナーシング・グラフィカ　人体の構造と機能①：解剖生理学』をもとにしたカードをつけました．解剖生理の図版を載せ，知識をコンパクトにまとめた切り離し可能なカードです．持ち歩いて，いつでもどこでも繰り返し学習できます．

はじめに

　勉強の仕方を勉強しよう．毎年新入生を迎えるたびにこう言います．新入生の反応も毎年同じです．入学するまで，小・中・高と最低でも12年間勉強してきたのに，何をいまさらという感じを抱くようです．

　しかし，入学までに生涯役立つ勉強の仕方を習得してきた新入生は，ほんの一部にすぎません．どこが違うのでしょうか．

　自学自習という言葉は誰でも知っています．しかし，自学自習できる学生はごく少数です．皆さんがこれから必要とするのは，自学自習し，自分で答えを探す能力です．例えば看護師国家試験の既出問題の答えが分からないとき，「答えを教えてください」と言ってくる学生に対し，私は「答えの探し方を教えてあげよう」と返答します．

　答えの探し方を習得するためには，まず予習の習慣を身につけてください．シラバスや予定表から教科書やプリントの，その日に学ぶところを読んでください．分かる個所と分からない個所を区別する．これが最初です．読み方が分からない漢字に出合ったら，必ず漢和辞典で調べてください．辞書の使い方は，小学校ですでに学んでいます（小学校学習指導要領に，第5学年及び第6学年の国語で「辞書を利用して調べる習慣を付けること」と明記されています）．

　予習をすれば，授業は半分復習になります．自分の知らなかったことや分からなかったことを教員が話せば，必ずノートに書いておきましょう．教員の話す内容をすべて書き写す必要はありません．

　授業の後の復習で役立つのが，問題集の活用です．教科書にたくさんあった事項のどれが重要なのかを確認できます．また，自分の苦手な領域も，問題を解いてみれば分かります．その後で定期試験に備えた勉強をすればよいのです．

　予習をしないで授業を受け，自宅学習の大半を復習にあてる学習方法でも，正解は1つだけと決まっているときはかまわないでしょう．しかし，卒業後の皆さんを待ち受けている看護の臨床では，正解は1つとは限りません．そういう場面に出合ったとき，予習して自分で考える習慣のなかった人は戸惑うはずです．

　この問題集は，皆さんの知識を整理することを目的としています．予習➡授業➡復習という一連の流れの中で活用するものです．看護学生はなぜ解剖生理学を学ぶのでしょうか．単なる物知りや教養ではありません．解剖生理学の知識は，看護実践能力の養成に必要な，いわば，メシの種なのです．

編者　林正　健二

イ メ ー ジ で き る 解 剖 生 理 学

CONTENTS

● はじめに　3
● 編者・執筆者一覧　7
● 本書の使い方　8

1章　看護の土台となる解剖生理学 …………………………………… 10

ビジュアルチェック　解剖学的正常位と人体の名称 10

要点整理　解剖学・生理学とは 12／解剖学的用語 12／ホメオスタシスとフィードバック機構 13

トレーニング 14　　実力アップ 15

2章　細胞と組織●体を構成するしくみ ………………………………… 20

ビジュアルチェック　一般的な細胞にみられる細胞内小器官 20／結合組織 21

要点整理　細胞の構造 22／細胞の機能 23／上皮組織 24／支持組織 24／筋組織 25／神経組織 25

トレーニング 26　　実力アップ 30

3章　皮膚と膜●体や臓器を守るしくみ ………………………………… 34

ビジュアルチェック　粘膜の構造 34／膜の種類 34／皮膚の構造 35／爪の構造 35

要点整理　漿膜 36／粘膜 36／結合組織性の膜 37／皮膚の構造 37／皮膚の機能 38／皮膚の付属器 39／体温の分布 41／熱の出納 41／体温調節 42

トレーニング 43　　実力アップ 46

4章　血　液●物質を運搬するしくみ …………………………………… 52

ビジュアルチェック　血液の主な働き 52／骨髄造血と血液の分化・成熟 53

要点整理　血液とその成分 54／血液とその機能 54

トレーニング 55　　実力アップ 56

5章　循環器系●体のすみずみまで血液を送るしくみ ……………… 58

ビジュアルチェック　人体の主要な動脈 58／人体の主要な静脈 59／血管の構造 60／大動脈と大動脈弓 60／門脈系 61／成人における血圧値の分類（日本高血圧学会高血圧治療ガイドライン）61

要点整理　心臓の構造 62／心臓の機能 63／血管の形態 63／主要な動脈・静脈・門脈系 63／血管の機能 64／リンパ系 65

トレーニング 66　　実力アップ 67

6章 呼吸器系●酸素を取り入れて二酸化炭素を排出するしくみ ………… 70

ビジュアルチェック　呼吸器系器官の構造 70／胸膜の構造 70／上気道の解剖 71

要点整理　呼吸器系の構造と機能 72／呼吸のプロセス 73／呼吸の調節 73

トレーニング 74　　実力アップ 78

7章 消化器系●食物を摂取して消化・吸収し排泄するしくみ ………… 80

ビジュアルチェック　ヒトの消化器系 80／咽頭と喉頭 81／嚥下の過程 81／口腔と舌 82／脂肪の消化と吸収 82／胃 83／ビリルビン代謝 83／排便の機序 84

要点整理　食欲 85／咀嚼 85／嚥下 86／胃の構造と機能 86／小腸の構造と機能 87／肝臓の構造と機能 87／胆嚢の構造と機能 87／膵臓の構造と機能 88／糖質の消化と吸収 88／脂肪の消化と吸収 88／タンパク質の消化と吸収 89／大腸の構造と機能 89

トレーニング 90　　実力アップ 92

8章 泌尿器系●尿をつくるしくみ ………… 98

ビジュアルチェック　ヒトの泌尿器系 98／膀胱と尿道 99

要点整理　腎臓 100／尿道・膀胱・尿管 102／排尿の生理 102

トレーニング 103　　実力アップ 104

9章 内分泌系●内部の環境を整えるしくみ ………… 112

ビジュアルチェック　内分泌臓器とホルモンの種類 112／視床下部による下垂体ホルモンの分泌 114

要点整理　内分泌系とホルモン 115／脳にあるホルモン分泌器官 115／脳以外のホルモン分泌器官 116／そのほか 116

トレーニング 118　　実力アップ 120

10章 生殖器系●子孫を残すしくみ ………… 130

ビジュアルチェック　女性生殖器の構造 130／男性生殖器の構造 131

要点整理　女性生殖器の構造 132／女性生殖器の機能 132／男性生殖器の構造 133／男性生殖器の機能 133

トレーニング 134　　実力アップ 136

11章 骨格系●体を支えるしくみ ………… 140

ビジュアルチェック　全身の骨格と主な関節部 140／新生児の頭蓋 142／関節の運動と名称 142

要点整理　骨の基本構造 143／骨の基本的機能 143／骨格の基礎 143／骨格の基本

的機能 144／関節の基本的構造 144／関節の基本的機能 144

トレーニング 145　　実力アップ 147

12章　**筋　系●体を動かすしくみ** ·· 150

ビジュアルチェック　全身の骨格筋 150／骨格筋・心筋・平滑筋の特徴 151／3種類の
筋組織 151

要点整理　筋の種類 152／筋の機能 152／骨格筋の解剖生理 153

トレーニング 154　　実力アップ 155

13章　**神経系●情報を収集して判断し，伝達するしくみ** ··················· 158

ビジュアルチェック　中枢神経系と末梢神経系 158／脳の内部（矢状面）159／ニュー
ロンの基本構造 159

要点整理　神経系ならびに神経細胞の構造 160／神経細胞の興奮・伝導・伝達 160／
反射 160／中枢神経系の構造 160／中枢神経系の機能 161／末梢神経の
構造と機能 162／脳神経の構造と機能 162／脊髄神経の構造と機能 163
／自律神経系の構造と機能 163／生体のリズム 164

トレーニング 165　　実力アップ 171

14章　**感覚系●外部から情報を取り入れるしくみ** ···························· 176

ビジュアルチェック　特殊感覚 176

要点整理　感覚の特徴 178／視覚 178／聴覚と平衡覚 179／化学的感覚（嗅覚と味覚）
180／体性感覚と内臓感覚 180

トレーニング 181　　実力アップ 186

15章　**免疫系●異物を認識，記憶して排除するしくみ** ······················ 194

ビジュアルチェック　免疫の対象となる抗原（異物）194／自然免疫系から獲得免疫系
へ 195

要点整理　自然免疫機構：非特異的生体防御機構 196／獲得免疫機構：特異的生体防
御機構 196

トレーニング 197　　実力アップ 198

巻末とじ込み・別冊

● 引用・参考文献一覧　　200
● 索　引　201

● グラフィカカード解剖生理学
（ミシン目で切り離せます）
● 解答・解説〈別冊〉

●●● 編者・執筆者一覧 ●●●

■編　者

林正　健二　　りんしょう　けんじ　　京都橘大学健康科学部教授，山梨県立大学名誉教授

■執筆者（掲載順）

林正　健二　　りんしょう　けんじ　　京都橘大学健康科学部教授，山梨県立大学名誉教授
　●1章，8章，10章

藤本　悦子　　ふじもと　えつこ　　名古屋大学大学院医学系研究科看護学専攻教授　●2章

武田　多一　　たけだ　たいち　　三重大学医学部附属病院救急科病院教授　●3章

田中　裕二　　たなか　ゆうじ　　千葉大学大学院看護学研究科生活創成看護学講座准教授　●3章

直川　匡晴　　のうがわ　まさはる　　日本赤十字社和歌山医療センター院長補佐・血液内科部長，京都大学医学部臨床教授　●4章

山内　豊明　　やまうち　とよあき　　名古屋大学大学院医学系研究科教授　●5章

武田　裕子　　たけだ　ゆうこ　　順天堂大学医学部医学教育研究室教授　●6章

明石　惠子　　あかし　けいこ　　名古屋市立大学看護学部教授　●7章

森山　信男　　もりやま　のぶお　　元 福岡県立大学看護学部教授　●9章

井上　裕美　　いのうえ　ひろみ　　湘南鎌倉総合病院副院長・産婦人科部長　●10章

遠藤　健司　　えんどう　けんじ　　東京医科大学整形外科学分野講師　●11章，12章

佐伯　由香　　さえき　ゆか　　愛媛大学大学院医学系研究科看護学専攻教授　●13章

今本喜久子　　いまもと　きくこ　　滋賀医科大学名誉教授　●14章

徳田　信子　　とくだ　のぶこ　　山口大学大学院医学系研究科保健学専攻生体情報検査学教授
　●15章

本書の使い方

- 本書は，ビジュアルチェック・要点整理からトレーニング・実力アップへと，ステップ・バイ・ステップで学習する方式をとっています．
- 問題にチャレンジする前に〈この章の学習ポイント〉〈重要用語〉を読み，これから勉強する内容をイメージしてください．

この章の学習ポイント

各章の内容に関し，学習を進めるにあたって重要な，基本中の基本となる内容を簡潔にまとめています．

◆ ビジュアルチェック ◆

メディカ出版の看護基礎教育テキスト『ナーシング・グラフィカ 人体の構造と機能①：解剖生理学』などから，重要な図表をピックアップし，覚えてほしい語句を空欄にしています．図解と言葉から，解剖生理学の基本知識を身につけていきましょう．

◆ 要点整理 ◆

解剖生理学の基本知識を説明した文章を掲載し，そのなかで覚えてほしい語句の部分を空欄にしています．予習用として，または授業で習ったことを思い出しながら，語句を書き込んでみましょう．高校までに学習した知識の確認にも役立ちます．

◆ トレーニング ◆

○×式・組み合わせ式などの問題です．ビジュアルチェックや要点整理で基礎知識を確認したうえで解くと，知識がさらにしっかりと定着します．

◆ 実力アップ ◆

学習の達成度をチェックするための問題で，国家試験と同じ四肢択一・五肢択一・五肢択二形式になっています．考えながら解く必要があるので，「思考する力」を身につけることができ，国家試験対策の勉強にも活用できます．

POINT!

「実力アップ」の問題を解くにあたってのヒントを示しています．○数字は問題番号を示しています．

! 重要用語

各章で，基礎知識の学習に役立つよう，特に重要な語句を，よみがな付きでまとめて掲載しています．

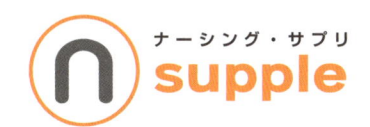

イメージできる
解剖生理学

■本書で使用する単位について
　本書では，国際単位系（SI 単位系）を表記の基本としています．
本書に出てくる主な単位記号と単位の名称は次のとおりです．

m	：メートル
g	：グラム
min	：分
mol	：モル
L	：リットル
mmHg	：水銀柱ミリメートル
Torr	：トル

■本書の表記は『日本医学会医学用語辞典 和英』にできるだけ
　沿っています．

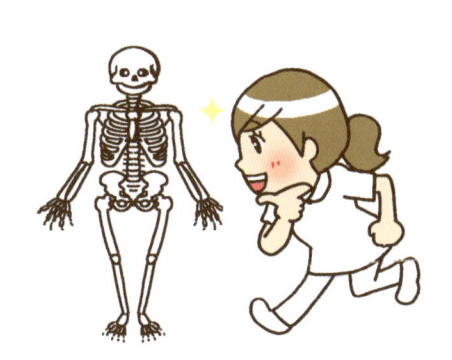

◆▶ ビジュアルチェック ◀◆

下図の空欄に適切な解剖学用語を記入しよう.

●解剖学的正常位と人体の名称

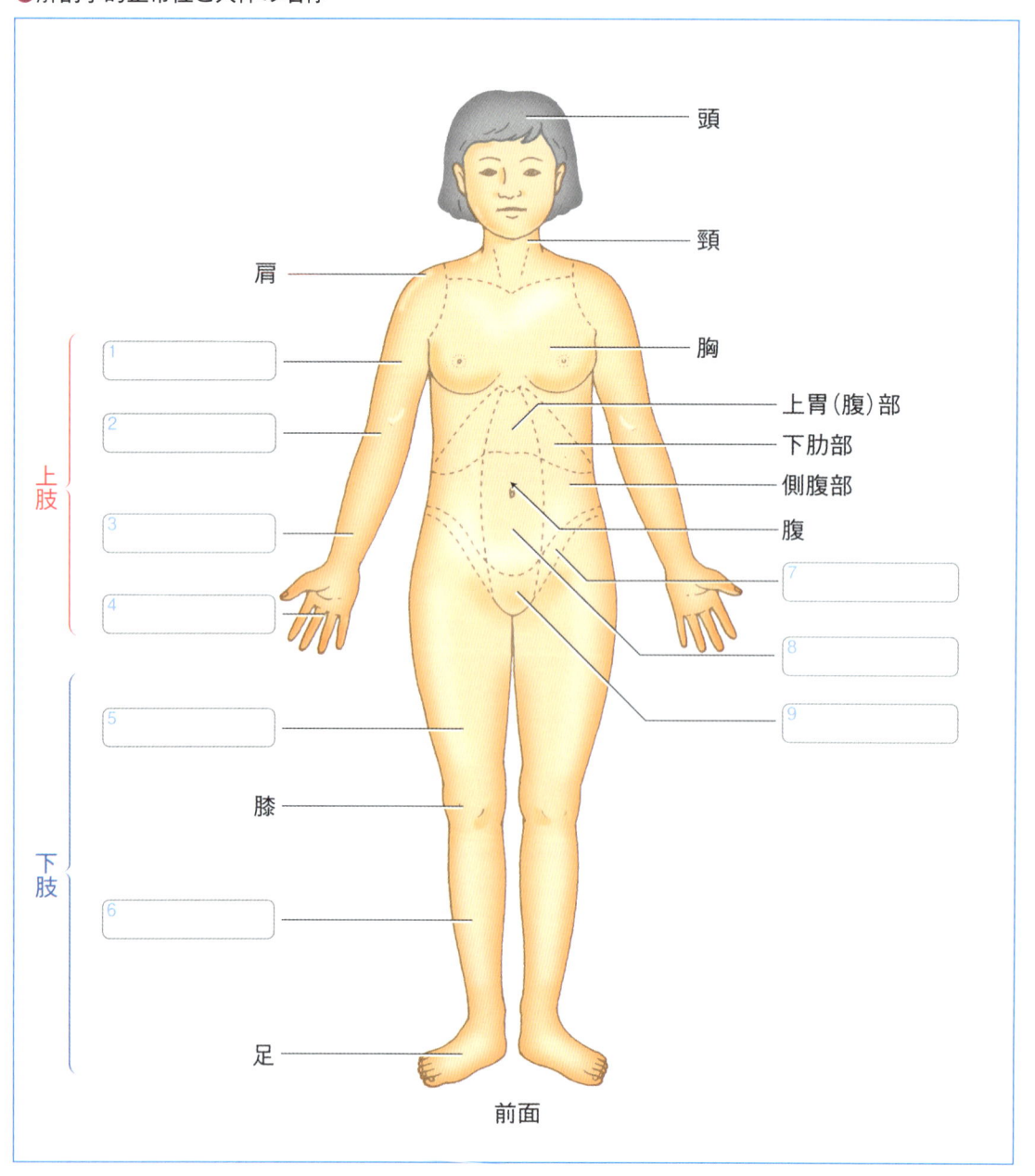

頭
頸
肩
胸
上胃（腹）部
下肋部
側腹部
腹
上肢
1
2
3
4
5
6
7
8
9
膝
下肢
足
前面

この章の学習ポイント

　日常会話での使い方とは異なる用語に慣れましょう．人体の位置と部位を正確に示すために，解剖学的正常位と方向用語は必須です．体表面の肉眼で確認できる指標の名称を知ってから，内部構造の観察へと進みます．

　外界が変化しても人体内部は比較的安定した状態に保たれます．ホメオスタシス（恒常性）を維持するため，人体の各器官が協働するしくみをフィードバック機構と呼びます．大半が負のフィードバックです．

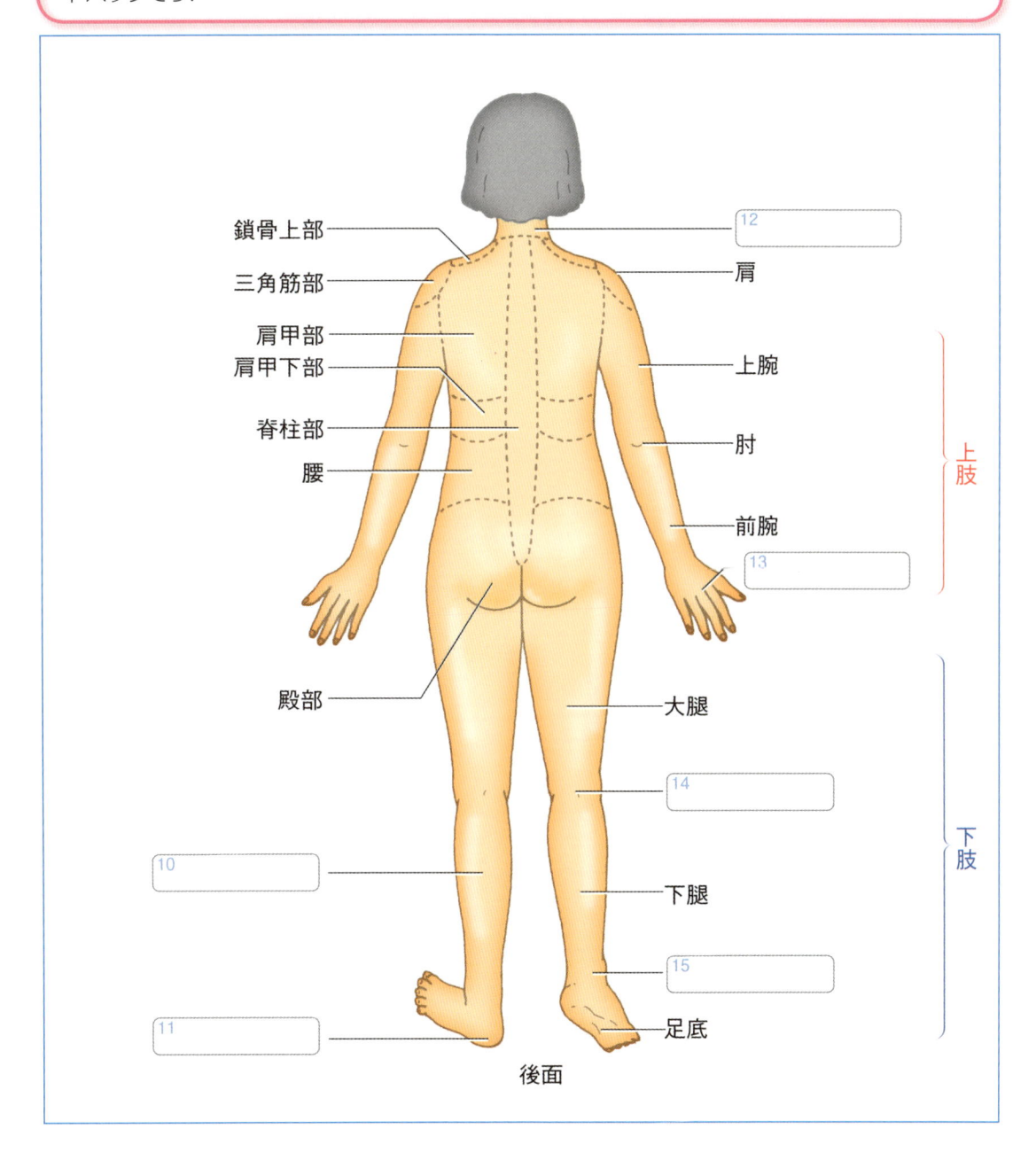

鎖骨上部
三角筋部
肩甲部
肩甲下部
脊柱部
腰
殿部

12
肩
上腕
肘
前腕
13

上肢

大腿
14
10
下腿
15
11
足底

下肢

後面

◆◇ 要点整理 ◇◆

次の〔　〕内に適切な語を記入して文を完成させよう.

① 解剖学・生理学とは

☐☐ 生物の正常な構造を対象とするのは〔1　　　〕学, 機能を対象とするのが〔2　　　〕学である.

☐☐ 病気になり, 正常ではなくなった生物の構造と機能を対象とするのは〔3　　　〕学である.

☐☐ 筋肉のように同じ機能をもつものをまとめる方法を〔4　　　〕解剖学という.

☐☐ 頭や腹部という領域に何があるかをまとめる方法が〔5　　　〕解剖学である.

☐☐ 顕微鏡を用いて調べる方法は顕微鏡解剖学, または〔6　　　〕学という.

☐☐ 腎臓が尿を生成するような固有の働きを〔7　　　〕という.

☐☐ ほとんどの日常生活行動は複数の〔8　　　〕系が関与して行われる.

② 解剖学的用語

☐☐ 解剖学的正常位では手掌(しゅしょう)は〔1　　　〕に向け, 手指は〔2　　　〕している.

☐☐ 解剖学的正常位では直立して両足は〔3　　　〕に向け, 〔4　　　〕はわきに垂らしている.

☐☐ 手首から先を〔5　　　〕, 足首から先を〔6　　　〕という.

☐☐ 肩から肘(ひじ)までは〔7　　　〕, 肘から手首までを〔8　　　〕という.

☐☐ 5, 7, 8を合わせて〔9　　　〕という.

☐☐ 股の付け根から膝(ひざ)までを〔10　　　〕, 膝から足首までを〔11　　　〕という.

☐☐ 6, 10, 11を合わせて〔12　　　〕という.

☐☐ 人体から9, 12を除いた部分を〔13　　　〕という.

☐☐ 首の前面を〔14　　　〕, 後面を〔15　　　〕という.

☐☐ 肘の前面を〔16　　　〕, 膝の後面を〔17　　　〕という. 窩(か)はくぼみを意味する.

☐☐ 下腿の後面を〔18　　　〕という.

☐☐ 尻は〔19　　　〕という.

☐☐ 〔20　　　〕に近いのが上方, 〔21　　　〕に近いのが下方である.

☐☐ 胸や腹に近いのが〔22　　　〕, 背に近いのが〔23　　　〕である.

☐☐ 〔24　　　〕面に近いのを内側(ないそく), 遠いのを外側(がいそく)という.

☐☐ 〔25　　　〕は体表に近いか遠いかで区別する.

☐☐ 13に近いのを〔26　　　〕, 遠いのを〔27　　　〕という.

☐☐ 人体を左右に分ける面を〔28　　　〕面という.

☐☐ 左右対称に分ける面を特に〔29　　　〕面といい, 1つしかない.

☐☐ 人体を前後に分ける面を〔30　　　〕面という.

☐☐ 人体を上下に分ける面を〔31　　　〕面という.

□□ 28，30，31は互いに〔32　　　　〕に交わる．

□□ 28，30，31は〔33　　　　〕やMRIの画像読影時に必要である．

□□ 〔34　　　　〕は胸腔を左右に分ける．

□□ 胸腔を保護するのは骨で形成される〔35　　　　〕である．

□□ 胸腔と腹腔を仕切るのは筋で構成される〔36　　　　〕である．

□□ 同じ構造と機能をもつ細胞の集まりを〔37　　　　〕という．

□□ 37は〔38　　　　〕，〔39　　　　〕，〔40　　　　〕，〔41　　　　〕の4種類に分かれる．

□□ 複数の37が集まり，〔42　　　　〕を形成する．

□□ 複数の42が集まり，〔43　　　　〕を形成する．

❸ ホメオスタシスとフィードバック機構

□□ 調節中枢は〔1　　　　〕系と〔2　　　　〕系である．

□□ 一定の正常設定状態からのずれを感知するのが〔3　　　　〕である．

□□ 3の情報は〔4　　　　〕に伝達される．

□□ 4はずれを元に戻すための指示を〔5　　　　〕を通して伝達する．

□□ 5から得た指示に従い，実際に元に戻すのが〔6　　　　〕である．

□□ 6による補正がずれを元に戻すと，それを〔7　　　　〕が感知する．

□□ 7は情報を〔8　　　　〕に求心路を介して伝える．

□□ 8は遠心路を介して〔9　　　　〕にずれを元に戻す活動中止を指示する．

□□ 9は活動を中止し，元の〔10　　　　〕が維持される．

⚠ 重要用語

□解剖学　　□生理学　　□頭蓋腔　　□脊柱管
□胸腔　　□腹腔　　□骨盤腔　　□ホメオスタシス
□負のフィードバック機構

◆▶ トレーニング ◆◆

1 次の解剖学用語の読み方をひらがなで書こう.

□□ 頭蓋 〔1 〕		□□ 手掌 〔12 〕	
□□ 側頭 〔2 〕		□□ 大腿 〔13 〕	
□□ 項 〔3 〕		□□ 膝蓋 〔14 〕	
□□ 乳房 〔4 〕		□□ 下腿 〔15 〕	
□□ 乳頭 〔5 〕		□□ 外果 〔16 〕	
□□ 臍 〔6 〕		□□ 内果 〔17 〕	
□□ 鼠径 〔7 〕		□□ 足根 〔18 〕	
□□ 会陰 〔8 〕		□□ 足背 〔19 〕	
□□ 腋窩 〔9 〕		□□ 腓腹 〔20 〕	
□□ 手根 〔10 〕		□□ 殿 〔21 〕	
□□ 手背 〔11 〕			

2 体内の腔所に含まれる臓器名を書こう.

□□ 頭蓋腔 〔1 〕
□□ 脊柱管 〔2 〕
□□ 胸腔 〔3 〕〔4 〕
□□ 腹腔 〔5 〕〔6 〕〔7 〕
□□ 骨盤腔 〔8 〕〔9 〕〔10 〕

3 次の器官が含まれる器官系を記入しよう.

□□ 皮脂腺 〔1 〕		□□ 扁桃 〔7 〕	
□□ 靭帯 〔2 〕		□□ 鼻 〔8 〕	
□□ 腱 〔3 〕		□□ 歯 〔9 〕	
□□ 眼球 〔4 〕		□□ 尿管 〔10 〕	
□□ 副腎 〔5 〕		□□ 卵巣 〔11 〕	
□□ リンパ管 〔6 〕			

◆ 実力アップ ◆

1 肘よりも近位にあるのはどれか.　〔　　　〕

1. 肩
2. 前　腕
3. 手　背
4. 母　指

2 同一断面でないのはどれか.　〔　　　〕

1. 前頭面
2. 水平面
3. 前額面
4. 冠状面

3 正しいのはどれか.　〔　　　〕

1. 心臓は横隔膜（おうかくまく）の下方にある.
2. 胸骨（きょうこつ）は肺の後方にある.
3. 頬骨（きょうこつ）は鼻の外側にある
4. 骨格筋は骨より深部にある.

4 脊椎（せきつい）麻酔で虫垂炎の手術をした. 麻酔薬を注入した部位はどれか.　〔　　　〕

1. 腹　腔
2. 胸　腔
3. 頭蓋腔
4. 脊柱管

5 縦隔（じゅうかく）内にみられないのはどれか.　〔　　　〕

1. 肺
2. 気　管
3. 食　道
4. 胸　腺

6 人体の構成要素で最も複雑なのはどれか．　　　　　　〔　　　　〕

1. 器　官
2. 細　胞
3. 器官系
4. 組　織

7 胸腔と腹腔にまたがってみられる器官系はどれか．　　〔　　　　〕

1. 呼吸器系
2. 消化器系
3. 泌尿器系
4. 骨格系

8 骨盤腔内に入っていない器官系はどれか．　　　　　　〔　　　　〕

1. 消化器系
2. 泌尿器系
3. 生殖器系
4. 呼吸器系

9 右上腹部にあるのはどれか．　　　　　　　　　　　　〔　　　　〕

1. 胆　嚢
2. 膵　臓
3. 脾　臓
4. 盲　腸

10 左上腹部にあるのはどれか．　　　　　　　　　　　　〔　　　　〕

1. 虫　垂
2. 小　腸
3. 直　腸
4. 胃

POINT!

● ⑬解剖学的正常位で手掌をどのようにしているかを思い出そう.

11 **右下腹部にないのはどれか.**　〔　　　〕

   1．右卵巣

   2．虫　垂

   3．右精巣

   4．右尿管

12 **左下腹部にあるのはどれか.**　〔　　　〕

   1．肝臓の左葉

   2．左卵巣

   3．左腎臓

   4．左副腎

13 **解剖学的正常位で人体の最も外側にあるのはどれか.**　〔　　　〕

   1．中　指

   2．薬　指

   3．手の母指

   4．足の第3指

14 **解剖学的正常位で前からみえるのはどれか.**　〔　　　〕

   1．膝窩（しっか）

   2．腓　腹

   3．肩甲部（けんこうぶ）

   4．手　掌

15 **大腿動脈の拍動を触れる部位はどれか.**　〔　　　〕

   1．鼠径部

   2．頸　部

   3．肘窩（ちゅうか）

   4．側頭部

POINT!

●⑰6章－呼吸器系（p.70）を参照しよう．

16 解剖学的正常位で正しいのはどれか. 〔　　　　　〕

1. 橈骨は尺骨の内側にある.
2. 上腕骨は尺骨より近位にある.
3. 橈骨と尺骨は遠位部で上腕骨と肘関節をつくる.
4. 上腕骨は下方で肩甲骨と肩関節をつくる.

17 正しいのはどれか. 〔　　　　　〕

1. 肋骨は肺より浅部にある.
2. 胸骨は心臓の後方にある.
3. 肝臓は横隔膜の上方にある.
4. 下大静脈は腹大動脈の左方にある.

18 正のフィードバック機構はどれか. 〔　　　　　〕

1. 血圧上昇時の心拍数減少
2. 体温上昇時の発汗
3. 分娩時の子宮収縮
4. 多飲時の尿量増加

19 ホメオスタシスの制御機構を構成する要素に含まれないのはどれか. 〔　　　　　〕

1. 加速器
2. 受容器
3. 効果器
4. 調節中枢

20 フィードバック機構で正しいのはどれか. 〔　　　　　〕

1. ホメオスタシスには正のフィードバック機構が重要である.
2. 環境変化の影響をより強める方向に働く.
3. 身体の各器官系が独立して働くように作用する.
4. 受容体が生体の変化を感知して調節中枢に情報伝達する.

POINT!

● ㉑正のフィードバックでよく知られるのは2つ．1つは出産，もう1つは？

21 正のフィードバックで調節されるのはどれか． 〔　　　　〕

1. 血　圧
2. 血中ブドウ糖濃度
3. 血液凝固
4. 呼吸数

22 ホメオスタシスで誤っているのはどれか． 〔　　　　〕

1. 外部環境が変化するにつれて生体の内部環境も変化する．
2. 生存と健康維持に欠かせない．
3. 失調は疾病が生じる原因となる．
4. 最初に生じた変化を元に戻そうとする機構が多い．

23 負のフィードバックで正しいのはどれか． 〔　　　　〕

1. 反応が最初の刺激を増強するほうに傾く．
2. 出力に反応するのは受容器である．
3. 生じた変化を逆の方向へ戻す．
4. 連鎖反応により内部環境は変化する．

24 ホメオスタシスで正しいのはどれか． 〔　　　　〕

1. 種々のストレスによって生じるものである．
2. 体内環境を一定の状態に維持するものである．
3. 体内の化学反応すべてを総合したものである．
4. 発達や成長のエネルギー産生の組合せである．

25 ホメオスタシスの制御機構で入力を受け取り，出力の指示を出すのはどれか． 〔　　　　〕

1. 受容器
2. 効果器
3. 遠心路
4. 調節中枢

2章

細胞と組織
体を構成するしくみ

◆◆ ビジュアルチェック ◆◆

下図の空欄に適切な解剖学用語を記入しよう.

● 一般的な細胞にみられる細胞内小器官

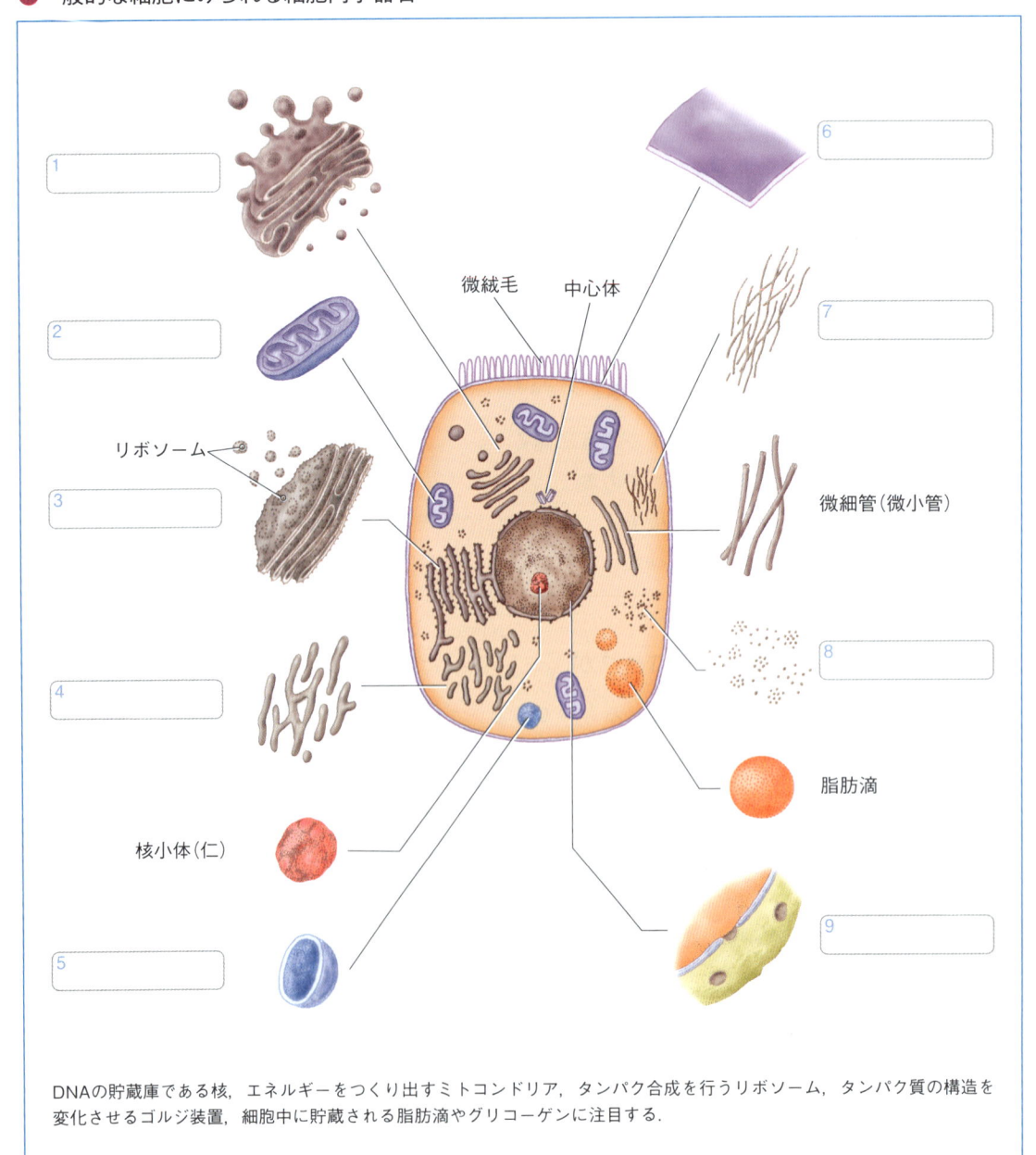

微絨毛　中心体

リボソーム

微細管（微小管）

脂肪滴

核小体（仁）

1

2

3

4

5

6

7

8

9

DNAの貯蔵庫である核，エネルギーをつくり出すミトコンドリア，タンパク合成を行うリボソーム，タンパク質の構造を変化させるゴルジ装置，細胞中に貯蔵される脂肪滴やグリコーゲンに注目する.

この章の学習ポイント

　細胞は，体を構成し生命活動を営む最小の単位です．細胞内にも種々の小器官があります．組織は，特定の性質をもつ細胞同士が目的に応じて集まったもので，4種類（上皮組織・支持組織・筋組織・神経組織）あります．器官は，複数の組織が特定の機能を果たすために組み合わさったものです．

●結合組織

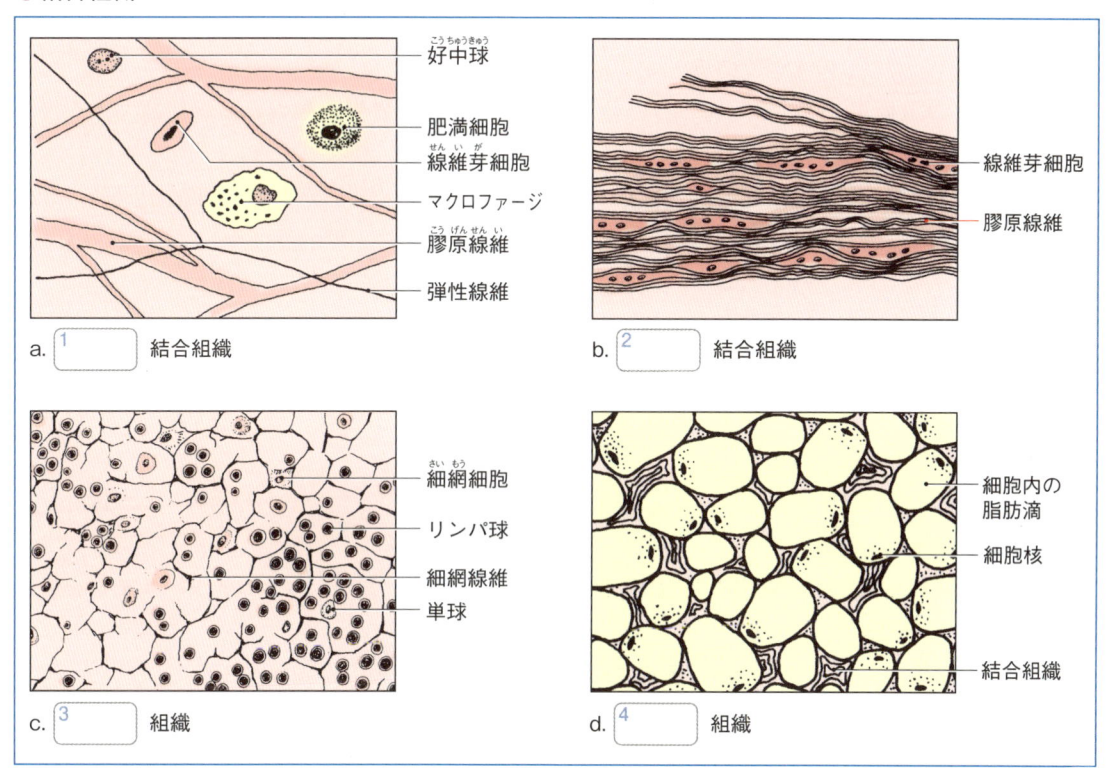

a. [1]　　　　　結合組織

b. [2]　　　　　結合組織

c. [3]　　　　　組織

d. [4]　　　　　組織

⚠ 重要用語

- □核（かく）
- □染色質（クロマチン）（せんしょくしつ）
- □染色体（せんしょくたい）
- □核小体（かくしょうたい）
- □細胞膜（さいぼうまく）
- □細胞質ゾル（サイトゾル）（さいぼうしつ）
- □細胞内小器官（さいぼうないしょうきかん）
- □ミトコンドリア
- □小胞体（しょうほうたい）
- □ゴルジ装置（そうち）
- □リボソーム
- □リソソーム
- □細胞骨格（さいぼうこっかく）
- □中心体（ちゅうしんたい）
- □受動輸送（じゅどうゆそう）
- □能動輸送（のうどうゆそう）
- □拡　散（かく　さん）
- □浸　透（しん　とう）
- □ナトリウムポンプ
- □小胞輸送（しょうほうゆそう）
- □体細胞分裂（たいさいぼうぶんれつ）
- □細胞周期（さいぼうしゅうき）
- □減数分裂（げんすうぶんれつ）
- □上皮組織（じょうひそしき）
- □腺（せん）
- □結合組織（けつごうそしき）
- □軟骨組織（なんこつそしき）
- □骨組織（こつそしき）
- □筋組織（きんそしき）
- □神経組織（しんけいそしき）

◆ 要点整理 ◆

次の〔 〕内に適切な語を記入して文を完成させよう．

① 細胞の構造

□□ 細胞の大きさはさまざまであるが，〔1　　　　〕μmのものが多い．最も大きいものは〔2　　　　〕で，200μmにも達する．

□□ 細胞を構成する元素のうち多いのは，〔3　　　　〕，〔4　　　　〕，〔5　　　　〕，〔6　　　　〕の4つである．

□□ 細胞は半透膜である〔7　　　　〕で囲まれて外界と境され，内部は大きく核と〔8　　　　〕に分けられる．

□□ 細胞質には，一定の形態をもち，特有の機能を営む細胞内小器官がある．細胞内小器官には，〔9　　　　〕，〔10　　　　〕，〔11　　　　〕，〔12　　　　〕，〔13　　　　〕，〔14　　　　〕などがある．

□□ ミトコンドリアは，エネルギーを蓄え供給する分子である〔15　　　　〕を合成する．このことから細胞内の「発電所」といわれる．ミトコンドリアは楕円体で，外膜と内膜に包まれており，これらの膜は〔16　　　　〕と〔17　　　　〕という空間をつくる．

□□ タンパク質を合成する場は〔18　　　　〕である．

□□ 小胞体は〔19　　　　〕を行う．2種類あり，〔20　　　　〕が付着した粗面小胞体と，付着していない〔21　　　　〕である．

□□ タンパク質を活発に合成する細胞では〔22　　　　〕が，ステロイドホルモンを活発に合成する細胞では〔23　　　　〕がよく発達している．

□□ 粗面小胞体は，袋状の構造物が幾重にも重なったもので，袋の外表面に〔24　　　　〕がびっしり付着している．タンパク質は〔25　　　　〕でつくられ，小胞体の内腔へ出る．ここにたまったタンパク質は，〔26　　　　〕へ輸送され，最終的に細胞の外へ放出される．

□□ ゴルジ装置はタンパク質を運搬するが，その過程でタンパク質を〔27　　　　〕したり，〔28　　　　〕したり，また〔29　　　　〕を付加したりする．

□□ リソソームは60種類以上もの〔30　　　　〕を含んでいる．その役割は細胞外から侵入した異物や，変性・老化により不要になった自己の構造物を消化する．〔31　　　　〕や〔32　　　　〕には大量に存在する．

□□ 細胞骨格には，細い順から，〔33　　　　〕，〔34　　　　〕，〔35　　　　〕の3種類がある．

□□ 〔36　　　　〕はマイクロフィラメントに属し，筋細胞ではミオシンフィラメントとともに収縮運動に関与する．

□□ 〔37　　　　〕は細胞の骨格をつくる役割のほか，細胞の運動や物質輸送にも重要な働きをする．

□□　細胞膜は〔³⁸　　　　　　　　　　〕の二重層で構成され，膜のところどころにはタンパク質の大きな顆粒(か りゅう)がはまり込んでいる．これは〔³⁹　　　　　　　　　　〕，〔⁴⁰　　　　　　　　　　〕，〔⁴¹　　　　　　　〕，〔⁴²　　　　　　　　　〕などとして働く．

□□　核は核膜で細胞質から隔てられ，内部に遺伝子である〔⁴³　　　　　　　　　　　　〕を含む．核膜には小孔があり，遺伝情報を運ぶ〔⁴⁴　　　　　　　　　　　　〕が出ていく．

□□　核の中で，塩基性染料に染まる物質が〔⁴⁵　　　　　　　　　　　　〕であり，その本体は〔⁴⁶　　　　　　　〕とヒストンの複合体である．細胞が分裂するときには，高度にコイル状に濃縮し，光学顕微鏡下ではっきり認められるようになり，〔⁴⁷　　　　　　　　〕と呼ばれる．

② 細胞の機能

□□　細胞が偽足をのばして，細菌や異物，死滅した細胞など大きな物質を取り込む過程を，〔¹　　　　　　　　　　　　〕という．

□□　細胞膜を介した物質輸送にはエネルギーの消費を伴わない〔²　　　　　　〕輸送と，エネルギーを必要とする〔³　　　　　〕輸送がある．

□□　ナトリウム−カリウムポンプは，〔⁴　　　　　　〕1分子を分解するときに，3個の〔⁵　　　　　　　　　　〕を細胞外へ汲み出し，2個の〔⁶　　　　　　　　　　〕を細胞内へ取り込む．

□□　半透膜を隔てて2種の濃度の溶液が向かい合うとき，薄い濃度の溶液から溶媒が他方へ移動して，同じ濃度になる．この現象を〔⁷　　　　　　〕という．

□□　浸透圧は溶質の濃度を反映し，溶質の濃度が高いほど浸透圧は〔⁸　　　　　　〕．

□□　ある溶液が細胞内液と等しい浸透圧をもつとき〔⁹　　　　　　〕といい，高いとき〔¹⁰　　　　　〕，低いとき〔¹¹　　　　　〕という．

□□　細胞内液と等しい浸透圧をもつ溶液に細胞を浸しても変化しないが，細胞内液より低い浸透圧をもつ溶液に細胞を浸すと，細胞は〔¹²　　　　　〕する．

□□　臨床上，〔¹³　　　　　〕の浸透圧と等しいものが，等張液として用いられる．0.9％塩化ナトリウム溶液が等張液であり，〔¹⁴　　　　　　　　〕と呼ばれる．〔¹⁵　　　〕％のグルコース（ブドウ糖）溶液も等張液である．

□□　ヒトの体細胞の核には〔¹⁶　　　　〕本の染色体が存在し，1本の染色体は〔¹⁷　　　〕本の〔¹⁸　　　　　〕からなり，全体からみると〔¹⁹　　　　〕のような形にみえる．

□□　細胞質の分裂において，アクチン・ミオシンフィラメントの働きにより〔²⁰　　　　　　〕ができる．

□□　体細胞分裂では，1個の細胞が分裂してできた2個の娘細胞(じょうさいぼう)は，元の細胞と同じ量の〔²¹　　　　　　〕をもつ．このためには，分裂に先立って〔²²　　　　　　〕の複製が行われなければならない．

□□　中心子は1つの細胞に〔²³　　　　〕個あり，互いに長軸を直行させるように位置しているが，細胞が有糸分裂するときは，分裂に先立って複製され〔²⁴　　　〕個となり，〔²⁵　　　〕個

ずつが細胞の両極に分かれる.

□□ 有糸分裂では，〔26　　　　　　〕は一時期消失するが，分裂が終わると再び現れる.

□□ 体細胞分裂において，分裂周期はG_1期，S期，G_2期，M期の4つの期間に分けられる．DNA
が複製されるのは，〔27　　　　〕である．G_1期，S期，G_2期を合わせて〔28　　　　　　〕
という.

□□ 生殖細胞は〔29　　　　　　　　　　〕と呼ばれる独特な方法で分裂し，〔30　　　　　　〕
あるいは〔31　　　　　　〕となる．この分裂は，〔32　　　　〕回の分裂が行われることによっ
て完結するが，DNAの複製は第〔33　　　〕回目のときだけに起きる.

□□ ヒトの精子や卵子の核には〔34　　　　　〕本の染色体が存在する.

□□ 減数分裂では1個の生殖細胞から，2回の分裂を終え，〔35　　　　〕個の配偶子が形成される.

□□ 減数分裂では，男性の場合，細胞質は4個の〔36　　　　　　　〕に均等に分配されるが，女性
の場合は，はなはだ不均等で，〔37　　　　〕個の巨大な〔38　　　　　　〕と極めて小さい
〔39　　　　〕個の〔40　　　　　　　〕を生じる．後者はやがて変性する運命にある.

③ 上皮組織

□□ 上皮組織は身体の表面，管腔 (かんくう)(〔1　　　　　　　〕,〔2　　　　　　　　〕,〔3　　　　　〕,
〔4　　　　　　　〕など)，体腔 (たいくう)(〔5　　　　　　〕,〔6　　　　　　〕,〔7　　　　　〕など)
の表面を覆う，1〜数層の細胞集団である.

□□ 形態から上皮を分類すると，〔8　　　　　　〕,〔9　　　　　　　〕,〔10　　　　　　　〕,
〔11　　　　　　〕,〔12　　　　　　〕,〔13　　　　　　　〕,〔14　　　　　　〕,
〔15　　　　　　〕に大きく分けられる.

□□ 機能から上皮を分類すると，〔16　　　　　　〕,〔17　　　　　　　〕,〔18　　　　　〕,
〔19　　　　　　〕,〔20　　　　　　　〕に大きく分けられる.

□□ 腺とは，〔21　　　　　〕から〔22　　　　　　〕の材料を受け取り，複雑な特定の物質につ
くり変えて，これを細胞外へ放出する細胞集団である.

□□ 放出先が体表や管腔の場合が〔23　　　〕分泌腺，血管である場合が〔24　　　〕分泌腺で
ある．後者の形式で放出される物質をすべて〔25　　　　　〕という.

□□ ホルモンは主として〔26　　　　　　　〕で標的細胞まで運ばれる.

④ 支持組織

□□ 疎性 (そせい) 結合組織は血管と細胞間の物質交流の場であり，血管の透過性が増し，ここに組織液が
大量にたまった状態を〔1　　　　　〕という.

□□ 抗体を産生するのは〔2　　　　　　〕である.

□□ 膠原線維の前駆体を産生するのは〔3　　　　　　　〕である.

□□ 太い動脈の周りに存在し，血圧の影響を緩和する線維は〔4　　　　　　〕である.

□□ Ⅰ型コラーゲンが構成タンパク質である線維は〔5　　　　　　　〕である．魚の煮汁が
固まった煮こごりは，コラーゲンである.

□□ 軟骨組織は3種類に分類されるが最も耐圧性に優れるのは〔6　　　　　　　〕で，弾性力と柔軟性に富むのは〔7　　　　　　　〕，また引っ張る力に強いのは〔8　　　　　　　〕である．

□□ 骨組織の主成分は〔9　　　　　　　〕と基質，線維であり，このほか，骨形成に関与する〔10　　　　　　　〕，骨吸収に関与する〔11　　　　　　　〕が存在する．

□□ 長骨の緻密質には同心円状の〔12　　　　　　　〕と呼ばれる層構造があり，円周上には〔13　　　　　　　〕が配列している．

□□ 骨折などの損傷が起きると，〔14　　　　　　　〕に存在する間葉系細胞が骨芽細胞となり，増殖する．

□□ 骨に含まれる無機質は，〔15　　　　　　　〕，〔16　　　　　　　〕，〔17　　　　　　　〕，〔18　　　　　　　〕，有機質には少量の〔19　　　　　　　〕がある．

❺ 筋組織

□□ 筋細胞には〔1　　　　　　　〕フィラメントと〔2　　　　　　　〕フィラメントがあり，細胞の収縮運動に関与する．

□□ 筋組織は形態によって〔3　　　　　　　〕，〔4　　　　　　　〕，〔5　　　　　　　〕に分けられる．生理機能からは随意筋と不随意筋に分けられ，前者には〔6　　　　　　　〕が，後者には〔7　　　　　　　〕，〔8　　　　　　　〕が該当する．

□□ 骨格筋，平滑筋，心筋のうち，最も再生能力が高いのは〔9　　　　　　　〕である．再生しないのは〔10　　　　　　　〕である．

❻ 神経組織

□□ 神経組織は，主に〔1　　　　　　　〕と，これを支持する〔2　　　　　　　〕からなる．

□□ 神経細胞は，刺激を受け取り（〔3　　　　　　　〕が生じる），伝導し（3が伝導する），その情報を伝える（〔4　　　　　　　〕を放出する）という機能に徹した細胞である．

□□ 神経細胞は盛んに〔5　　　　　　　〕を産出し，また〔6　　　　　　　〕も行う．

◆◆ トレーニング ◆◆

① 正しいものには○を，誤っているものには×を記入しよう.

□□〔1　〕細胞膜の主成分はリン脂質であり，イオンや水をよく通すが，脂溶性物質はほとんど通さない.

□□〔2　〕細胞膜にはイオンチャネルやレセプターが存在する.

□□〔3　〕グルコースは担体と結合して細胞膜を通過する．この物質輸送ではエネルギーが消費される.

□□〔4　〕ナトリウム－カリウムポンプは細胞内にナトリウムイオン（Na^+）を取り込み，カリウムイオン（K^+）を細胞外に汲み出す.

□□〔5　〕ナトリウム－カリウムポンプはエネルギーの消費を伴う能動輸送を行う.

□□〔6　〕アクチンフィラメントは中間径フィラメントであり，上皮では細胞膜に付着して細胞の結合を補強する.

□□〔7　〕有糸分裂のときは，微細管（微小管）が現れ娘染色体（じょうせんしょくたい）を引っ張る.

□□〔8　〕ミトコンドリアでは，クエン酸回路で発生した電子が電子伝達系に入り，大量のアデノシン三リン酸（ATP）が合成される.

□□〔9　〕ミトコンドリアでのATP合成には，酸素が必要である.

□□〔10　〕ミトコンドリアは代謝が盛んで，大量のエネルギーを必要とする細胞に多い.

□□〔11　〕リボソームではmRNAの情報に従って，タンパク質が合成される.

□□〔12　〕精巣の間細胞や卵巣の黄体細胞では粗面小胞体が，膵臓の外分泌細胞では滑面小胞（かつめん）体がよく発達している.

□□〔13　〕粗面小胞体に存在するリボソームはDNAを含んでいるが，滑面小胞体に存在するリボソームはRNAを含む.

□□〔14　〕ゴルジ装置には，ヒストンとDNAのタンパク質の複合体である染色質が存在する.

□□〔15　〕リボソームはタンパク質合成の場であり，DNAを含む.

□□〔16　〕マクロファージや好中球など，不用物や異物を“掃除”する細胞は，ファゴサイトーシス（食作用）を活発に行う.

□□〔17　〕リソソームは加水分解酵素を含み，細胞の老廃物質や異物を消化する.

□□〔18　〕一次リソソームは細胞内の不用物を加水分解酵素が処理をしている若い段階のものをいう.

□□〔19　〕脂肪組織とは，脂肪細胞を多く含む細網組織である.

□□〔20　〕生殖細胞の第2分裂では，DNAの複製は起こらず，このため分裂した細胞のDNAの量は半減する.

② 細胞の構成要素に関する記述である．関係があるものを下の選択肢から選ぼう．

□□ 遺伝子であるDNAを含み，核膜で周囲の細胞質から隔てられた構造物　〔¹　　　　　〕

□□ ATPの合成場所　〔²　　　　　〕

□□ タンパクの質の合成場所　〔³　　　　　〕

□□ タンパク質を合成する構造物（リボソーム）を表面に付着した小胞体　〔⁴　　　　　〕

□□ タンパク質の加工，運搬を担う場所　〔⁵　　　　　〕

選択肢	リソソーム　　　核　　　滑面小胞体　　　粗面小胞体　　　ゴルジ装置 ミトコンドリア　　　染色質　　　リボソーム　　　核小体　　　ヒストン

③ 細胞膜に関連する記述である．下の選択肢から〔　〕にあてはまる語を選ぼう．

□□ 細胞膜は〔¹　　　　　〕の二重層で構成され，〔²　　　　　〕を通過させないが，

　　〔³　　　　　〕や〔⁴　　　　　〕の通過は許す．

□□ 生理的食塩水と呼ばれる0.9％塩化ナトリウムは〔⁵　　　　　〕である．

選択肢	水溶性物質　　　脂溶性物質　　　低分子量のガス　　　リン脂質 グリコーゲン　　　低張液　　　凝固　　　等張液

④ 細胞分裂に関連する記述である．関係があるものを下の選択肢から選ぼう．

□□ 身体を構成している細胞を補充するときに行われる分裂様式　〔¹　　　　　〕

□□ 配偶子を形成するときに行われる分裂様式　〔²　　　　　〕

□□ 2回の分裂が引き続いて行われるが，DNAの複製は第一分裂のときにのみ行われる分裂様式

　　〔³　　　　　〕

□□ 相同染色体間で遺伝子の部分交換が行われる分裂様式　〔⁴　　　　　〕

選択肢	体細胞分裂　　　減数分裂　　　※2回以上使う選択肢があります．

⑤ 細胞分裂に関連する記述である．下の選択肢から〔 〕にあてはまる語を選ぼう．

□□ 細胞分裂に先立って〔¹　　　　　　〕が行われる．①前期では〔²　　　　　　〕の〔³　　　　〕個ずつが両極へ向かい，両極間に微細管（微小管）が紡錘状に張るようになる．②前中期では〔⁴　　　　　　〕という大きな変化が起こる．③中期は染色体が微細管に沿って動き，細胞の赤道面に並ぶ．④後期では〔⁵　　　　　　〕ができる．⑤終期では両極へ分かれた〔⁶　　　　　〕から動原体微細管が外れ，その周りに〔⁷　　　　　〕が再形成される．

●細胞分裂

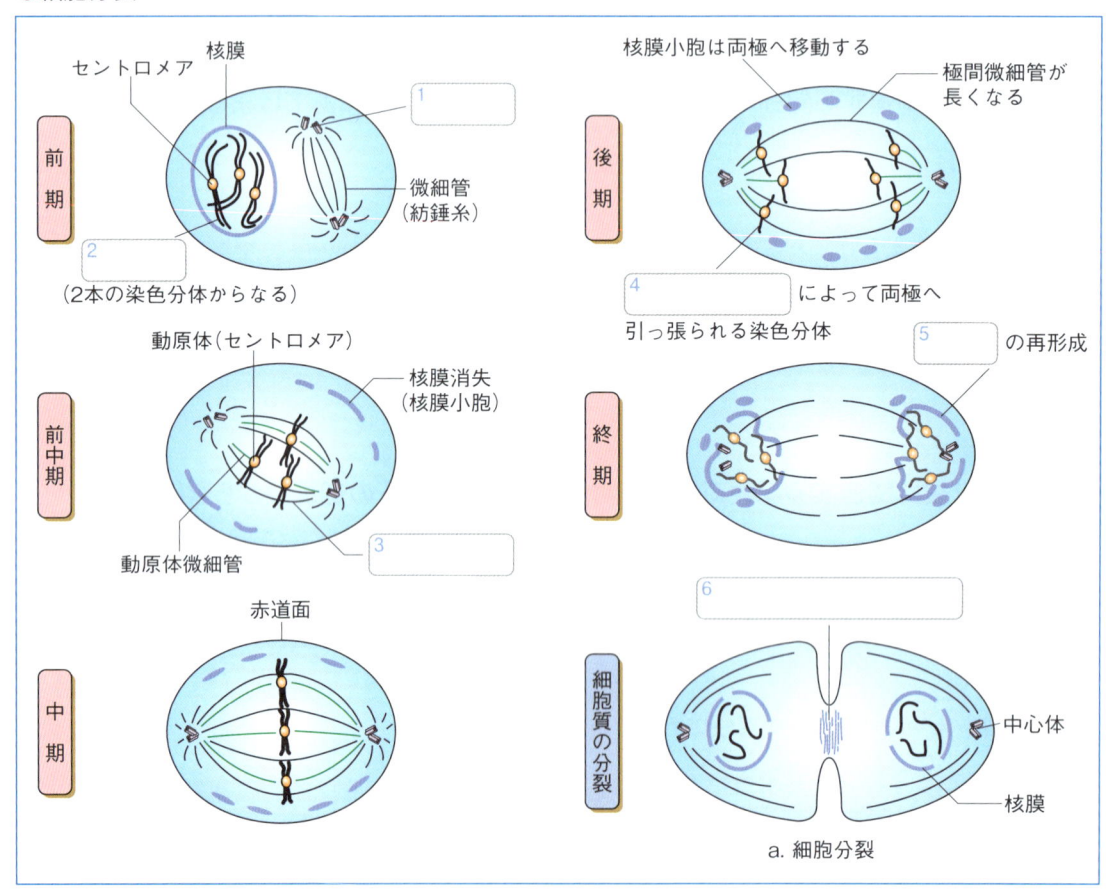

前期 / 前中期 / 中期 / 後期 / 終期 / 細胞質の分裂

セントロメア　核膜　微細管（紡錘糸）
（2本の染色分体からなる）
動原体（セントロメア）　核膜消失（核膜小胞）　動原体微細管　赤道面
核膜小胞は両極へ移動する　極間微細管が長くなる
によって両極へ引っ張られる染色分体
の再形成
中心体　核膜

a. 細胞分裂

❻ 正しいものには○を，誤っているものには×を記入しよう.

□□〔 1 〕食道の粘膜は重層円柱上皮である.

□□〔 2 〕胃の粘膜は単層円柱上皮である.

□□〔 3 〕尿管の内表面は移行上皮である.

□□〔 4 〕血管内皮は単層扁平上皮である.

□□〔 5 〕エクリン分泌は腋窩（えきか）でみられ，アポクリン分泌は全身にみられる.

□□〔 6 〕エクリン分泌とは，分泌物だけが放出され，細胞の外形に変化がみられないもので，乳腺はエクリン分泌として発達したものである.

□□〔 7 〕開口分泌は，汗腺，唾液腺などにみられる.

□□〔 8 〕ガス交換にあずかる肺胞の上皮を呼吸上皮という.

□□〔 9 〕分泌物を血中に放出する腺を外分泌腺という.

□□〔10〕内分泌腺で放出される分泌物はすべてホルモンと呼ばれる.

□□〔11〕ホルモンはリンパ液によって標的細胞まで送られる.

□□〔12〕骨組織には血管があるが，軟骨組織にはない.

□□〔13〕骨組織は破骨（はこつ）細胞によって壊され，骨細胞の分裂でつくり直される.

□□〔14〕骨細胞は骨小腔内にあるが，ここから無数の突起を一方向に出す.

□□〔15〕軟骨基質の主たる成分はプロテオグリカン集合体である.

□□〔16〕骨基質の主たる成分は水酸化アパタイトである.

□□〔17〕耳介軟骨（じかい）は弾性軟骨である.

□□〔18〕骨格筋の再生能は高い.

□□〔19〕心筋は損傷を受けても再生することはない.

□□〔20〕横紋筋は骨格筋と心筋に分けられる.

□□〔21〕骨格筋は随意筋で，心筋と平滑筋は不随意筋である.

□□〔22〕平滑筋は損傷を受けると再生しない.

□□〔23〕神経細胞はエネルギーを消費しない.

□□〔24〕神経組織は神経細胞のみからなる.

□□〔25〕刺激に反応するのは，活動電位が生じるからである.

□□〔26〕神経細胞はATPを産出する.

□□〔27〕グリア細胞は，神経細胞を支持している.

□□〔28〕神経細胞はタンパク質の合成を行う.

◆◆ 実力アップ ◆◆

1 細胞内小器官でないのはどれか. 〔   〕

1. リソソーム
2. サイトゾル
3. マイクロフィラメント
4. リボソーム

2 細胞内小器官と酵素について正しいのはどれか. 〔   〕

1. ゴルジ装置は，分泌顆粒の形成には関与しない.
2. 粗面小胞体にはリボソームが付着していない.
3. ほとんどの細胞では，小胞体は，細胞質へカルシウムイオンを放出する.
4. 核小体はRNAと塩基性タンパクからなる.

3 細胞膜を構成しない物質はどれか. 〔   〕

1. リン脂質
2. デオキシリボ核酸
3. 糖　衣
4. 膜タンパク

4 細胞膜の物質輸送にあたらないのはどれか. 〔   〕

1. 拡　散
2. 浸　透
3. ATPの産生
4. ファゴサイトーシス

5 細胞膜を通過するのにエネルギーを必要とする物質はどれか. 〔   〕

1. グルコース
2. 水
3. ステロイド
4. ナトリウムイオン

POINT!

●⑤細胞膜の特徴と細胞の受動・能動物質輸送の関係について考えてみよう．
●⑥ミトコンドリアの膜間腔と基質腔に存在する酵素はそれぞれ何か．

6 ミトコンドリアについて**誤っている**のはどれか．　〔　　　〕

1. ミトコンドリアには電子伝達系の酸化反応を行う酵素は存在しない．
2. 心筋細胞や骨格筋細胞など，物質代謝の盛んなところにはミトコンドリアが多い．
3. ミトコンドリアにはDNAがある．
4. ミトコンドリアはATPを産生する最も重要な場所である．

7 核に含まれないのはどれか．　〔　　　〕

1. 染色質（クロマチン）
2. RNA
3. DNA
4. リソソーム

8 誤っているのはどれか．　〔　　　〕

1. 核内には，ヒストンとDNAの複合体がビーズのようにつながったヌクレオソームが存在する．
2. DNAは二重らせん構造をしている．
3. DNAの基本単位は塩基と糖分子，リン酸基からなるヌクレオチドである．
4. DNAの二重らせんでは，アデニンとグアニンが水素結合で結ばれている．

9 ヒトの染色体について正しいのはどれか．　〔　　　〕

1. 正常ヒトの染色体数は44本であり，その中の42本は常染色体と呼ばれる．
2. 生殖細胞の第2分裂後，ヒト女性の配偶子は4個形成され，順次成熟卵子となる．
3. 染色質がコイル状にきつく巻いて顕微鏡下でみえるようになったものが染色体である．
4. 細胞分裂の中期，染色体を両極へ引っ張るのはミオシンフィラメントである．

10 ヒトの減数分裂について**誤っている**のはどれか．　〔　　　〕

1. 相同染色体が重なっているときに，互いに遺伝子の部分交換を行う．
2. 第1分裂終了時には染色体は46本である．
3. 減数分裂は生殖細胞だけにみられる．
4. 第2分裂のときには，相同染色体は対合しない．

11 タンパク合成が行われる細胞内小器官はどれか.　　　〔　　　〕

1. 核
2. リボソーム
3. リソソーム
4. ミトコンドリア
5. Golgi〈ゴルジ〉装置

12 正しいのはどれか.　　　〔　　　〕

1. 気管の内面は重層扁平上皮で覆われている.
2. 漿膜の上皮は単層立方上皮である.
3. 脂肪組織はリンパ管から栄養を受けている.
4. 疎性結合組織は,体液がたまりやすく,浮腫の起こる場所である.

13 誤っているのはどれか.　　　〔　　　〕

1. 一般に,関節軟骨の損傷は,骨折より治癒に時間がかかる.
2. 線維軟骨には基質のコンドロイチン硫酸が多く含まれる.
3. 尿管の内面は移行上皮で覆われている.
4. 直腸の末端は重層扁平上皮である.

14 結合組織の細胞成分でないのはどれか.　　　〔　　　〕

1. 線維芽細胞
2. 赤血球
3. 白血球
4. マクロファージ

15 正しいのはどれか.　　　〔　　　〕

1. 核小体は主としてDNAと塩基性タンパクからなる球体である.
2. 外分泌腺,内分泌腺ともに導管を経て血中に放出される.
3. 神経細胞は盛んにATPを産出し,タンパク合成を行う.
4. 硝子軟骨は弾力性と柔軟性に富む.

memo

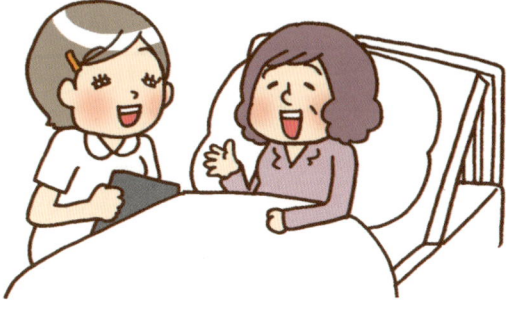

3章

皮 膚 と 膜

体や臓器を守るしくみ

下図の空欄に適切な解剖学用語を記入しよう.

● 粘膜の構造

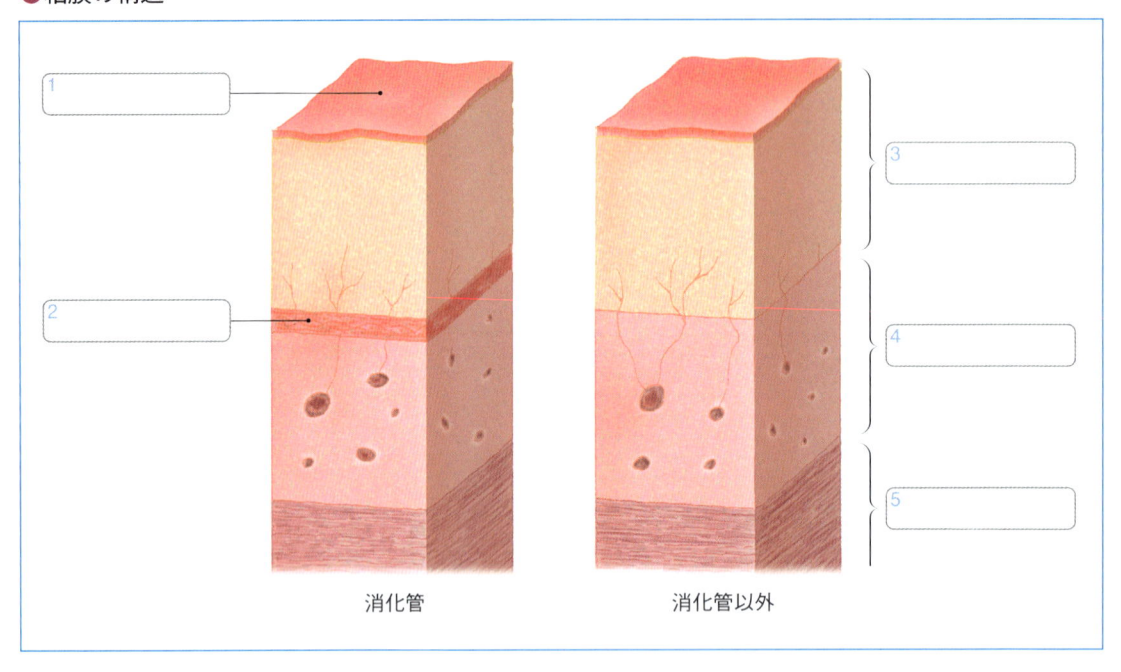

消化管　　　　　　消化管以外

● 膜の種類

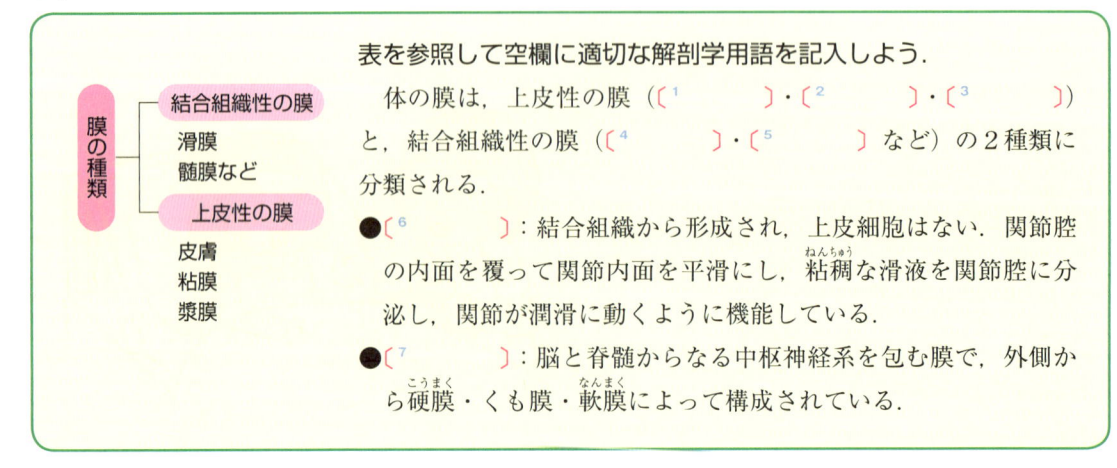

表を参照して空欄に適切な解剖学用語を記入しよう.

体の膜は,上皮性の膜（〔¹　　　〕・〔²　　　〕・〔³　　　〕）と,結合組織性の膜（〔⁴　　　〕・〔⁵　　　〕など）の2種類に分類される.

● 〔⁶　　　〕：結合組織から形成され,上皮細胞はない.関節腔の内面を覆って関節内面を平滑にし,粘稠な滑液を関節腔に分泌し,関節が潤滑に動くように機能している.

● 〔⁷　　　〕：脳と脊髄からなる中枢神経系を包む膜で,外側から硬膜・くも膜・軟膜によって構成されている.

膜の種類
- 結合組織性の膜
  - 滑膜
  - 髄膜など
- 上皮性の膜
  - 皮膚
  - 粘膜
  - 漿膜

この章の学習ポイント

　体の膜は，上皮性の膜である皮膚・粘膜・漿膜と，結合組織性の膜である滑膜・髄膜などの2種類に分類されます．漿膜は，体内の腔である腹腔・胸腔・心囊の内面や，その中の臓器の表面を覆い，粘膜は眼・中耳・呼吸器・消化器・泌尿生殖器の内面を覆っています．皮膚は，表皮・真皮の2層で構成され，その下には皮下組織と呼ばれる結合組織があります．皮膚には，爪・毛・脂腺・汗腺などの付属器があり，さまざまな機能を果たしています．

●皮膚の構造

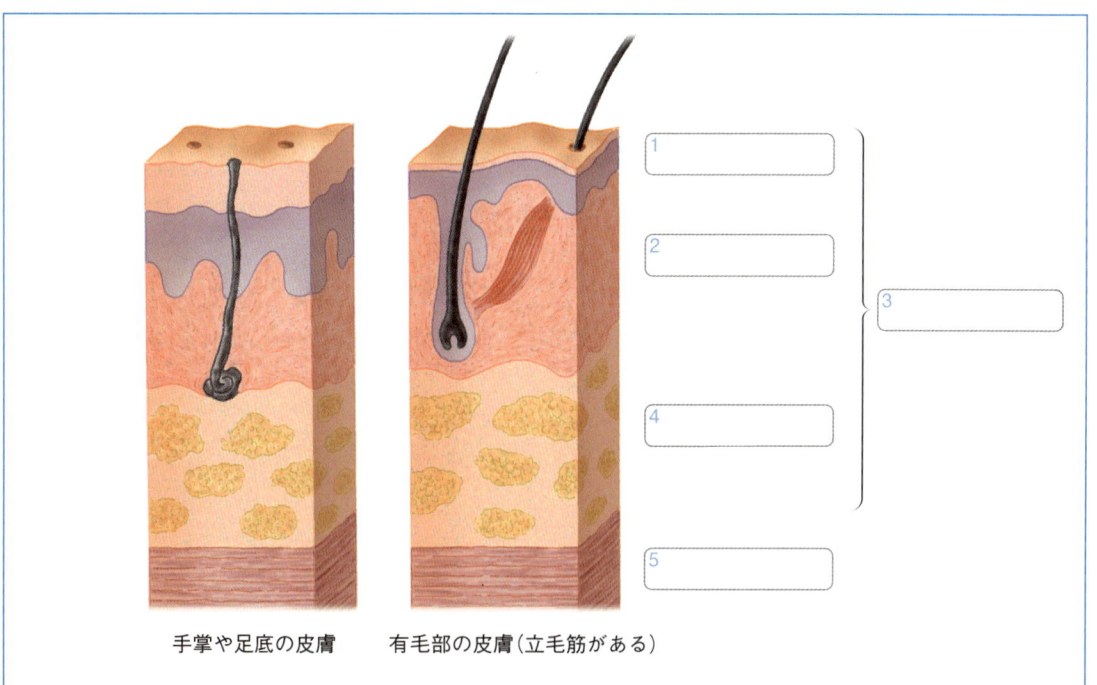

	1	
	2	
		3
	4	
	5	

手掌や足底の皮膚　　有毛部の皮膚（立毛筋がある）

●爪の構造

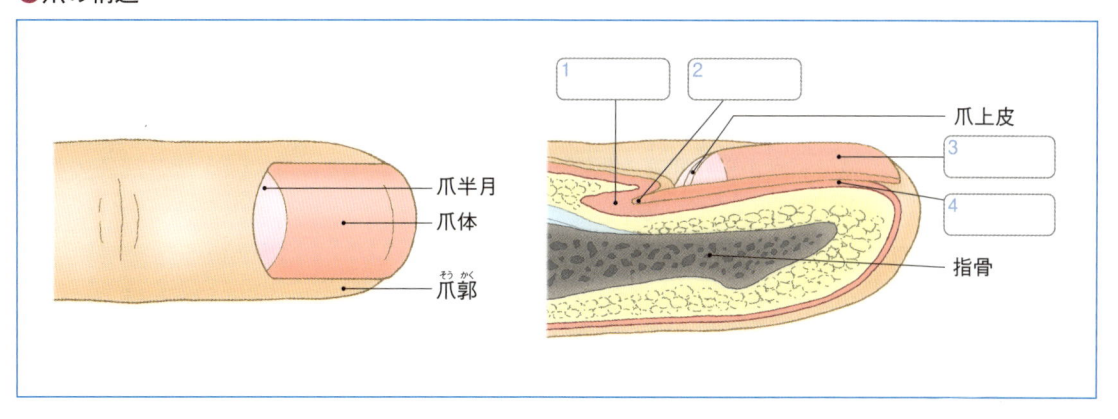

爪半月

爪体

爪郭

1　　2

爪上皮

3

4

指骨

◆▶ 要点整理 ◆▶

次の〔　〕内に適切な語を記入して文を完成させよう.

① 漿　膜

□□ 漿膜(しょうまく)は,〔¹　　　〕・〔²　　　〕・〔³　　　　　〕の内面や,その中の臓器の表面を覆っている.

□□ 漿膜の付着部では,血管・リンパ管・神経などを漿膜が包み,〔⁴　　　〕や〔⁵　　　〕を形成している.

□□ 〔⁶　　　　〕は,胃や横行結腸(おうこうけっちょう)の〔⁷　　　　〕が,前掛けのようなひだを作っているものである.

□□ 漿膜は,漿膜腔に〔⁸　　　〕を分泌して漿膜の表面を潤滑にしている.

□□ 漿膜腔に貯留した液体は,〔⁹　　　〕・〔¹⁰　　　〕・〔¹¹　　　〕と呼ばれる.

□□ 漿膜と漿液は,腹腔の〔¹²　　　　〕,胸腔の〔¹³　　　　〕,心囊(しんのう)の〔¹⁴　　　　〕などの動きに際して〔¹⁵　　　〕たり〔¹⁶　　　〕たりするのを防ぐ機能をもっている.

□□ 漿液のうち分子量の〔¹⁷　　　　〕成分は,極めて薄い漿膜を介して血管内の血液成分と容易に移行する.

② 粘　膜

□□ 粘膜は,〔¹　　　〕・〔²　　　〕・〔³　　　　〕・〔⁴　　　〕・〔⁵　　　　〕の内面を覆う潤滑な膜である.

□□ 粘膜は,眼の〔⁶　　　〕,中耳,鼻腔・〔⁷　　　〕・咽頭(いんとう)・〔⁸　　　〕・気管・気管支から肺に至る呼吸器,口腔(こうくう)・咽頭・〔⁹　　　〕・胃・胆道・小腸・〔¹⁰　　　〕・肛門に至る消化器,腎の腎盂(じんう)から〔¹¹　　　〕・〔¹²　　　〕・〔¹³　　　　〕に至る泌尿器,精巣・〔¹⁴　　　〕・精囊(せいのう)・〔¹⁵　　　〕・射精管から尿道に至る男性生殖器,〔¹⁶　　　〕・〔¹⁷　　　〕から〔¹⁸　　　〕に至る女性生殖器にある.

□□ 眼の結膜と鼻腔粘膜は〔¹⁹　　　〕で連続し,中耳の粘膜と咽頭粘膜は〔²⁰　　　〕で連続している.

□□ 呼吸器と消化器は〔²¹　　　〕を共有している.

□□ 消化器では,肝臓や胆囊(たんのう)からの肝管・胆管・総胆管からなる〔²²　　　〕と,膵臓(すいぞう)の膵管が〔²³　　　〕に開口している.

□□ 体表の皮膚が途切れて体内の粘膜に移行している部位には,〔²⁴　　　〕・〔²⁵　　　〕・〔²⁶　　　〕・〔²⁷　　　〕・〔²⁸　　　〕がある.

□□ 粘膜上皮は,口腔や食道では〔²⁹　　　〕上皮,胃や腸では〔³⁰　　　〕上皮が主である.

□□ 気道や消化管の粘膜は，粘膜上皮から分泌された〔31   〕でその表面が覆われている．

□□ 粘膜を表面から観察すると，粘膜固有層や粘膜下組織の〔32   〕が透見されて〔33   〕色を呈している．

□□ 口腔，咽頭，食道などの粘膜は，〔34   〕であるために粘膜下の〔35   〕が透見されにくく，〔36   〕色にみえる．

□□ 胃や腸の粘膜は単層上皮で，〔37   〕が透見されやすいために〔38   〕色が強い．

□□ 眼では，〔39   〕上皮は透明で，光の透過性が極めて良い．

□□ 眼球表面のいわゆる白目の部分にある球結膜では，白い背景に〔40   〕が観察されないかどうか，まぶたの裏側である瞼結膜では結膜下の血管を観察して〔41   〕がないかどうか，身体所見を観察するのに利用される．

□□ 炎症，潰瘍，外傷などで粘膜に欠損が生じると，その下の〔42   〕が露出して増殖し，〔43   〕を形成する．

□□ 粘膜と皮膚の移行部分では，上皮細胞が〔44   〕連続している．

□□ 粘膜の機能は〔45   〕や〔46   〕に支配されている．

❸ 結合組織性の膜

□□ 滑膜は，〔1   〕の内面を覆っている．

□□ 滑膜は，結合組織から形成されており〔2   〕細胞はない．

□□ 滑膜は，粘稠な〔3   〕を関節腔に分泌し，関節が潤滑に動くように機能している．

□□ 滑液包は，腱とその腱が付着する骨の間にある扁平な嚢状構造物で，中に〔4   〕を入れている．

□□ 〔5   〕は，腱が骨に沿って潤滑に動くように機能している．

□□ 髄膜は，外側から〔6   〕・〔7   〕・〔8   〕によって構成されている．

❹ 皮膚の構造

□□ 皮膚は，〔1   〕，〔2   〕の2層で構成されている．

□□ 表皮は〔3   〕からなり，最表面には硬く丈夫な〔4   〕が形成されている．

□□ 真皮は〔5   〕からなり，〔6   〕が通っている．

□□ 皮膚の下には，〔7   〕と呼ばれる結合組織があり，その下の筋膜で筋や骨などほかの組織と連続している．

□□ 表皮は，〔8   〕上皮と呼ばれる数層に重なり合った表皮細胞から構成されている．

□□ 手掌や足底の表皮は，表面から，〔9   〕，〔10   〕，〔11   〕，〔12   〕と〔13   〕の5層からなる．

□□ 表皮の〔14   〕では，表皮細胞が分裂を繰り返している．

□□ 最も表面の〔15   〕は，透明白色で10〜30層の扁平な細胞からなり，ケラチン線維に満たされている．

□□ 手掌や足底を除くそのほかの部位の表皮は，〔16　　　　　〕が薄く，〔17　　　　　〕がなく，〔18　　　　　〕や〔19　　　　〕がある．

□□ 〔20　　　　　〕は，皮膚の最外層を覆っており，外部の刺激からその下の細胞や身体の内部を保護し，水分が失われるのを防いでいる．

□□ 表皮細胞が基底層で分裂し，徐々に表皮の浅層に移行し，〔21　　　　　〕として剥離（はくり）して失われるまで，約〔22　　　　　〕日かかる．

□□ 真皮は，丈夫な線維性結合組織で，〔23　　　　　〕と〔24　　　　　〕とからなる．

□□ 〔25　　　　　〕は，真皮の浅層で，表皮と互いに入り組み合い〔26　　　　　〕を形成している．

□□ 〔27　　　　　〕は，真皮の深層で，血管，汗腺，脂腺，毛根，立毛筋（りつもうきん），圧受容体などもこの層にある．

□□ 〔28　　　　　〕は，疎性結合組織や脂肪組織から構成され，〔29　　　　　〕や〔30　　　　　〕が陥入（かんにゅう）している．

□□ 〔31　　　　　〕は，〔32　　　　　〕と呼ばれる線維性結合組織でその下の筋肉や骨などの内部構造と隔てられている．

□□ 〔33　　　　　〕や〔34　　　　　〕には，表情をつくる横紋筋が真皮の裏側に付着している部分がある．

□□ 皮膚の色素は，主に〔35　　　　　〕で，表皮の基底層にある〔36　　　　　〕で産生される．

□□ 日光や紫外線を受けると，〔37　　　　　〕の産生が〔38　　　　　〕し，皮膚の色が濃くなる．

□□ みかんやにんじんなどで〔39　　　　　〕を大量に食事として摂取すると，皮膚の黄色が強くなることがある．

□□ 肝障害などでみられる〔40　　　　　〕では，血液の〔41　　　　　〕が増加し，皮膚の黄色が強くなる．

□□ 真皮の局所に毛細血管拡張が起こると，〔42　　　　　〕として観察される．

□□ 真皮や皮下組織に貯留した出血が皮膚表面から透見されると，〔43　　　　　〕として観察される．

□□ 〔44　　　　　〕は圧迫すると退色し，〔45　　　　　〕は圧迫しても退色しないことから区別される．

□□ 血流が減少したり，貧血になったりすると，皮膚は〔46　　　　　〕にみえる．

□□ 赤血球ヘモグロビンの酸素飽和度が低下すると，口唇や指先が紫色になり〔47　　　　　〕と呼ばれる状態になる．

⑤ 皮膚の機能

□□ 皮膚は，外力や温度変化などの〔1　　　　　〕，紫外線や酸・アルカリなどの〔2　　　　　〕，細菌などの〔3　　　　　〕から体を保護している．

□□ 角質層の表面は，脂腺や汗腺からの分泌液で〔4　　　　　〕環境に維持されている．

□□ 表皮の〔5　　　　　　　〕は，紫外線から細胞を保護する働きがある．

□□ 表皮の〔6　　　　　　　　　〕や，真皮や皮下組織の〔7　　　　　　　　〕などが刺激を受けると，サイトカインなどの液性因子を通じて免疫系に伝えられる．

□□ 体の内部構造は，真皮の〔8　　　　　　　　　〕によって外に飛び出したり，垂れ下がったりしないように支えられている．

□□ 体液は，表皮の〔9　　　　　　〕によって体外へ漏れ出したり，蒸発したりしないように保護されている．

□□ 皮膚の〔10　　　　　〕や〔11　　　　　　〕の程度は，自律神経系にコントロールされている．

□□ 皮膚が圧迫されて局所の血流が減少すると，皮膚の細胞はやがて〔12　　　　　　〕に陥り，〔13　　　　　〕が生じる．

□□ 褥瘡は，体位変換や寝返りができない患者で，骨の下の皮膚が圧迫され血流が〔14　　　　　〕して起こる．

□□ 表皮のみの熱傷であるⅠ度熱傷では，〔15　　　　　　〕や〔16　　　　　　〕が観察され，〔17　　　　〕で治ることが多い．

□□ Ⅱ度熱傷は，真皮までの熱傷で，〔18　　　　　〕や〔19　　　　　　〕を呈し，治るのには〔20　　　　　　〕かかり，基底層や毛包の表皮細胞が増殖して上皮化する．

□□ Ⅲ度熱傷では，熱の影響が皮下組織まで達し，表皮や真皮は〔21　　　　　〕に陥り，熱傷創の〔22　　　　〕や〔23　　　　　〕を要する．

□□ 悪性黒色腫は，〔24　　　　　〕細胞に由来したがんである．

❻ 皮膚の付属器

□□ 毛は，〔1　　　　　〕細胞が角化しつつ，長く伸びたものである．

□□ 〔2　　　　　〕は，表皮が真皮や皮下組織まで入り込んだ構造をしている．

□□ 〔3　　　　　〕の中の毛の部分は〔4　　　　　〕と呼ばれ，皮膚から外に出ている毛の部分は〔5　　　　〕と呼ばれる．

□□ 毛が伸びる速さは1日約〔6　　　　　〕mmで，毛包の底の〔7　　　　　〕で〔8　　　　〕細胞が細胞分裂して角化し，毛包から押し出されるように成長する．

□□ 毛の断面をみると，中心には表皮細胞由来のタンパク質が〔9　　　　　〕を形成し，その外側にはケラチンが豊富で丈夫な〔10　　　　　〕があり，最も外側の表面には硬いケラチンからなる〔11　　　　〕が屋根瓦状に重なり合っている．

□□ 毛の色素は，毛球にあるメラニン細胞で産生された〔12　　　　　〕色素である．

□□ 毛は，〔13　　　　　〕・〔14　　　　　〕・〔15　　　　　〕を除くすべての皮膚にある．

□□ 頭髪，眉毛，睫毛，鼻毛，ひげ，胸毛，腋毛，陰毛，脛毛などは有色で太く硬く，〔16　　　　〕と呼ばれる．

□□ 毛のうち〔17　　　　〕は頭を保護し，〔18　　　　　〕は眼を保護する機能がある．

□□ 毛には，〔19　　　　〕，〔20　　　　〕，〔21　　　　　〕が付属している．

□□ 〔22　　　　　　〕は，〔23　　　　　　〕を分泌して毛や表皮の表面を潤している．

□□ 立毛筋は，表皮直下の真皮表層から起こって毛包の結合組織に付着し，〔24　　　　　　〕の刺激で収縮する〔25　　　　　　〕である．

□□ 寒冷や緊張を契機に立毛筋が収縮すると〔26　　　　　　〕を呈し，脂腺から〔27　　　　　　〕が絞り出される．

□□ 毛包には毛の傾きを感知する〔28　　　　　　〕があり，毛は鋭敏な触覚器としても機能している．

□□ 爪は，爪の根元の部分の〔29　　　　　　〕細胞で産生された〔30　　　　　　〕からなる．

□□ 皮膚の外からみえる爪の部分は〔31　　　　　　〕と呼ばれ，皮膚の下に隠れている根元の部分は〔32　　　　　　〕と呼ばれる．

□□ 爪体（そうたい）は，〔33　　　　　　〕に囲まれている．

□□ 爪根（そうこん）を挟む皮膚には〔34　　　　　　〕があり，ここで分裂した〔35　　　　　　〕細胞が角化して〔36　　　　　　〕を産生している．

□□ 爪は，1日約〔37　　　　　　〕mmの速さで伸びる．

□□ 爪根に近い三日月型の〔38　　　　　　〕では，〔39　　　　　　〕が透見されて白くみえている．

□□ 爪体の下の皮膚は〔40　　　　　　〕と呼ばれ，血管が爪から透見されてピンク色にみえる．

□□ 爪床（そうしょう）の色は，圧迫により血液が押し出されて〔41　　　　　　〕色になるが，圧迫を解除すると〔42　　　　　　〕以内に〔43　　　　　　〕色が戻るのが正常である．

□□ 末梢循環不全があれば，爪の圧迫を解除してから赤みが戻るのに〔44　　　　　　〕以上かかることがあり，この圧迫後再還流（かんりゅう）時間の延長が〔45　　　　　　〕状態の簡易な徴候として利用されることがある．

□□ 血液の酸素飽和度の低下や，末梢循環障害で爪床の血液が〔46　　　　　　〕色になると，爪の上からは紫色の〔47　　　　　　〕として観察される．

□□ 脂腺は，〔48　　　　　　〕と〔49　　　　　　〕を除く皮膚の全域に分布している．

□□ 脂腺は毛包に開口していることが多いが，顔面の〔50　　　　　　〕・〔51　　　　　　〕や，〔52　　　　　　〕などでは皮膚の表面に直接開口している．

□□ 脂腺からは〔53　　　　　　〕が分泌され，表皮表面や毛が潤され柔軟に保たれている．

□□ 汗腺のうち，〔54　　　　　　〕は全身に分布し汗を分泌する．

□□ 汗は，真皮や皮下組織にある〔55　　　　　　〕の終末部で産生され，〔56　　　　　　〕を通って表皮表面に分泌される．

□□ 汗は，〔57　　　　　　〕を含んだ水分で，微量の〔58　　　　　　〕や〔59　　　　　　〕をも含んでいる．

□□ 汗のpHは4～6の〔60　　　　　　〕である．

□□ 汗腺終末部には平滑筋組織や神経線維が分布し，発汗は，主に〔61　　　　　　〕の支配を受けて調節されている．

□□ 汗腺のうち〔62　　　　　　〕は，眼瞼（がんけん），腋窩，乳房や会陰部に多く分布する．

□□ 〔63　　　　　　〕からの分泌物は，もう一種類の汗腺と比較して〔64　　　　　　〕や

〔65   〕が多い.

7 体温の分布

☐☐ 身体内部にある肝臓や腎臓の温度を〔1   〕といい, ほぼ一定に維持されている.

☐☐ 皮膚などの体表面に近い領域の温度を〔2   〕といい, 環境の変化によって変動する.

☐☐ 身体内部の温度としては, 〔3   〕温, 〔4   〕温, 食道温が用いられる.

☐☐ 臨床において体温を測定する場合, 〔5   〕温, 〔6   〕温, 〔   〕温の3つがよく用いられる.

☐☐ 日本では体温を測定する場合, 〔8   〕温を用いることが多い. 最近では〔9   〕温も使用され始めている.

☐☐ 体温は午前2〜4時頃（夜中から明け方）に最も〔10   〕なり, 午後2〜6時頃にかけて最も〔11   〕なるが, その差は1℃以内である.

☐☐ 血中のホルモン濃度など, 〔12   〕時間前後の周期的な変動を〔13   〕という.

☐☐ 早朝起床前の体温を〔14   〕といい, 成人女性では〔15   〕周期と関連して変動する.

☐☐ 基礎体温は月経および〔16   〕期では〔17   〕相であるが, 排卵および〔18   〕期には黄体ホルモンである〔19   〕の影響によって代謝が〔20   〕し, 体温は〔21   〕する. この時期を〔22   〕相という.

8 熱の出納

☐☐ 成人の1日当たりのエネルギー消費量は2,000〜2,500kcalであり, その大部分は〔1   〕エネルギーとして失われる.

☐☐ 安静時でも, 食事後数時間は熱産生が増加する現象を〔2   〕といい, 三大栄養素の中で特に〔3   〕を摂取したときにこの現象が顕著にみられる.

☐☐ 寒冷刺激による体温の〔4   〕を予防し, 体温を維持するために周期的に生ずる〔5   〕筋の不随意な収縮を〔6   〕といい, 〔7   〕筋が同時に収縮する.

☐☐ 〔8   〕熱産生とは, 〔9   〕筋が関与しない熱産生のことで, 主に〔10   〕組織で生じ, ヒトでも新生児期には重要な作用を果たしている.

☐☐ 皮膚, 肺や〔11   〕粘膜から無自覚的に水分が蒸発する現象を〔12   〕といい, 〔13   〕から500〜700mL/日, 〔14   〕から150〜450mL/日の蒸発があるといわれている.

☐☐ 外気温の上昇や運動などによって熱産生の増加が生ずると熱放散では処理できなくなり, 〔15   〕（可感蒸泄）によって体温調節が行われる. この現象は〔16   〕で起こり, 全身の皮膚表面に開口している〔17   〕腺が関係している.

☐☐ 温熱刺激によって〔18   〕および足底を除く全身に生じる発汗を〔19   〕性

発汗といい, 〔20　　　　　　〕作動性線維の交感神経節後線維が支配している〔21　　　　　　〕腺が関係する.

□□ 精神的な緊張によって誘発される発汗を〔22　　　　　　〕性発汗といい, 特に手掌, 〔23　　　　　〕, 〔24　　　　　〕, 前額および鼻などで生ずる. 外界の温度と無関係に起こり, 体温を調節する効果はない.

□□ ワサビやカレーなどの刺激性のある食品を摂取したときに生ずる発汗を〔25　　　　　〕性発汗といい, 特に〔26　　　　　〕に強くみられる.

⑨ 体温調節

□□ 体温は〔1　　　　　〕受容器によって感知され, その温度情報は中枢に伝えられ, 体温の調節に関与する. 末梢の受容器は〔2　　　　　〕に存在し, 中枢の受容器は自律神経の統合中枢である〔3　　　　　〕の〔4　　　　　　　　〕に存在する.

□□ 体温上昇時には〔5　　　　　〕温度も上昇し, その結果, 皮膚血管は〔6　　　　　〕して血流量が〔7　　　　　〕することで発汗が起こる.

□□ 発熱は, 発熱物質が〔8　　　　　　　〕中枢に作用することによって体温の〔9　　　　　　　〕が上昇するためだと考えられている.

□□ 発熱の原因の1つめは, 〔10　　　　　　〕, 〔11　　　　　　　〕, 頭蓋骨骨折などによる〔12　　　　　〕的刺激である.

□□ 発熱の原因の2つめは, 〔13　　　　　　〕的刺激である. 病原細菌などの感染によって発熱を誘発する〔14　　　　　　〕性発熱物質や組織の壊死などの刺激によって, 単球や〔15　　　　　〕などの免疫担当細胞が刺激を受けると〔16　　　　　　〕性発熱物質が生産される. これらの物質は脳内で〔17　　　　　　　〕を誘発し, これが視索前核（しさく）に作用することで発熱する.

□□ 発熱の原因の3つめは〔18　　　　　　〕や神経症など大脳皮質からの影響によって発熱する〔19　　　　　〕的刺激である.

□□ 発熱時には〔20　　　　　〕の刺激によって〔21　　　　　〕中枢の〔22　　　　　〕温度が〔23　　　　　〕するため, 相対的に外気温が〔24　　　　　〕したように感じられ, 〔25　　　　　〕を生ずる. その結果, 〔26　　　　　　〕が応答することで皮膚表面の血管が〔27　　　　　〕し, 顔色は〔28　　　　　〕なる. また, 〔29　　　　　〕や立毛などの対寒反応によって熱産生が〔30　　　　　〕し, 体温は〔31　　　　　〕する.

□□ 解熱時には, 〔32　　　　　〕中枢の〔33　　　　　〕温度が正常値に戻るため, 〔34　　　　　〕していた体温は熱の放散によって〔35　　　　　〕する. その結果, 皮膚表面の血管の〔36　　　　　〕により顔色は〔37　　　　　〕なり, また, 〔38　　　　　〕などで〔39　　　　　〕量を増加させる対暑反応によって, 体温を正常な状態に戻す.

◆◆ トレーニング ◆◆

① 正しいものには○を，誤っているものには×を記入しよう．

体内の膜

□□〔1 〕 女性では，腹膜は卵管を経て粘膜や皮膚と連続している．

□□〔2 〕 心臓の表面は，胸膜で包まれている．

□□〔3 〕 肺の表面は，腹膜で包まれている．

□□〔4 〕 横行結腸とその間膜は，腹膜で包まれている．

□□〔5 〕 胸腔には，正常でも少量の胸水がある．

□□〔6 〕 腹腔に貯留した水や電解質は，血液成分とは互いに移行しない．

□□〔7 〕 粘膜は，消化管の内面にしかない．

□□〔8 〕 心臓の表面は粘膜に覆われている．

□□〔9 〕 気管の内面は漿膜で覆われている．

□□〔10〕 角膜の粘膜は光を透過する．

□□〔11〕 中耳の粘膜は咽頭粘膜とつながっている．

□□〔12〕 粘膜の上皮層には動脈が分布している．

□□〔13〕 滑膜は，脳と脊髄を包んでいる．

□□〔14〕 関節腔内の滑膜は，1層の滑膜上皮細胞に覆われている．

□□〔15〕 滑液は，胸腔内にあって肺の動きを潤滑にしている．

□□〔16〕 滑液鞘は，腱が潤滑に動くように機能している．

皮　膚

□□〔17〕 メラニン色素は角質層の表皮細胞で産生される．

□□〔18〕 メラニン色素が増加すると皮膚の色が白くなる．

□□〔19〕 ビリルビン色素が増加すると皮膚の黄色が強くなる．

□□〔20〕 皮膚と粘膜は互いに移行していない．

□□〔21〕 皮膚の表皮層には，静脈が分布している．

□□〔22〕 皮膚の真皮層は，表皮細胞から構成されている．

□□〔23〕 皮膚の表面は，常に乾燥している．

□□〔24〕 皮膚の毛は，皮下組織から皮膚表面まで伸びている．

□□〔25〕 汗のpHは弱酸性である．

□□〔26〕 アポクリン腺は，手掌や足底に多く分布している．

体熱産生と体温

□□〔27〕 身体内部にある肝臓や腎臓，脳では代謝活動が盛んで，体温はほぼ一定の37℃に維持されている．

□□〔28〕 皮膚などの体表面に近い部分の温度は環境の変化にはほとんど影響を受けない．

□□〔29　〕身体内部の温度を核心温度といい，直腸温，鼓膜温，食道温などが用いられる．

□□〔30　〕口腔温（舌下温）は直腸温より約0.5℃高く，腋窩温は約0.8℃低い．

□□〔31　〕腋窩で体温測定を行う場合，最低でも5〜10分間の測定が必要である．

□□〔32　〕体温は午前2〜4時頃（夜中から明け方）に最も高くなり，午後2〜6時頃にかけて最低になり，その差は2℃以上になることもある．

□□〔33　〕乳幼児が風邪などで高熱を発しやすいのは，体温調節機能が未発達であることも1つの原因である．

□□〔34　〕基礎体温は，月経および卵胞期では低温（低温相）であるが，排卵および黄体期では低温相よりも0.3〜0.5℃くらい上昇し，高温相に移行する．

□□〔35　〕基礎体温の高温相では，卵胞ホルモンの影響によって代謝が亢進している．

□□〔36　〕食物として摂取したエネルギーの約50％は熱として失われる．

□□〔37　〕食事誘発性産熱反応（特異動的作用）は三大栄養素の中で，特に糖質を摂取したときに顕著にみられる．

□□〔38　〕寒冷刺激によって体温を維持するために周期的に生ずる骨格筋の不随意な収縮を「ふるえ」という．

□□〔39　〕体温が環境温度よりも高い場合に生ずる熱放散現象を放射という．

□□〔40　〕発汗によって水分が蒸発する現象を不感蒸泄という．

□□〔41　〕発汗はエクリン腺が関係する．

□□〔42　〕エクリン腺はアドレナリン作動性線維の副交感神経節後線維によって支配されている．

□□〔43　〕精神性発汗は外気温が上昇すると亢進する．

□□〔44　〕末梢の温度受容器は皮膚にあり，中枢の温度受容器は脳幹にある．

□□〔45　〕末梢の温度受容器は自由神経終末である．

□□〔46　〕温線維は40〜45℃，冷線維は25〜30℃の刺激で最もよく応答する．

□□〔47　〕体温上昇時には，熱放散の速度を亢進するために皮膚血管を収縮させ，血液量を減少させることによって発汗量を増加させる．

□□〔48　〕発熱とは，発熱物質によって体温調節中枢のセットポイント（設定温度）が上昇するためだと考えられている．

□□〔49　〕発熱にはプロスタグランジンE_2（PGE_2）が関係している．

□□〔50　〕発熱時には体温調節中枢の設定温度が低下するために悪寒を生ずる．

□□〔51　〕解熱時には皮膚表面の血管の拡張によって顔色がよくなる．

2 熱放散の説明で正しいものを下の選択肢から選ぼう.

☐☐ 体温が環境温度よりも高い場合に生ずる現象で，両者の差が大きいほど熱放散量は多くなる.
〔1　　　　　　　　　　　　　〕

☐☐ 体表面および気道からこれと接している空気中や物体（例えば，椅子やベッドなど）に熱が放散される現象
〔2　　　　　　　　　　　　　〕

☐☐ 皮膚に接する空気が皮膚温によって温められることによって皮膚から熱が奪われる現象
〔3　　　　　　　　　　　　　〕

☐☐ 水が蒸発する場合，熱（気化熱）が奪われることによって熱が放散される現象
〔4　　　　　　　　　　　　　〕

選択肢 　蒸発性熱放散　　　対流　　　伝導　　　放射

3 発熱の原因は大別すると次の3つに分類されるが，その原因に関係のあるものを下の選択肢から選ぼう.

☐☐ 機械的刺激：〔1　　　　　　　　〕〔2　　　　　　　　〕〔3　　　　　　　　　　〕
☐☐ 化学的刺激：〔4　　　　　　　　〕〔5　　　　　　　　〕
☐☐ 精神的刺激：〔6　　　　　　　　〕〔7　　　　　　　　〕

選択肢 　サイトカイン　　　神経症　　　頭蓋骨骨折　　　脳出血　　　脳腫瘍
ヒステリー　　　プロスタグランジンE_2（PGE_2）

⚠ 重要用語

☐漿膜，漿液　　　☐腹膜，胸膜　　　☐腹腔，胸腔，心嚢　　　☐腹水，胸水，心嚢液
☐粘膜　　　☐滑膜，滑液　　　☐滑液包，滑液鞘　　　☐髄膜
☐皮膚　　　☐表皮，真皮，皮下組織　　　☐筋膜
☐表皮細胞　　　☐ランゲルハンス細胞　　　☐角化　　　☐ケラチン
☐メラニン色素　　　☐メラニン細胞　　　☐毛　　　☐爪
☐脂腺　　　☐汗腺　　　☐エクリン腺　　　☐アポクリン腺
☐核心温度　　　☐外殻温度　　　☐基礎体温
☐概日リズム（サーカディアンリズム）　　　☐食事誘発性産熱反応　　　☐不感蒸泄
☐発汗　　　☐視床下部　　　☐発熱　　　☐解熱

◆◆ 実力アップ ◆◆

1 漿膜上皮の細胞はどれか. 〔　　　〕

1. 単層扁平上皮
2. 線毛立方上皮
3. 角化重層扁平上皮
4. 樹枝状細胞

2 漿膜はどれか. 〔　　　〕

1. 胸　膜
2. 髄　膜
3. 結　膜
4. 滑　膜

3 皮膚と粘膜が滑らかに移行している部位はどれか. 〔　　　〕

1. 眼　瞼
2. 外　耳
3. 指　爪
4. 鼠　径

4 気道粘膜を覆う液体はどれか. 〔　　　〕

1. 血　液
2. 粘　液
3. 滑　液
4. 髄　液

5 中耳の内面を覆う膜はどれか. 〔　　　〕

1. 漿　膜
2. 粘　膜
3. 滑　膜
4. 髄　膜

POINT！

●⑨表皮細胞は，表皮の最も下部の層で分裂を繰り返している．

6 粘膜のある臓器・器官はどれか． 〔　　　〕

1. 心　臓
2. 胆　道
3. 脾　臓
4. 卵　巣

7 腎盂の内面を覆う膜はどれか． 〔　　　〕

1. 漿　膜
2. 粘　膜
3. 滑　膜
4. 髄　膜

8 関節腔の内面を覆う膜はどれか． 〔　　　〕

1. 漿　膜
2. 粘　膜
3. 滑　膜
4. 髄　膜

9 表皮細胞が分裂を繰り返している層はどれか． 〔　　　〕

1. 角質層
2. 顆粒層
3. 有棘層
4. 基底層

10 ケラチンの性質で正しいのはどれか． 〔　　　〕

1. 脂質の一種である．
2. 疎水性である．
3. 皮下脂肪組織で産生される．
4. 蓄積すると皮膚の黄色が強くなる．

●皮膚の色は，表皮・真皮・皮下組織に存在する色素や血液が表面から透見されて決まる．

11 血管が分布している皮膚組織はどれか．　　　　　　　〔　　　〕

1. 表　皮
2. 真　皮
3. 軟　毛
4. 指の爪

12 紅斑として観察されるのはどれか．　　　　　　　　　〔　　　〕

1. 乾燥した角質
2. 皮下に蓄積したカロテン色素
3. 拡張した毛細血管
4. 血管外へ漏れ出した血液

13 紫斑として観察されるのはどれか．　　　　　　　　　〔　　　〕

1. 数十年来の貧血
2. 数年で蓄積した皮下脂肪
3. 打撲から2日目の皮下出血
4. 前日に食べたニンジンの色素

14 皮膚の構造と機能について正しいのはどれか．　　　　〔　　　〕

1. 皮膚表面はアルカリ性である．
2. 粘膜は細菌が繁殖しにくい．
3. 皮脂の分泌量は老年期になると減少する．
4. アポクリン汗腺は全身に分布している．

15 皮膚表面から熱を放出する役割をもつ血管網は，どこに分布しているか.〔　　　〕

1. 表　皮
2. 真　皮
3. 皮下組織
4. 筋　層

POINT!

●皮膚の付属器である毛・爪・脂腺・汗腺の構造と機能についてまとめておこう.

16 皮膚の水疱表面の膜は，どの構造に由来するか. 〔　　　〕

1. 表　皮
2. 真　皮
3. 皮下組織
4. 筋　層

17 毛の横断面で観察されるのはどれか. 〔　　　〕

1. 毛光沢
2. 毛小皮
3. 毛実質
4. 毛楕円

18 立毛筋を制御している主な神経系はどれか. 〔　　　〕

1. 交感神経系
2. 副交感神経系
3. 嗅神経系
4. 視神経系

19 爪になる細胞が増殖している部分はどれか. 〔　　　〕

1. 爪　体
2. 爪　床
3. 爪　母
4. 爪　父

20 血液の酸素飽和度が低下すると，爪床は爪の上から何色に観察されるか. 〔　　　〕

1. 鮮紅色
2. 紫　色
3. 茶　色
4. 橙　色

㉑ 発汗を調節している主な神経系はどれか. 〔　　　〕

1. 交感神経系
2. 副交感神経系
3. 嗅神経系
4. 舌下神経系

㉒ 測定部位による温度差の表記で正しいのはどれか. 〔　　　〕

1. 直腸温>口腔温>腋窩温
2. 直腸温>腋窩温>口腔温
3. 口腔温>直腸温>腋窩温
4. 腋窩温>口腔温>直腸温

㉓ 1日のうちで体温が最高になる時期はどれか. 〔　　　〕

1. 夜中から明け方
2. 正午頃
3. 午後2時〜午後6時頃
4. 就寝前

㉔ 体温の生理的な日内変動がみられるようになる時期はどれか. 〔　　　〕

1. 乳幼児期
2. 生後120日頃
3. 2歳頃
4. 6歳頃

㉕ 基礎体温において高温相に関係するホルモンはどれか. 〔　　　〕

1. 卵胞ホルモン
2. 黄体ホルモン
3. 下垂体後葉ホルモン
4. 甲状腺ホルモン

POINT!

● ㉘発熱時は体温調節中枢のセットポイント（設定温度）が上昇し，相対的に外気温が低下したように感じられる．

㉖ 1日の不感蒸泄量として正しいのはどれか． 〔　　　　〕

1. 100〜300mL
2. 150〜450mL
3. 500〜700mL
4. 800〜1,000mL

㉗ 体温調節中枢の存在する部位として正しいのはどれか． 〔　　　　〕

1. 脊　髄
2. 脳　幹
3. 視床下部
4. 大脳皮質

㉘ 低体温からの回復に伴う生体の反応はどれか． 〔　　　　〕

1. 不感蒸泄
2. 乳酸の蓄積
3. ふるえ
4. 発　汗

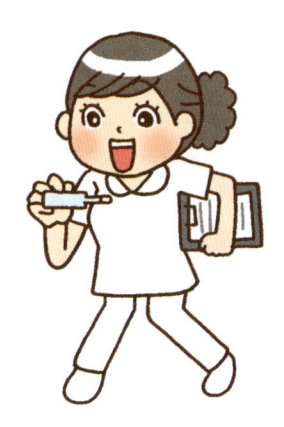

◆ ビジュアルチェック ◆

下図の空欄に適切な解剖学用語を下の選択肢の中から選ぼう.

● 血液の主な働き

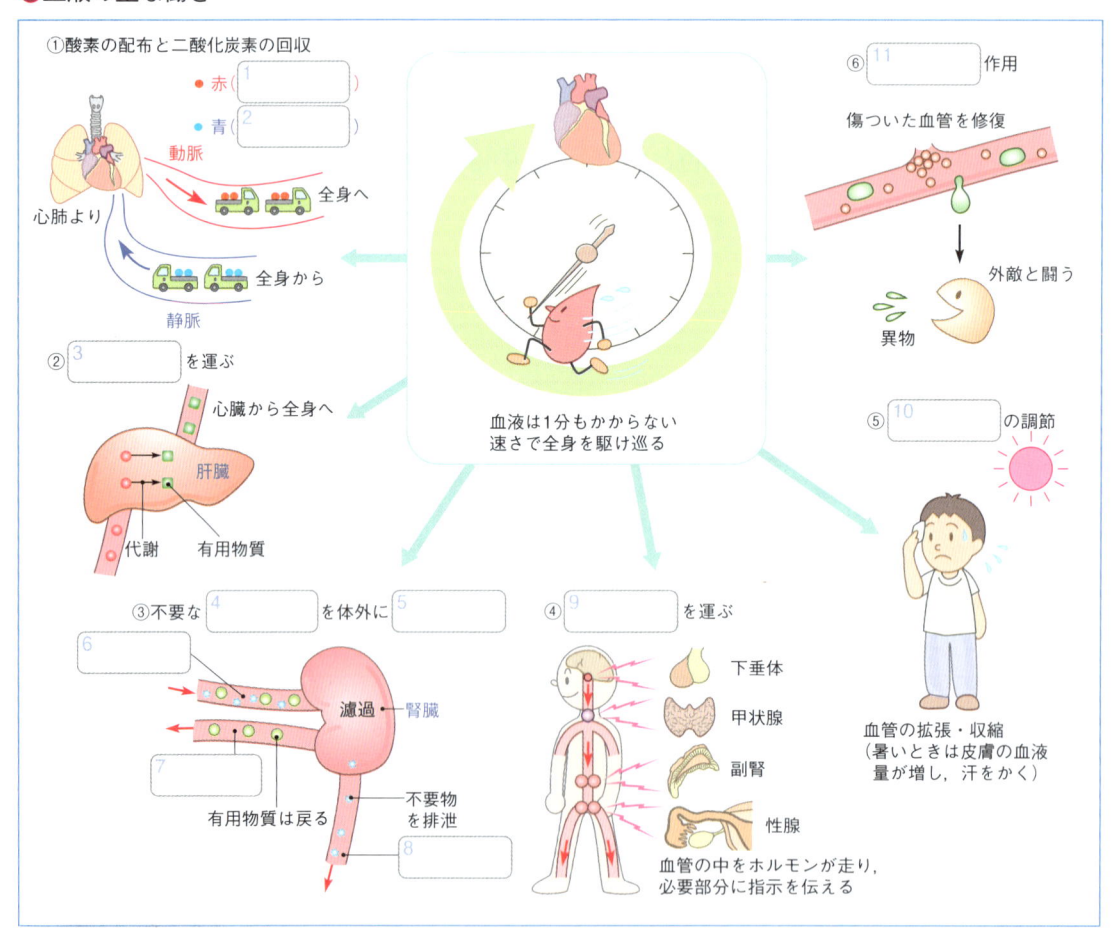

①酸素の配布と二酸化炭素の回収
- 赤（1　）
- 青（2　）

動脈
心肺より　全身へ

静脈
全身から

②3　を運ぶ
心臓から全身へ
肝臓
代謝　有用物質

③不要な 4　を体外に 5

6
濾過　腎臓
7
有用物質は戻る　不要物を排泄
8

④9　を運ぶ
下垂体
甲状腺
副腎
性腺
血管の中をホルモンが走り，
必要部分に指示を伝える

⑥11　作用
傷ついた血管を修復
外敵と闘う
異物

⑤10　の調節
血管の拡張・収縮
（暑いときは皮膚の血液
量が増し，汗をかく）

血液は1分もかからない
速さで全身を駆け巡る

選 択 肢	酸素（O₂）　　　二酸化炭素（CO₂）　　　静脈血　　　動脈血
	代謝産物　　　栄養素　　　ホルモン　　　生体防御　　　体温
	尿管　　　腎静脈　　　腎動脈　　　排出

この章の学習ポイント

　血液は，酸素や二酸化炭素，栄養分などを運ぶ機能，生体を防御する機能，体温を調節する機能などをもっています．血液がどのような成分からできているのか，そして，それぞれの成分が，どのような性質をもって，どのような役割を担っているのかを理解しましょう．

下の空欄に適切な解剖学用語を記入しよう．

●骨髄造血と血液の分化・成熟

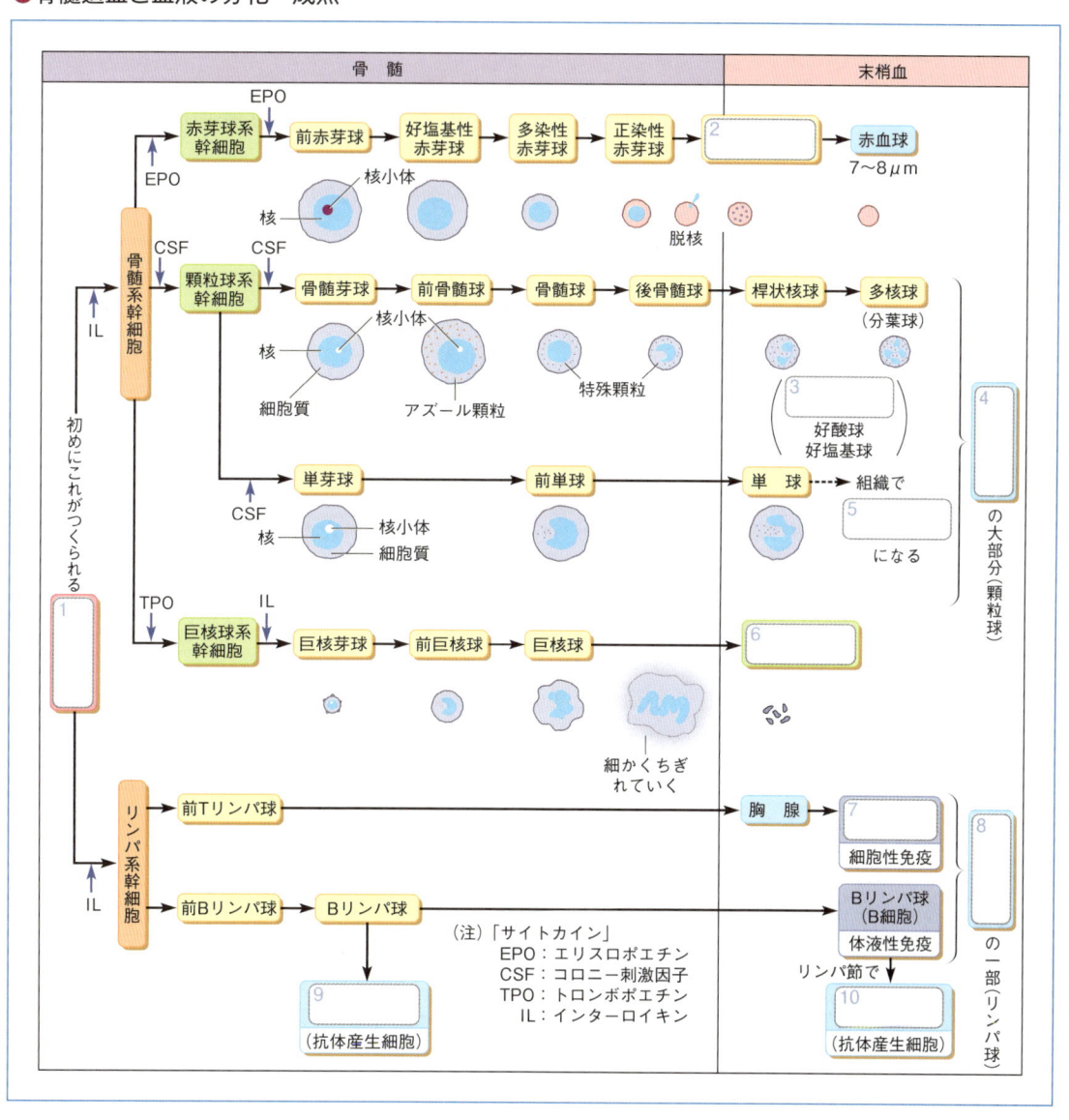

◆ 要点整理 ◆

次の〔　〕内に適切な語を記入して文を完成させよう.

① 血液とその成分

☐☐ 成人の場合，血液は一般に体重の約〔1　　　〕％を占める.

☐☐ 血液は〔2　　　〕（液体成分）と，赤血球・白血球・血小板の細胞成分から成る.

☐☐ 血液の全体積に対する赤血球の割合を〔3　　　〕といい，通常は約〔4　　　〕％である.

☐☐ 赤血球，白血球，血小板は，〔5　　　〕の中で産生される造血幹細胞から分化してつくられる.

☐☐ 〔6　　　〕は，サイトカインの一つで，造血幹細胞から好中球への分化を促進する.

☐☐ 血漿からフィブリノゲンなど凝固因子を除いたものが〔7　　　〕である.

☐☐ 血液に抗凝固剤を入れないまま放置すると，固体成分である〔8　　　〕と液体成分に分離する.

☐☐ 血漿中に含まれるタンパク質は，〔9　　　〕と〔10　　　〕の2種類に分かれる.

☐☐ 赤血球の表面には〔11　　　〕，〔12　　　〕，MN，Luといった血液型抗原がある.

② 血液とその機能

☐☐ 赤血球のヘムの中央にある〔1　　　〕に酸素がくっついたり離れたりすることで，酸素の運搬が可能となる.

☐☐ 好中球は，病原体を〔2　　　〕したり，活性酸素で殺菌したり，酵素により分解する働きをする.

☐☐ 好酸球は，〔3　　　〕を不活性化（または中和）し，抗アレルギー作用をもつ.

☐☐ 好塩基球のもつ顆粒にはヒスタミンが含まれ，〔4　　　〕で重要な役割を果たす.

☐☐ 単球は，病原体や老朽化した細胞を貪食し，T細胞に〔5　　　〕を提示する働きがある.

☐☐ 単球は，組織に出ると，分化して〔6　　　〕となる.

☐☐ 止血機構に関係する凝固因子の多くは，〔7　　　〕で産生されるので，そこに障害が発生すると，凝固障害が起こり，出血傾向が出現する恐れがある.

◆ トレーニング ◆

❶ 正しいものには○を，誤っているものには×を記入しよう．

☐☐〔1　〕赤血球の寿命はおよそ120日である．

☐☐〔2　〕血液には体温調節の働きがあり，暑いときは，皮膚の血液量の減少によって体温上昇を防ぐ．

☐☐〔3　〕グロブリンは，水や電解質の運搬に重要な働きをしている．

☐☐〔4　〕交差適合試験とは，輸血の際，受血者の血液と血液製剤を体外で混ぜて，血液型の適合をチェックすることである．

☐☐〔5　〕Rh（－）の女性がRh（＋）の男性との間に妊娠したときに問題となるのが，Rh式不適合妊娠である．

☐☐〔6　〕酸素分圧は，ヘモグロビン100個当たりのうち，何個のヘモグロビンが酸素と結合しているかを示したものである．

☐☐〔7　〕酸素飽和度は，血液中にどのくらいの酸素が溶けているかを，Torr（mmHg）を単位として表したものである．

☐☐〔8　〕T細胞は，病原体を直接攻撃する細胞性免疫，B細胞は，抗体を産生して病原体を攻撃する液性免疫の役割を担う．

☐☐〔9　〕止血機構は，血小板が重要な働きをする一次止血と，凝固因子が働く二次止血に分かれる．

☐☐〔10　〕二次止血では，凝固因子の働きでフィブリンからフィブリノゲンがつくられ，フィブリノゲン血栓を形成する．

❷ 最も関係があるものを下の選択肢からそれぞれ３つずつ選ぼう．

☐☐ 顆粒球系幹細胞からの分化

〔1　　　　　　　　　　〕〔2　　　　　　　　　　〕〔3　　　　　　　　　　〕

☐☐ 赤血球の分解

〔4　　　　　　　　　　〕〔5　　　　　　　　　　〕〔6　　　　　　　　　　〕

☐☐ 線溶

〔7　　　　　　　　　　〕〔8　　　　　　　　　　〕〔9　　　　　　　　　　〕

選 択 肢	好中球　　　脾臓　　　フィブリン　　　好酸球　　　ビリルビン プラスミン　　　好塩基球　　　グルクロン酸抱合　　　プラスミノゲン

4章

血
液

◆◆ 実力アップ ◆◆

1 血液の細胞成分について正しいのはどれか. 2つ選べ. 〔　　　　〕

1. 赤血球は, 無核細胞である.
2. 赤血球は, 中央がふくらんだラグビーボール状をしている.
3. 血小板は通常, 直径約7～8μm, 厚さ約2μmである.
4. 健常者の血液1μL中の白血球は, だいたい3,500～9,000個である.
5. リンパ球は, 全白血球の50～60％を占める.

2 GVHD（移植片対宿主病）と最も関係の深いのはどれか. 〔　　　　〕

1. EDTA
2. EPO
3. HLA
4. vWF

3 血液の抗原・抗体について誤っているのはどれか. 〔　　　　〕

1. A型の人の血漿中には, 抗A抗体が存在する.
2. B型の人の赤血球表面には, B抗原が存在する.
3. O型の人の赤血球表面には, A抗原とB抗原の両方ともが存在しない.
4. O型の人の血漿中には, 抗A抗体と抗B抗体の両方が存在する.

4 補体や抗体が病原体に接着することで,
好中球の貪食能が亢進するのを示す言葉はどれか. 〔　　　　〕

1. 同　化
2. 異　化
3. ホールデン効果
4. オプソニン効果
5. ボーア効果

POINT！

● 血液の凝固に関係する物質は何か，きちんと把握しておこう！

❺ ビタミンK依存性でない凝固因子はどれか． 〔　　　〕

1. 第Ⅱ因子
2. 第Ⅵ因子
3. 第Ⅶ因子
4. 第Ⅸ因子
5. 第Ⅹ因子

❻ 血液の凝固機能の検査はどれか．２つ選べ． 〔　　　〕

1. 網赤血球数（Ret）
2. ヘマトクリット値（HCT）
3. プロトロンビン時間（PT）
4. ヘモグロビンA1c（HbA1c）
5. 活性化部分トロンボプラスチン時間（APTT）

4章
血
液

！ 重要用語

□赤血球　　　　□白血球　　　　□血小板　　　　□リンパ球
□単 球　　　　□顆粒球　　　　□好塩基球　　　□好酸球
□好中球　　　　□血 清　　　　□血 餅　　　　□血 漿
□リンパ系幹細胞　□巨核球系幹細胞　□多能性幹細胞　□ヘモグロビン
□ヘマトクリット　□フィブリン　　□フィブリノゲン　□アルブミン
□グロブリン　　□凝固因子　　　□線 溶　　　　□一次止血
□二次止血　　　□ABO式　　　□Rh式　　　　□抗 原
□抗 体　　　　□交差適合試験　□HLA（ヒト組織適合性白血球抗原）
□Rh式不適合妊娠　□オプソニン効果　□貪 食

◆ ビジュアルチェック ◆

下図の空欄に適切な解剖学用語を記入しよう.

● 人体の主要な動脈

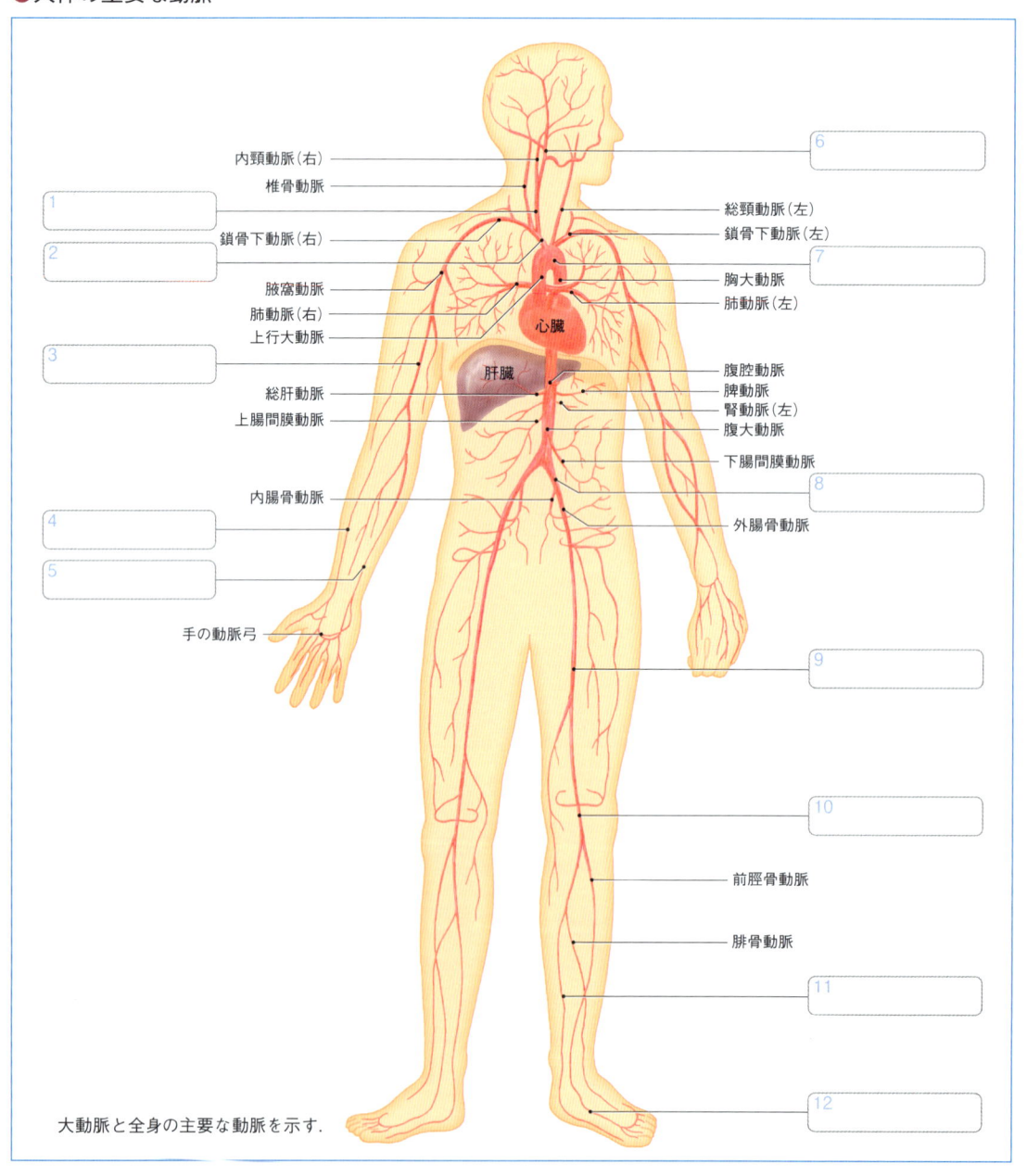

内頚動脈（右）
椎骨動脈
鎖骨下動脈（右）
腋窩動脈
肺動脈（右）
上行大動脈
総肝動脈
上腸間膜動脈
内腸骨動脈
手の動脈弓

総頚動脈（左）
鎖骨下動脈（左）
胸大動脈
肺動脈（左）
心臓
肝臓
腹腔動脈
脾動脈
腎動脈（左）
腹大動脈
下腸間膜動脈
外腸骨動脈
前脛骨動脈
腓骨動脈

1
2
3
4
5
6
7
8
9
10
11
12

大動脈と全身の主要な動脈を示す.

この章の学習ポイント

　循環器系は，体内の運送屋さんです．物が運搬されるためには，①運び手がいて，②通る道があって，③動かす力が必要です．

　①は血液やリンパであり，②は血管やリンパ管で，③は心臓，ということになりますね．

●人体の主要な静脈

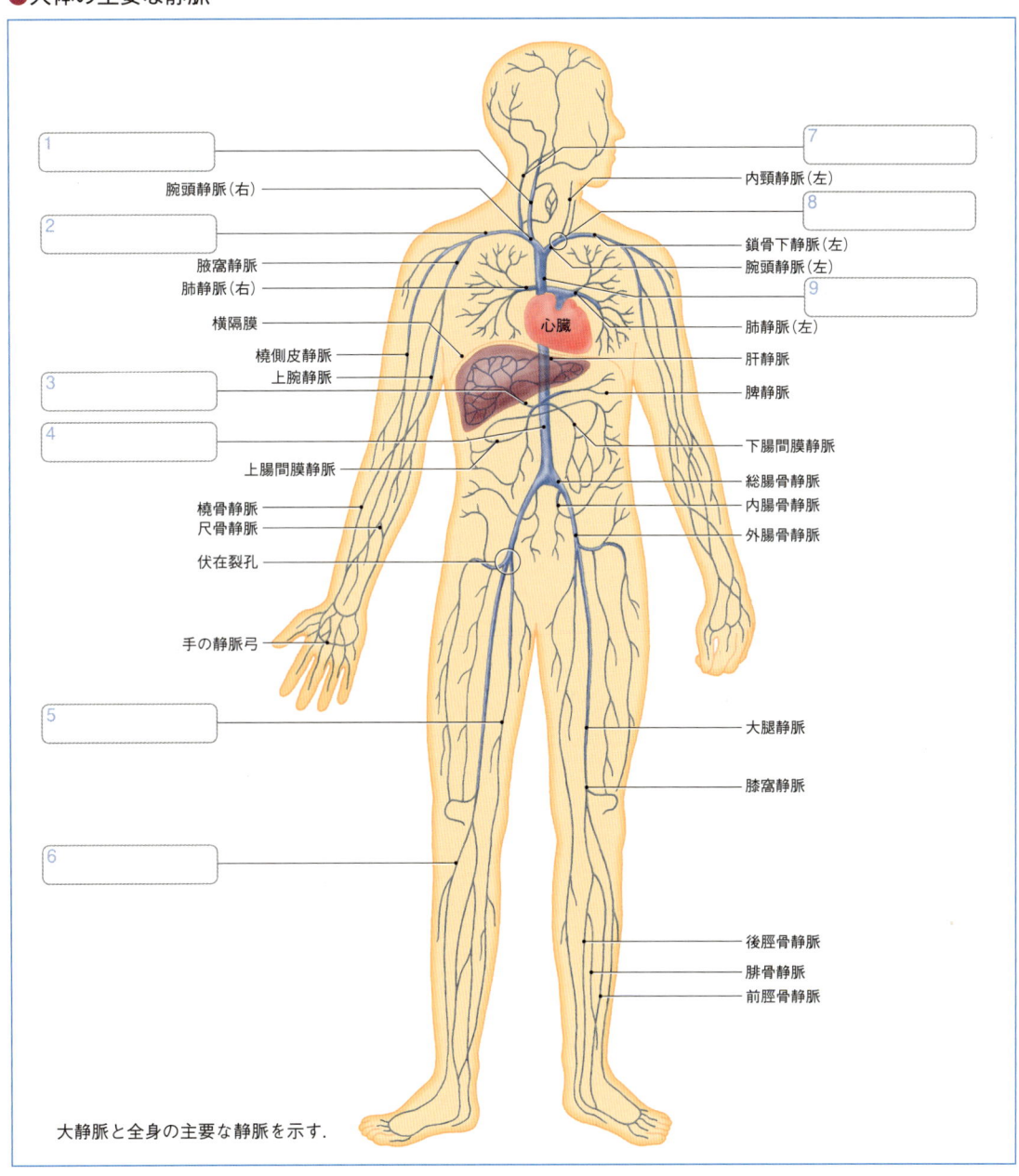

大静脈と全身の主要な静脈を示す．

ラベル（左側）：
1
　腕頭静脈（右）
2
　腋窩静脈
　肺静脈（右）
　横隔膜
　橈側皮静脈
　上腕静脈
3
4
　上腸間膜静脈
　橈骨静脈
　尺骨静脈
　伏在裂孔
　手の静脈弓
5
6

ラベル（右側）：
7
　内頸静脈（左）
8
　鎖骨下静脈（左）
　腕頭静脈（左）
9
　肺静脈（左）
　肝静脈
　脾静脈
　下腸間膜静脈
　総腸骨静脈
　内腸骨静脈
　外腸骨静脈
　大腿静脈
　膝窩静脈
　後脛骨静脈
　腓骨静脈
　前脛骨静脈

心臓

●血管の構造

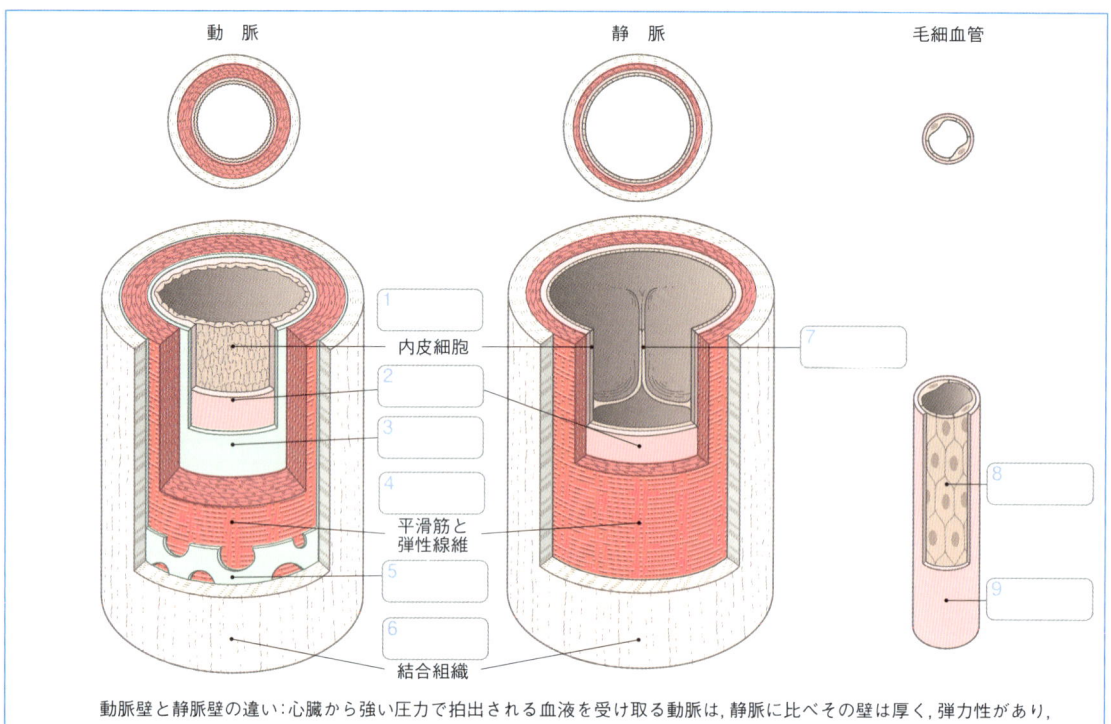

動脈　　　　　　　　　静脈　　　　　　　　　毛細血管

- 内皮細胞
- 平滑筋と弾性線維
- 結合組織

動脈壁と静脈壁の違い：心臓から強い圧力で拍出される血液を受け取る動脈は，静脈に比べその壁は厚く，弾力性があり，収縮性に富んでいる．静脈では，平滑筋からなる中膜が発達していないために，静脈壁は動脈壁に比べてはるかに薄い．

●大動脈と大動脈弓

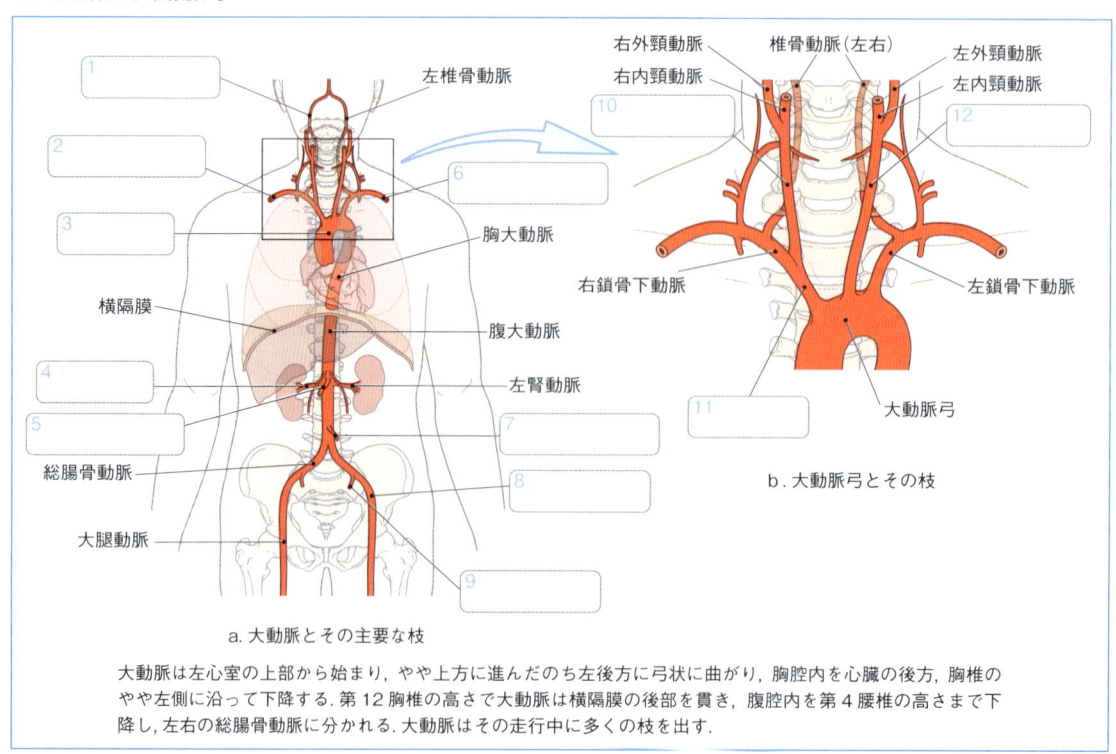

左椎骨動脈
胸大動脈
横隔膜
腹大動脈
左腎動脈
総腸骨動脈
大腿動脈

a. 大動脈とその主要な枝

右外頸動脈　椎骨動脈（左右）　左外頸動脈
右内頸動脈　　　　　　　　　　左内頸動脈
右鎖骨下動脈　　　　　　　　　左鎖骨下動脈
大動脈弓

b. 大動脈弓とその枝

大動脈は左心室の上部から始まり，やや上方に進んだのち左後方に弓状に曲がり，胸腔内を心臓の後方，胸椎のやや左側に沿って下降する．第12胸椎の高さで大動脈は横隔膜の後部を貫き，腹腔内を第4腰椎の高さまで下降し，左右の総腸骨動脈に分かれる．大動脈はその走行中に多くの枝を出す．

●門脈系

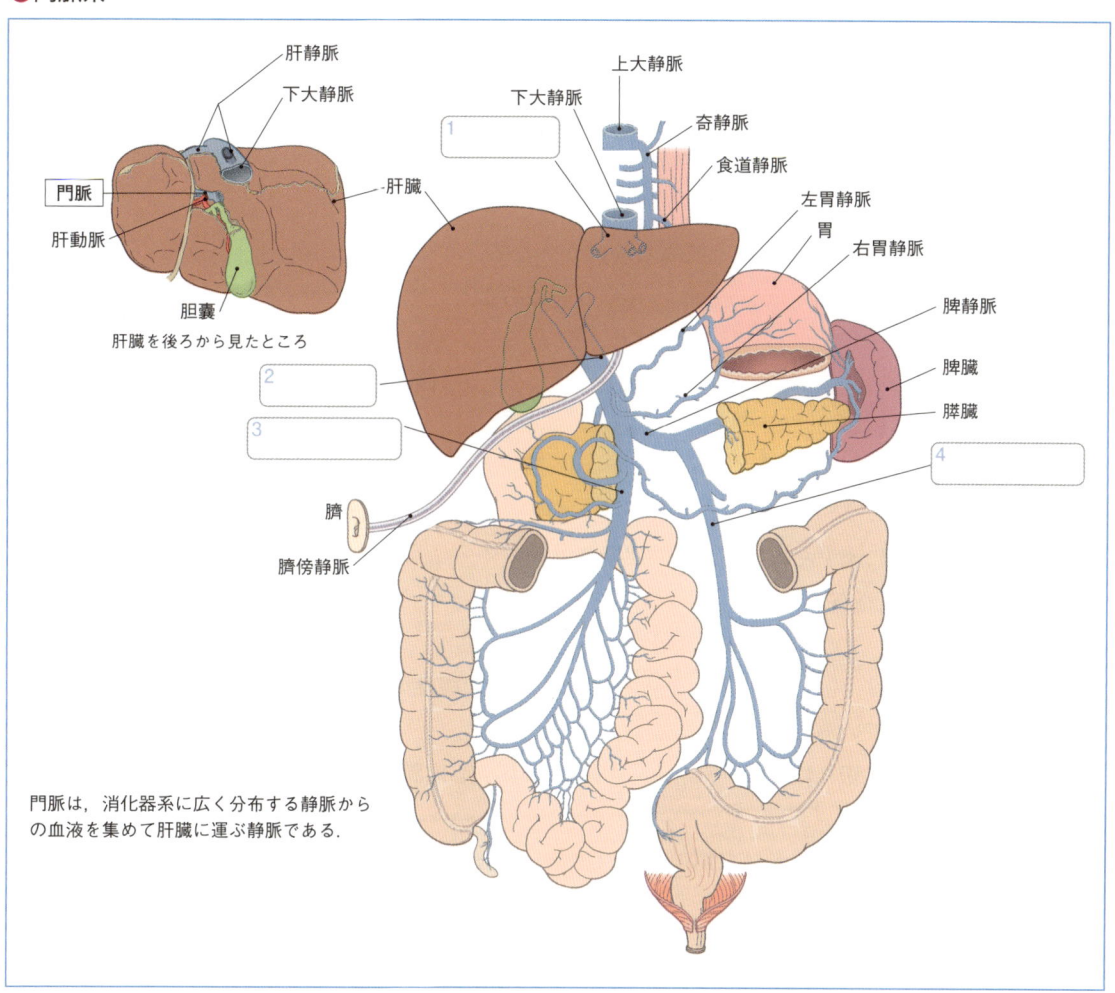

肝静脈
下大静脈
肝静脈
門脈
肝動脈
胆嚢
肝臓を後ろから見たところ

下大静脈
上大静脈
奇静脈
食道静脈
左胃静脈
胃
右胃静脈
脾静脈
脾臓
膵臓

肝臓

臍
臍傍静脈

1
2
3
4

門脈は，消化器系に広く分布する静脈からの血液を集めて肝臓に運ぶ静脈である．

●成人における血圧値の分類（日本高血圧学会高血圧治療ガイドライン2014）

分　類		収縮期血圧（mmHg）		拡張期血圧（mmHg）	
正常域血圧	至適血圧	< [3]	かつ	< [6]	
	正常血圧	[4] ～129	かつ / または	[7] ～84	
	正常高値血圧	130～139	かつ / または	85～89	
高血圧	[1] 高血圧	140～159	かつ / または	90～99	
	[2] 高血圧	160～179	かつ / または	100～109	
	Ⅲ度高血圧	≧ [5]	かつ / または	≧ [8]	
	（孤立性）収縮期高血圧	≧140	かつ	< 90	

◆◆ 要点整理 ◆◆

次の〔　〕内に適切な語を記入して文を完成させよう.

① 心臓の構造

☐☐　心臓は〔[1]　　　　　〕という特殊な筋肉からなる.

☐☐　心臓はその人の〔[2]　　　　　〕くらいである.

☐☐　心臓の上端は〔[3]　　　　〕と呼ばれ, 第〔[4]　　　　〕肋間(ろっかん)に位置する.

☐☐　心臓の下端は〔[5]　　　　〕と呼ばれ, 〔[6]　　　　〕側の第〔[7]　　　　〕肋間に位置する.

☐☐　心臓の壁の心筋層（〔[8]　　　　〕）は, 〔[9]　　　　〕では2層, 〔[10]　　　　〕では3層を形成する.

☐☐　心臓は左右の〔[11]　　　　〕および〔[12]　　　　〕の計4つの部屋からなる.

☐☐　血液を一方向に流すために, 4つの部屋各々の〔[13]　　　　〕には〔[14]　　　　〕がある.

☐☐　心臓は房室弁（右〔[15]　　　　〕, 左〔[16]　　　　〕）によって上部の〔[17]　　　　〕と下部の〔[18]　　　　〕に分かれている.

☐☐　房室弁の先端は, 〔[19]　　　　〕と呼ばれる結合組織性の細いヒモで心室内壁の乳頭筋につなぎ止められている.

☐☐　心臓の左右の仕切りは〔[20]　　　　〕と呼ばれ, 心内膜によって覆われた心筋からなる.

☐☐　人体の循環器系は〔[21]　　　　〕と〔[22]　　　　〕の2つの大きな系から成り立ち, 前者は心臓の左側の, 後者は右側のポンプ機能によって循環している.

☐☐　〔[23]　　　　〕から出て〔[24]　　　　〕に戻る血液循環は〔[25]　　　　〕循環と呼ばれ, 血液を肺に運んでガス交換を行う機能を果たしている.

☐☐　全身の静脈から戻る酸素濃度の〔[26]　　　　〕い血液は, 右心房, 右心室を経て〔[27]　　　　〕へと流れる.

☐☐　肺胞と接する毛細血管に至ると, 血液中の〔[28]　　　　〕は肺胞内に移動し, 代わりに肺胞から〔[29]　　　　〕が毛細血管内の血液に取り込まれる.

☐☐　酸素濃度が〔[30]　　　　〕くなった血液は〔[31]　　　　〕によって左心房に流れ込む.

☐☐　〔[32]　　　　〕循環は〔[33]　　　　〕から大動脈に血液が送り出されるところから始まる.

☐☐　心臓を栄養する〔[34]　　　　〕は左右各1本である.

☐☐　右〔[35]　　　　〕は右心房, 右心室に分岐しながら, さらに左心室〔[36]　　　　〕まで枝を伸ばし, 心室中隔の後側1/3, 左心室〔[37]　　　　〕の一部を灌流(かんりゅう)している.

☐☐　左〔[38]　　　　〕の本幹は短く, 〔[39]　　　　〕と〔[40]　　　　〕に分かれる.

☐☐　39は心室中隔の前側2/3, 左心室の〔[41]　　　　〕および〔[42]　　　　〕, 右心室の中隔寄りの一部を灌流する.

❷ 心臓の機能

□□ 〔¹　　　　　　　　　〕は右心房の上大静脈の開口部にある〔²　　　　　　　　〕，心房中隔の右後部にある〔³　　　　　　　〕，〔⁴　　　　　　　　　〕，心室中隔の〔⁵　　　　　　〕と〔⁶　　　　　　〕，心筋層の〔⁷　　　　　　　　　〕からなる．

□□ 第Ⅰ心音とは〔⁸　　　　　　　　　　　　〕の閉鎖によって生じる．

□□ 第Ⅱ心音とは〔⁹　　　　　　　　　　　　　　〕の閉鎖によって生じる．

□□ 〔¹⁰　　　　　　　　〕は心臓から拍出される血液の総量である．1分間当りの量単位〔¹¹　　　　　　　　〕で表され，心室が1回収縮することで拍出される血液量が〔¹²　　　　　　　　〕であり，それに〔¹³　　　　　　　〕を乗じたものである．

□□ 〔¹⁴　　　　　　　　〕の刺激は心拍数と拍動力を低下させ，〔¹⁵　　　　　　　　　〕の刺激はその逆に心拍数と拍動力を上昇させる．

❸ 血管の形態

□□ 血管は，動脈・静脈・〔¹　　　　　　〕からなる．

□□ 動脈・静脈はともに〔²　　　〕層構造をなしている．

□□ 動脈は高い圧力に耐えるために，静脈に比べて〔³　　　　〕が厚くなっている．

□□ 中膜は〔⁴　　　　　〕と弾性線維からなる．

□□ 毛細血管の直径は〔⁵　　　　　　〕で，赤血球がかろうじて通過できる太さである．

□□ 〔⁶　　　　　〕とは心臓から出ていく血液を通す血管であり，体循環では〔⁷　　　　〕血が，肺循環では〔⁸　　　　〕血が流れている．

□□ 〔⁹　　　　　〕とは心臓に血液を戻す血管であり，体循環では〔¹⁰　　　　〕血が，肺循環では〔¹¹　　　　〕血が流れている．

□□ 肺静脈は成人の循環において〔¹²　　　　〕が流れる唯一の静脈であり，肺動脈は成人の循環において〔¹³　　　　〕が流れる唯一の静脈である．

□□ 1つの領域に血液を供給している主要な動脈間を〔¹⁴　　　　　〕を経ずに連結する動脈を〔¹⁵　　　　〕という．

□□ 心臓から最も遠い〔¹⁶　　　　〕よりも末端に存在する動脈を〔¹⁷　　　　〕といい，それが閉塞すると，その流域下の組織は代わりの血液供給をもたないので〔¹⁸　　　　〕に至る．

❹ 主要な動脈・静脈・門脈系

□□ 首の後面を走る2本の〔¹　　　　　　〕は1つになって〔²　　　　　　〕となり，首の前面を走ってきた〔³　　　　　〕と一緒になって，脳底で〔⁴　　　　　　　〕という輪を形成する．

□□ 〔⁵　　　　〕は，消化器系に広く分布する〔⁶　　　　〕からの血液を集めて，〔⁷　　　　　〕に運ぶ〔⁸　　　〕である．

□□ 〔9   〕以外の消化管からの〔10   〕はすべて〔11   〕に注ぎ〔12   〕を通ることになる.

□□ 〔13   〕と肝動脈の血液は,肝内の毛細血管網を流れて肝臓を通過した後,〔14   〕を経て〔15   〕に合流し,〔16   〕に戻る.

□□ 臍帯には1本の太い〔17   〕と2本の細い〔18   〕がある.

□□ 17には酸素と栄養分に富む〔19   〕が流れ,〔20   〕には胎児から排出された二酸化炭素や老廃物が多く含まれ,〔21   〕に運ばれる.

□□ 胎児の右心房には下大静脈のほか,胎児の体を循環してきた上大静脈の血液も入り,ミックスされ,その一部が〔22   〕を通って〔23   〕から〔24   〕,〔25   〕へと流れ,残りは〔26   〕から〔27   〕へ入る.

□□ 胎児の肺はまだ広がっておらず,〔28   〕よりも〔29   〕のほうが高いため,肺動脈血はあまり肺循環をせずに〔30   〕を通って大動脈に合流する.

□□ 出生時には末梢血管全抵抗が急上昇するため〔31   〕が上昇し,肺の拡張に伴って〔32   〕が低下するため,〔33   〕の血液量が著しく増大し,左心房圧が上昇し〔34   〕が閉鎖する.

□□ 〔35   〕の閉鎖とともに〔36   〕は生後数分で萎縮し,正常な新生児では生後〔37   〕以内で成人の循環型ができ上がる.

5 血管の機能

□□ 〔1   〕は心臓の収縮によって押し出された血液が末梢の血管を押し広げる力である.

□□ 血管壁を押し広げる衝動が〔2   〕である.

□□ 心臓の収縮期に伴って血圧は最大になり,これを〔3   〕という.心臓の拡張期に伴って血圧は最小になり,これを〔4   〕という.

□□ 〔5   〕および〔6   〕が各々120〜129mmHgかつ/または80〜84mmHgを〔7   〕,120mmHg未満かつ80mmHg未満を〔8   〕としており,〔9   〕140mmHg以上かつ〔10   〕90mmHg未満の場合を孤立性収縮期〔11   〕と定義している.

□□ 血圧は〔12   〕と〔13   〕の積で表される.

□□ 心拍出量を高める因子としては,心機能の〔14   〕,体液量の〔15   〕などがあり,末梢血管抵抗を増加させる因子としては,血液の粘性,細動脈の〔16   〕などが挙げられる.

□□ 血管の収縮・拡張を調節する機構には,心臓血管中枢を中心とする〔17   〕調節,血中に流れるホルモンなどによる〔18   〕調節がある.

❻ リンパ系

□□ リンパ系は, 〔¹　　　　　〕と〔²　　　　　　　〕からできている.

□□ 〔³　　　　　　　〕には毛細血管から漏れて出た〔⁴　　　　　　〕に近い体液成分の一部が収容される.

□□ 〔⁵　　　　　　　〕は盲端であり, 集合して左右の鎖骨下静脈・頸静脈の合流点(〔⁶　　　　　〕)に注ぐ.

□□ リンパは〔⁷　　　　　　〕から生じ, リンパ管内を流れる〔⁸　　　　　　〕である.

□□ リンパの主な細胞成分である〔⁹　　　　　　　〕はリンパ管を経て血液中に入る.

□□ 〔¹⁰　　　　　　　〕は, リンパ管の各所に多数存在するリンパの〔¹¹　　　　　　〕であり, 長楕円形またはソラマメ形で, その大きさは〔¹²　　　　　　　〕である.

> ！ **重要用語**
>
> □体循環　　　□肺循環　　　□冠状動脈　　　□刺激伝導系
> □動脈血　　　□静脈血　　　□大脳動脈輪（ウィリス動脈輪）
> □門脈系　　　□胎児循環　　　□血圧に影響を与える因子
> □血管の調節機構　　□リンパ

◆▶ トレーニング ◀◆

① 正しいものには○を，誤っているものには×を記入しよう.

☐☐〔¹　　　〕心臓の上端を心尖という.

☐☐〔²　　　〕心房の入口に弁がある.

☐☐〔³　　　〕心室の出口に弁がある.

☐☐〔⁴　　　〕心房と心室との仕切りを中隔という.

☐☐〔⁵　　　〕左心室を出た直後の血液は肺へ流れていく.

☐☐〔⁶　　　〕右心室を出た直後の血液は右心房へ流れていく.

☐☐〔⁷　　　〕動脈血が流れている静脈がある.

☐☐〔⁸　　　〕消化管に向かう血液は肝臓から流れ出る.

☐☐〔⁹　　　〕心拍出量とは単位時間あたりに心臓から拍出される血液の総量である.

☐☐〔¹⁰　　　〕血圧とは心拍出量と全末梢血管抵抗の積である.

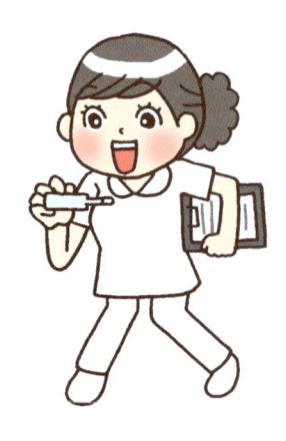

◆▶ 実力アップ ◀◆

1 肺へ血液を送り出しているのはどれか.　　　　　　〔　　　　〕

   1. 右心房
   2. 左心房
   3. 右心室
   4. 左心室

2 僧帽弁のある部位はどれか.　　　　　　　　　　　〔　　　　〕

   1. 右心房と左心房との間
   2. 右心室と左心室との間
   3. 右心室と右心房との間
   4. 左心房と左心室との間

3 第Ⅰ心音で正しいのはどれか.　　　　　　　　　　〔　　　　〕

   1. 房室弁の閉鎖音
   2. 房室弁の開放音
   3. 動脈弁の閉鎖音
   4. 動脈弁の開放音

4 右心房の上大静脈開口部にあるのはどれか.　　　　〔　　　　〕

   1. プルキンエ線維
   2. ヒス束
   3. 房室結節
   4. 洞房結節

5 心拍出量で正しいのはどれか.　　　　　　　　　　〔　　　　〕

   1. 常に一定である.
   2. 心拍数が増えると増加する.
   3. 1回拍出量が減ると増加する.
   4. 自律神経には影響されない.

5章

循環器系

6 心臓から出る血液が通っているのはどれか.　　　　　〔　　　〕

1. 動　脈
2. 静　脈
3. 門　脈
4. 毛細血管

7 静脈に比べ動脈で厚くなっているのはどれか.　　　　〔　　　〕

1. 内　層
2. 中　膜
3. 弁
4. 吻　合

8 吻合（ふんごう）で正しいのはどれか.　　　　　　　　〔　　　〕

1. 大血管と毛細血管との連結
2. 毛細血管による網状構造
3. 動脈同士の連結
4. 静脈同士の連結

9 大脳動脈輪を形成するのはどれか.　　　　　　　　　〔　　　〕

1. 前大脳動脈
2. 中大脳動脈
3. 脳底動脈
4. 椎骨動脈

10 胎児の部位で血液中の酸素飽和度が最も高いのはどれか.　〔　　　〕

1. 大動脈
2. 右心房
3. 臍動脈
4. 臍静脈

POINT!

●血管の構造をきちんと把握しておこう.

11 動脈で正しいのはどれか.　　　　　　　　　　　　〔　　　　〕

1. 冠状動脈は左右各2本である.
2. 内膜, 中膜および外膜のうち中膜が最も厚い.
3. 逆流を防ぐ弁が備わっている.
4. 大動脈は弾性線維が乏しい.

12 リンパ系で正しいのはどれか. 2つ選べ.　　　　　〔　　　　〕

1. リンパ管には弁がある.
2. リンパの流れは動脈と同方向である.
3. 吸収された脂肪の輸送に関与する.
4. 胸管は鎖骨下動脈に注ぐ.

5章

循環器系

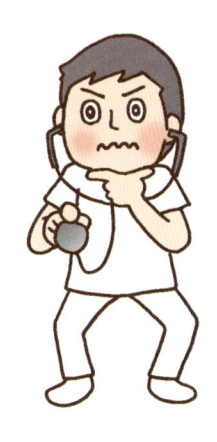

◆▶ ビジュアルチェック ◆▶

下図の空欄に適切な解剖学用語を記入しよう.

●呼吸器系器官の構造

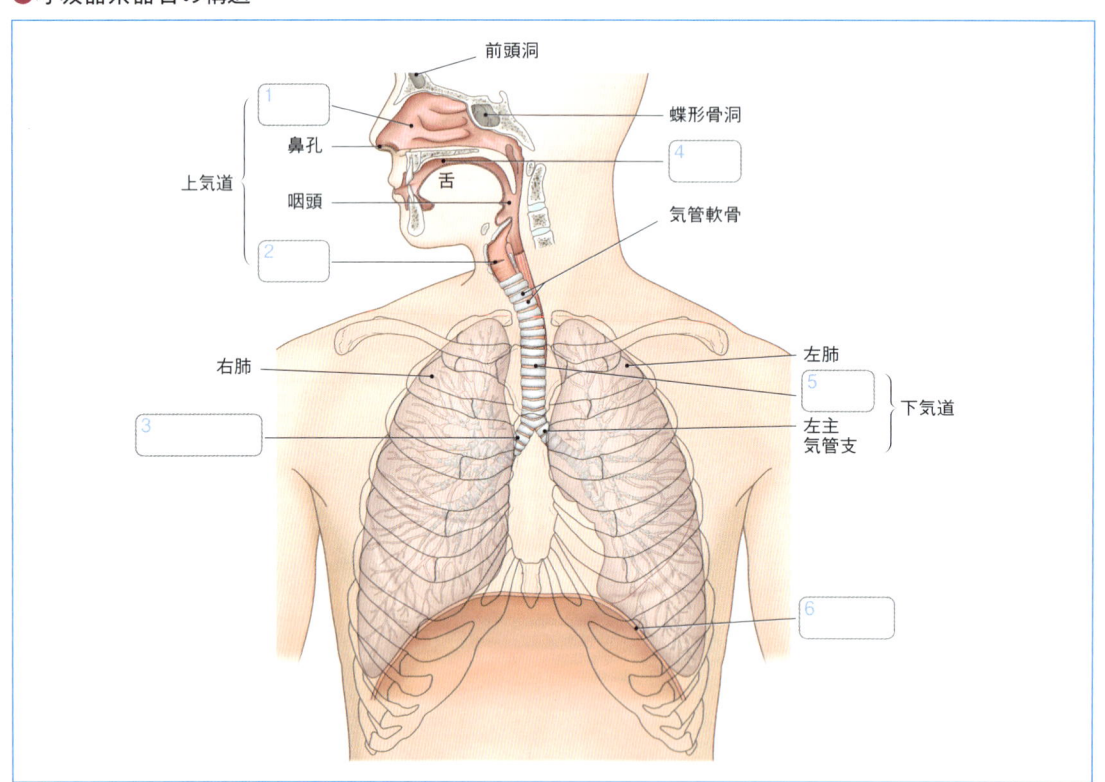

●胸膜の構造

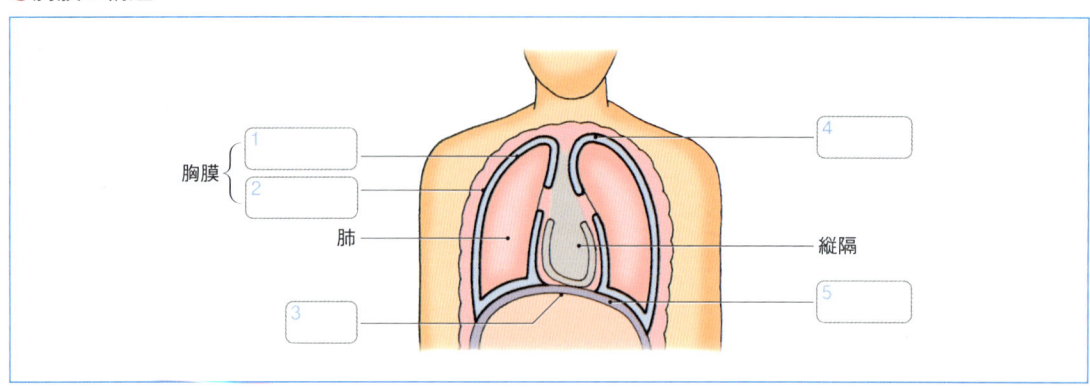

この章の学習ポイント

　呼吸器系の主な働きの1つであるガス交換（酸素の取り込みと二酸化炭素の排出）に関連して，鼻孔から肺胞に到達するまでの経路と肺気量分画を学習しましょう．また，二酸化炭素の排出が同時に血液の酸塩基平衡（pH値）調節にも関係していることを覚えてください．

　代表的な呼吸器疾患が肺気量，フローボリューム，動脈血中の酸素分圧・二酸化炭素分圧，pH値，呼吸のパターンをどう変えるか，病態と結びつけて理解すると記憶に残りやすいですね．

6章

呼吸器系

●上気道の解剖

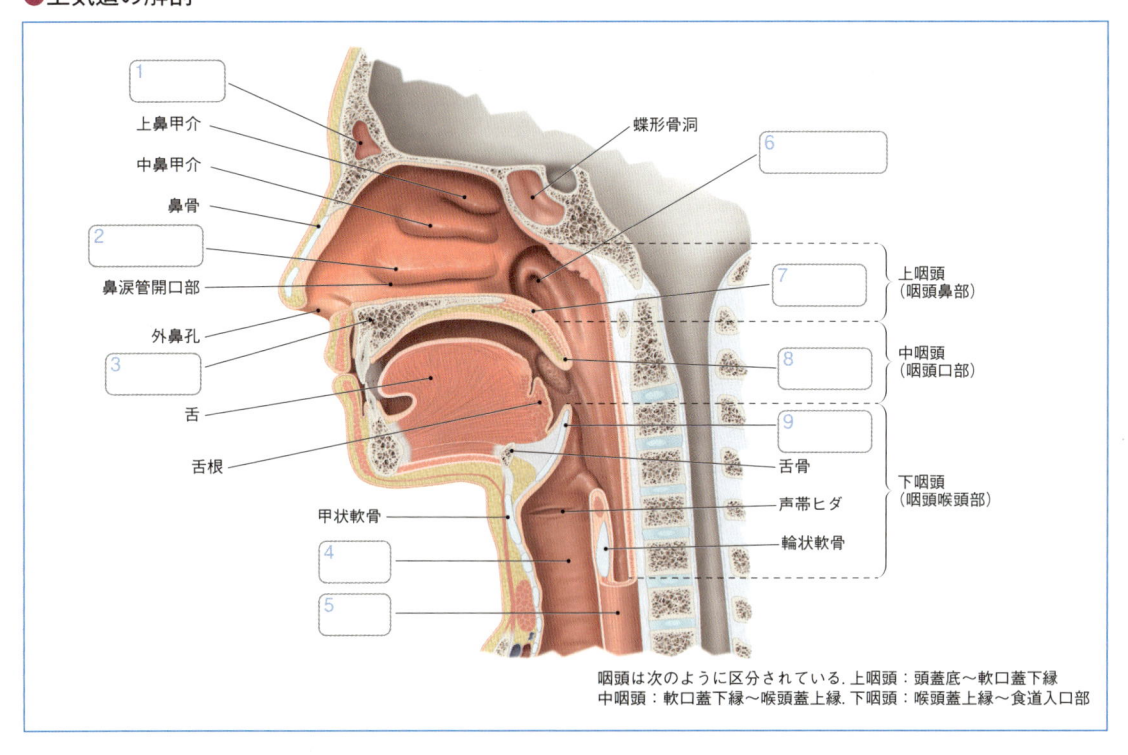

咽頭は次のように区分されている．上咽頭：頭蓋底～軟口蓋下縁
中咽頭：軟口蓋下縁～喉頭蓋上縁．下咽頭：喉頭蓋上縁～食道入口部

ラベル：
1
上鼻甲介
中鼻甲介
鼻骨
2
鼻涙管開口部
外鼻孔
3
舌
舌根
甲状軟骨
4
5
蝶形骨洞
6
7　上咽頭（咽頭鼻部）
8　中咽頭（咽頭口部）
9
舌骨
声帯ヒダ
輪状軟骨
下咽頭（咽頭喉頭部）

⚠ 重要用語

□呼　吸　　□鼻　腔　　□咽　頭　　□喉　頭
□声　帯　　□気　管　　□主気管支　　□葉気管支
□肺　　　　□細気管支　　□肺　胞　　□肺気腫
□サーファクタント　　□細胞性呼吸　　□換　気　　□吸　息
□呼　息　　□コンプライアンス　　□外呼吸　　□ヘモグロビン
□オキシヘモグロビン　　□重炭酸イオン　　□酸塩基平衡　　□呼吸中枢
□内呼吸　　□低酸素血症　　□受容器　　□効果器

◆◇ 要点整理 ◆◇

次の〔　〕内に適切な語を記入して文を完成させよう.

① 呼吸器系の構造と機能

□□ 空気の〔1　　　〕%は酸素であり, 生命を維持するエネルギー産生に酸素は不可欠である. 酸素を利用する過程で生じた〔2　　　　〕も, 組織から血液で運ばれて肺から外界に排出される. これは血液の〔3　　　　　　〕の調節にも関与している.

□□ 肺胞に至るまでの空気の通路を総称して〔4　　　　〕という. 鼻腔から喉頭までを〔5　　　　〕, 気管から末梢の気道を〔6　　　　〕と呼ぶ.

□□ 肺血管内皮細胞には〔7　　　　　〕変換酵素があって, 〔8　　　　　　　〕の活性化を行っている.

□□ 気道には, 身体に害を与える異物を除去するとともに, 冷たい乾燥した空気でもちょうどよく〔9　　　　〕・〔10　　　　〕する機能が備わっている.

□□ 鼻腔の奥, 上鼻甲介より上部の粘膜には, においを感知する特殊な神経細胞（〔11　　　　〕）があり, 〔12　　　　〕と呼ばれる. この神経線維は〔13　　　　〕を通り抜けて〔14　　　　〕に達し, シナプスをつくって次の神経（〔15　　　　〕）に連絡し, におい物質による刺激を脳に伝える.

□□ 鼻腔では〔16　　　　〕が三段に突出しているため, 鼻腔内の空気と粘膜の接触面積はかなり大きく, 〔17　　　　〕, 〔18　　　　〕, 〔19　　　　　〕がより効果的に行える.

□□ 鼻中隔の前下部では動脈の枝が吻合し, 粘膜内に密な血管網をつくっている. ここを〔20　　　　〕と呼び, 〔21　　　　〕の好発部位となっている.

□□ 〔22　　　　〕は, 涙液を眼から鼻腔に排出する管である.

□□ 副鼻腔は鼻腔周囲の骨の内部にある空洞で, 〔23　　　　〕, 〔24　　　　〕, 〔25　　　　〕, 〔26　　　　〕の4つがあり, 鼻腔に通じている.

□□ 嚥下の際に, 食物が舌によって後方へ送られると〔27　　　　〕が背側に動いて, 〔28　　　　〕は〔29　　　　〕から遮断される. 〔30　　　　〕が気道にふたをして, 気管への〔31　　　　〕を防いでいる.

□□ 鼓膜の内側にある中耳腔（鼓室）から〔32　　　　〕と呼ばれる管が伸び, 鼻咽頭に開口している.

□□ 肺の表面は〔33　　　　〕によって覆われている. この33は, 肺門で折り返して〔34　　　　〕となり, 胸壁・縦隔・横隔膜を裏打ちする. これらによって囲まれた閉じたスペースを〔35　　　　〕という.

□□ 胸膜腔には少量の〔36　　　　〕が存在し, その潤滑作用によって肺は滑らかに胸壁や横隔膜の動きに追従する.

□□ 右肺は〔37   〕・〔38   〕・〔39   〕の3葉に，左肺は〔40   〕・
〔41   〕の2葉に分かれている．

□□ 肺門を出入りしているのは，〔42   〕，〔43   〕，〔44   〕，
〔45   〕，〔46   〕，〔47   〕，〔48   〕，
〔49   〕である．

□□ 呼吸膜は〔50   〕，〔51   〕，〔52   〕の
3層から形成されている．

② 呼吸のプロセス

□□ 換気とは，新しい空気を肺に吸い込んで肺胞腔に〔1   〕を取り入れ，肺にある空気
を吐いて〔2   〕を肺胞腔から排出することをいう．

□□ 肺胞腔と血液との間で，酸素と二酸化炭素の交換を行うことを〔3   〕という．

□□〔4   〕を肺から身体の各組織に運び，〔5   〕を組織から肺へと運搬す
る過程も呼吸の重要な要素である．

□□ 身体の各組織において，血液と組織との間で酸素と二酸化炭素の交換を行うことを〔6   〕
という．

□□ 細胞性呼吸とは，組織に運搬された〔7   〕が細胞内で〔8   〕
産生に用いられ，その結果〔9   〕が生じる化学的な反応をいう．

③ 呼吸の調節

□□ 呼吸調節系の基本は，①呼吸状態の情報収集を行う〔1   〕，②その情報に基づい
て呼吸数と深さに関する指令を出している〔2   〕，③その指令に基づいて換気
を行う〔3   〕の3要素からなる．

□□ 中枢化学受容器は，〔4   〕の表面近くに存在し，周囲の細胞外液の〔5   〕
濃度の変化を感知している．5濃度の増加は，換気を刺激する．

□□ 血液脳関門を越えて容易に脳脊髄液に拡散する〔6   〕が増加すると，5濃
度も増加する．したがって血中の6が上がると換気が促進される．

□□ 末梢化学受容器には〔7   〕と〔8   〕の2種類が存在し，どち
らも主に〔9   〕を感知している．

□□ 呼吸中枢は，〔10   〕と〔11   〕を調節している．

□□ 二酸化炭素分圧（P_{CO_2}）が高くなりすぎると，二酸化炭素が中枢に対して麻酔効果を示し，
呼吸が抑制される．このような状態を〔12   〕という．

◆ トレーニング ◆

1 正しいものには○を，誤っているものには×を記入しよう．

□□〔1　　〕鼻呼吸で気管に達した空気は，体温と同じくらいに加温され，ほぼ100％の湿度となっている．

□□〔2　　〕気管は食道の後ろを通って縦隔を下降する．

□□〔3　　〕左主気管支の長さは右主気管支より短く，右に比して分岐角度が小さい．

□□〔4　　〕主気管支はそれぞれ左右の肺門から肺内に入ってすぐに分岐し，右は3本，左は2本の葉気管支となる．

□□〔5　　〕吸気のときに呼吸筋は収縮している．

□□〔6　　〕腹式呼吸とは腹筋による呼吸のことである．

2 酸素が鼻腔から入って肺胞に到達するまでに通過する順に下の選択肢から用語を選んで並べよう

□□　鼻腔→〔1　　　　〕→〔2　　　　〕→〔3　　　　〕→
〔4　　　　〕→〔5　　　　〕→〔6　　　　〕→
〔7　　　　〕→〔8　　　　〕→〔9　　　　〕→
〔10　　　　〕→肺胞

選択肢	気管　　　呼吸細気管支　　　肺胞管　　　喉頭　　　終末細気管支 葉気管支　　　主気管支　　　細気管支　　　区域気管支　　　咽頭

3 肺胞内の酸素は拡散してヘモグロビンに到達するまでに，呼吸膜・赤血球膜を通過する．それぞれにあてはまるものを下の選択肢から選ぼう．

□□　呼吸膜の厚さ　〔1　　　　〕

□□　赤血球の直径　〔2　　　　〕

□□　赤血球の厚さ　〔3　　　　〕

選択肢	約2μm　　　約0.2〜0.3μm　　　約7.5μm

④ 正しいものには○を，誤っているものには×を記入しよう.

□□ 〔1 〕吸息では，横隔膜と肋間筋の収縮により胸腔が広がり，受動的に肺が広がって空気が肺内に流入する.

□□ 〔2 〕肺胞内圧が大気圧と同じになると吸息は終了する.

□□ 〔3 〕吸息では，肺の表面〜中心，肺尖部〜肺底部で肺は均一に広がる.

□□ 〔4 〕呼吸筋が収縮することで胸腔の容積が減少し呼息が起こる.

□□ 〔5 〕胸腔内圧は，常に大気圧よりも低い.

□□ 〔6 〕喘息発作時や肺気腫などで努力性呼気が必要な場合には，内肋間筋が収縮して肋骨を押し下げ，腹筋が収縮して腹腔内の圧を上げて横隔膜を押し上げ，胸腔を狭くすることで肺内の空気を外に押し出す.

□□ 〔7 〕肺活量は，年齢，性別，身長によって異なる.

□□ 〔8 〕拘束性換気障害では，1秒率（$FEV_{1.0\%}$）が70％以下に低下している.

□□ 〔9 〕閉塞性換気障害患者の肺活量は，性別・年齢・身長から予測される肺活量の80％未満に低下している.

□□ 〔10 〕検査時に最大限の努力がなされないと$FEV_{1.0\%}$の値は正確に得られない.

□□ 〔11 〕閉塞性換気障害と拘束性換気障害が混在するときは，混合性換気障害と呼ぶ.

□□ 〔12 〕拘束性肺疾患では，残気量，肺活量とも低下している.

□□ 〔13 〕閉塞性肺疾患では，残気量，肺活量とも増大している.

□□ 〔14 〕肺気腫では，全肺気量が増加している.

□□ 〔15 〕肺胞と毛細血管内の血液との間でガス交換が行われることを外呼吸と呼ぶ.

□□ 〔16 〕健常人では，血液が肺胞壁の毛細血管から流れ去る時点で，血中の酸素濃度と二酸化炭素濃度は肺胞内の空気中の濃度とほぼ同じになる.

□□ 〔17 〕肺線維症では，肺間質の厚さが増すために拡散能は増加する.

□□ 〔18 〕肺胞が破壊される肺気腫では，拡散面積が増えるため拡散能は増加する.

□□ 〔19 〕肺の拡散能は微量の一酸化炭素を用いて測定し，一酸化炭素肺拡散能力（D_{LCO}）で表す.

□□ 〔20 〕二酸化炭素の拡散能は，酸素の約1/20である.

□□ 〔21 〕運動時には心拍出量が増えて毛細血管内の流速が増加するため，呼吸膜を介して肺胞内の酸素と血液が接する時間が短くなり，結果として拡散能が低下する.

□□ 〔22 〕肺拡散能が低下すると，肺胞で排出される二酸化炭素量が減少する.

⑤ チェーン・ストークス呼吸がみられる病態を2つ選ぼう.

□□ 〔¹　　　　　　　〕
□□ 〔²　　　　　　　〕

⑥ あてはまるものを下の選択肢から選ぼう.

□□ 静かに呼吸しているとき,肺を出入りする1回あたりの空気量　　　　〔¹　　　　　　　〕

□□ 最大限に息を吸った状態から思いきり息を吐き出したとき,肺外に呼出される空気量

〔²　　　　　　　〕

□□ 思いきり息を吸ったとき,肺に最大限入っている空気の量　　　　〔³　　　　　　　〕

□□ 静かに息を吐いたとき,肺に残っている空気の量　　　　　　　〔⁴　　　　　　　〕

□□ 息を最大限吸っておいてから思いきり強く速く息を吐き出したとき,最初の1秒間に呼出された空気の量　　　　　　　　　　　　　　　　　　　　　〔⁵　　　　　　　〕

□□ 1秒間努力呼気容量の肺活量における割合　　　　　　　　　〔⁶　　　　　　　〕

⑦ 酸素の運搬について,〔　〕内に適切な数値を記入しよう.

□□ 酸素分圧1 Torr(mmHg)あたり,血漿1 dL(=100mL)に溶解する酸素はわずか0.003mLである.したがって動脈血ガス分析で血中酸素分圧Pao_2 Torr(100mmHg)であったとして,1 dLの血漿に溶解して運搬される酸素は〔¹　　　　　　　〕にすぎない.

□□ 一方,ヘモグロビン(Hb)分子は1 gあたり酸素1.39mLと結合できる.酸素飽和度が100%の場合,Hb値が15g/dLであったとして,1 dLの血漿でHbと結合して運搬される酸素は〔²　　　　　　　〕である.

⑧ 酸塩基平衡の調節機構について,〔　〕内に適切な語を記入して文章を完成させよう.

□□ 代謝によりH^+が増加すると,代謝性〔¹　　　　　　　〕が生じる.

□□ H^+が増加すると,$CO_2 + H_2O \rightleftarrows H_2CO_3 \rightleftarrows H^+ + HCO_3^-$の反応式は左方向に進み,〔²　　　　　〕が生成される.この2を肺から排出することで,代償性の呼吸性〔³　　　　　　　〕が生じ,結果的にpHを正常近くに保つことができる.

□□ 呼吸器系の異常により,2排出が障害されると,反応式は右方向に進み,H^+が増加してpHは〔⁴　　　　　〕する.これを呼吸性〔⁵　　　　　　　〕という.

9 図に酸素解離曲線を示す．酸素解離曲線が右に偏位すると，正常のときと比べてPo_2は変わらなくても酸素飽和度が低下する．すなわち，同じPo_2でも酸素がヘモグロビンから離れやすくなり，より多くの酸素が組織に供給される．酸素解離曲線が左に偏位すると逆のことが起こる．

●酸素解離曲線

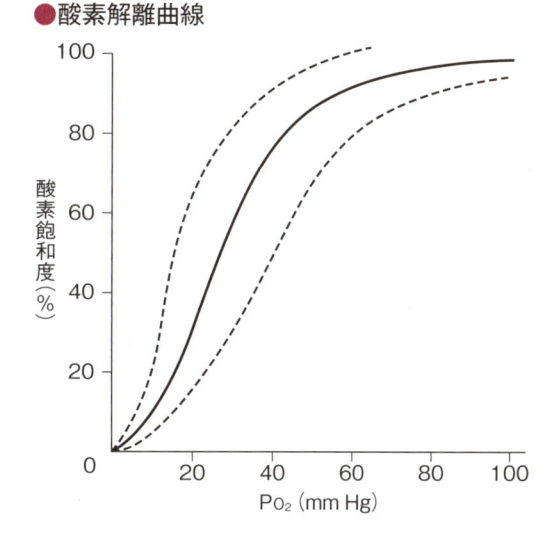

①酸素解離曲線の右方向への移動は，どのような状況で起こるか．あてはまるものを下から選ぼう．

□□〔1   〕
□□〔2   〕
□□〔3   〕   □□〔4   〕

②酸素解離曲線の左方向への移動は，どのような状況で起こるか．あてはまるものを下から選ぼう．

□□〔5   〕   □□〔6   〕
□□〔7   〕   □□〔8   〕

選択肢	pHの低下 pHの上昇 Pco_2の低下 Pco_2の増加 低体温
	発熱 赤血球内2,3−DPGの減少 赤血球内2,3−DPGの増加

10 二酸化炭素はどのように組織から肺に運搬されるか．多い順に示そう．

□□〔1   〕＞〔2   〕＞〔3   〕

   a　タンパクと結合したカルバミノ化合物として運搬される．
   b　重炭酸イオン（HCO_3^-）として運搬される．
   c　血漿中に溶解して溶存炭酸ガスとして運搬される．

11 二酸化炭素は，血漿中でどのような化学反応によって重炭酸イオンとなるか．〔　〕内に適切な記号を記入しよう．

□□ $CO_2 + H_2O \rightleftarrows$ 〔1   〕 $\rightleftarrows$ 〔2   〕 $+ HCO_3^-$

6章
呼吸器系

◆▶ 実力アップ ◀◆

1 呼吸音に異常を認めにくいのはどれか. 〔　　　　〕

1. 気管支喘息急性増悪
2. 慢性閉塞性肺疾患
3. 大葉性肺炎
4. 肺塞栓症

2 誤っているのはどれか. 〔　　　　〕

1. 咳嗽反射が低下した患者は誤嚥性肺炎を起こしやすい.
2. 自然気胸はやせ型の背の高い男性に起こりやすい.
3. Ⅱ型肺胞上皮細胞が分泌する表面活性物質をサーファクタントという.
4. 肺胞壁が破壊され肺胞が弾性を失って拡大を生じた状態を気胸という.

3 吸息時に収縮する筋はどれか. 2つ選べ. 〔　　　　〕

1. 腹直筋
2. 大胸筋
3. 横隔膜
4. 外肋間筋
5. 内肋間筋

4 肺胞のコンプライアンスが増加する疾患はどれか. 〔　　　　〕

1. 肺線維症
2. 新生児呼吸窮迫症候群
3. 肺気腫
4. 気　胸

POINT!

● ③息を吐く場合は，横隔膜が弛緩して，胸腔が縮小している．
● ⑦血中二酸化炭素濃度が高すぎるとCO_2ナルコーシスをきたす．

5 次の組合せで誤っているのはどれか． 〔　　　〕

1. チェーン・ストークス呼吸——睡眠時無呼吸症候群

2. 頻呼吸————————————発熱

3. 徐呼吸—————————————頭蓋内圧亢進

4. クスマウル呼吸————————糖尿病性ケトアシドーシス

6 動脈血ガス分析の結果，酸素投与を控えたほうがよいのはどれか． 〔　　　〕

1. Pao_2 65 Torr，Pco_2 30 Torr の喘息患者

2. Pao_2 60 Torr，Pco_2 80 Torr の肺気腫患者

3. Pao_2 60 Torr，Pco_2 35 Torr の肺炎患者

4. Pao_2 50 Torr，Pco_2 35 Torr の肺血栓塞栓症の患者

7 次のフローボリューム曲線で肺線維症の状態を示すのはどれか． 〔　　　〕

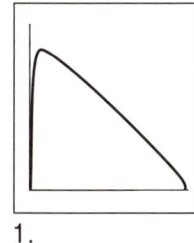 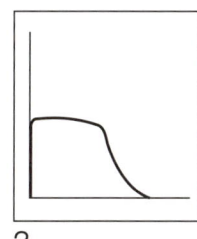 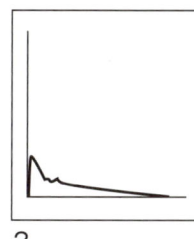 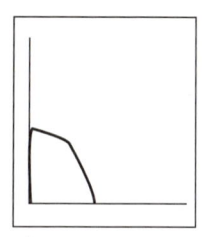

1.　　　　　　　2.　　　　　　　3.　　　　　　　4.

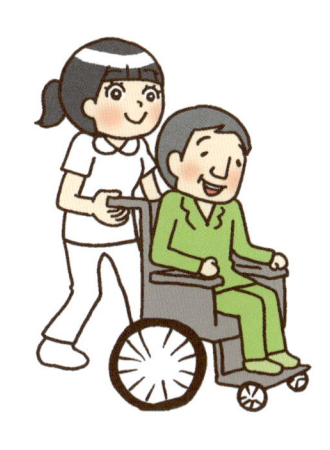

6章
呼吸器系

◆ ビジュアルチェック ◆

下図の空欄に適切な解剖学用語を記入しよう.

● ヒトの消化器系

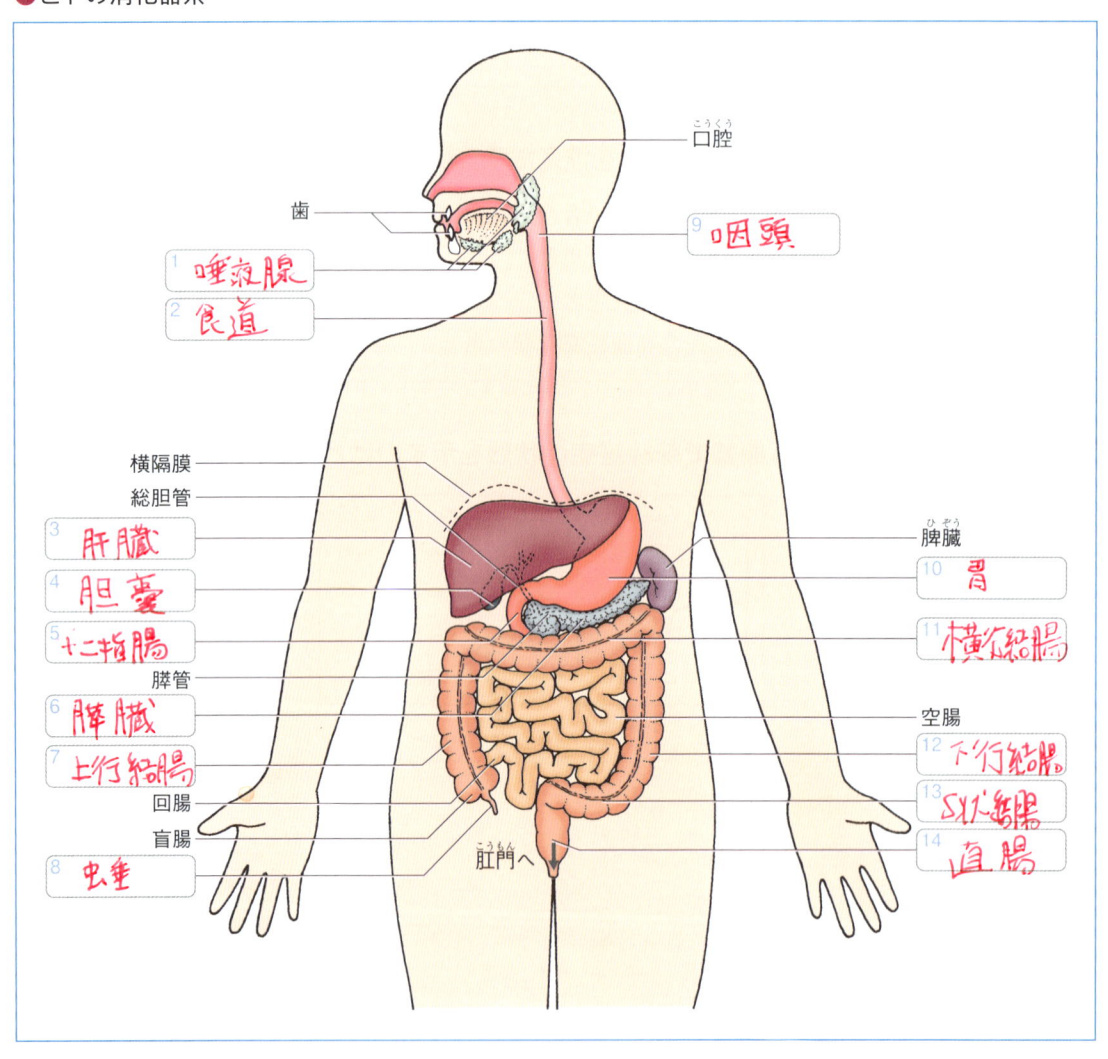

口腔（こうくう）

歯

9 咽頭

1 唾液腺
2 食道

横隔膜
総胆管

脾臓（ひぞう）

3 肝臓
4 胆嚢
5 十二指腸

10 胃

11 横行結腸

膵管

6 膵臓
7 上行結腸

空腸

12 下行結腸
13 S状結腸
14 直腸

回腸
盲腸

8 虫垂

肛門へ（こうもん）

この章の学習ポイント

　消化器系は，生体が食物を摂取し，その消化・吸収，合成・分解を繰り返して活動に必要なエネルギーの産生や身体の構成に必要な物質の貯蔵を行い，不要な物質を排泄するという仕組みです．本章では，これを食欲，咀嚼（そしゃく），嚥下（えんげ），消化，吸収，排泄に区分しています．それぞれの機能にどのような臓器が関わり，摂取された食物がどのように変化していくのかを考えましょう．自分の体や経験と照らし合わせて理解することがコツです．

7章

消化器系

●咽頭と喉頭

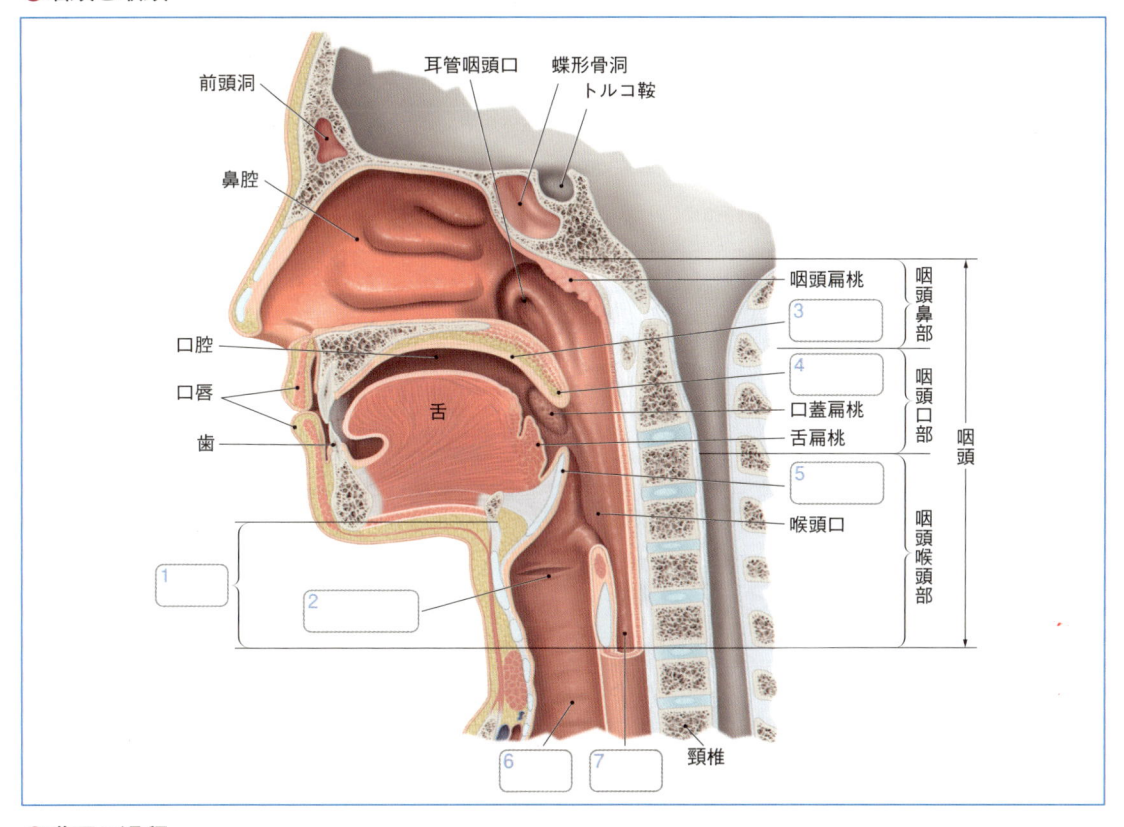

●嚥下の過程

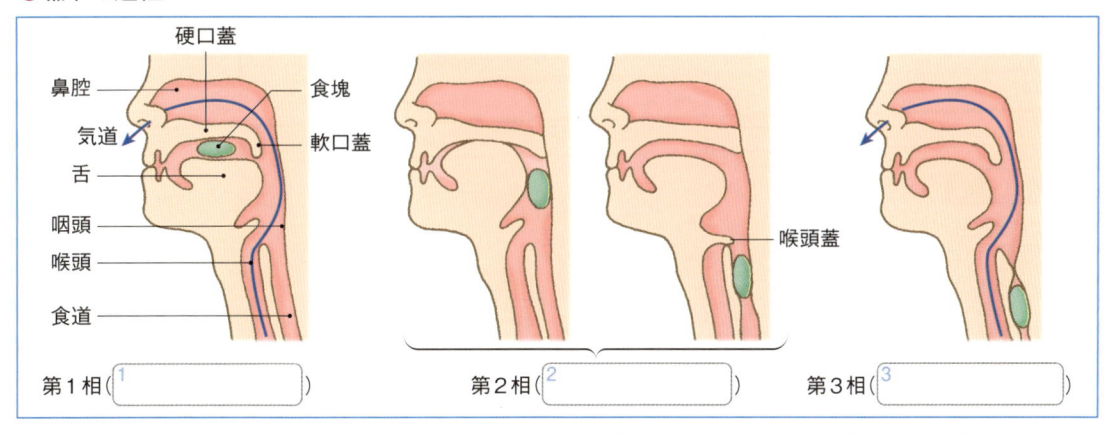

第1相（ 1 ）　　　第2相（ 2 ）　　　第3相（ 3 ）

●口腔と舌

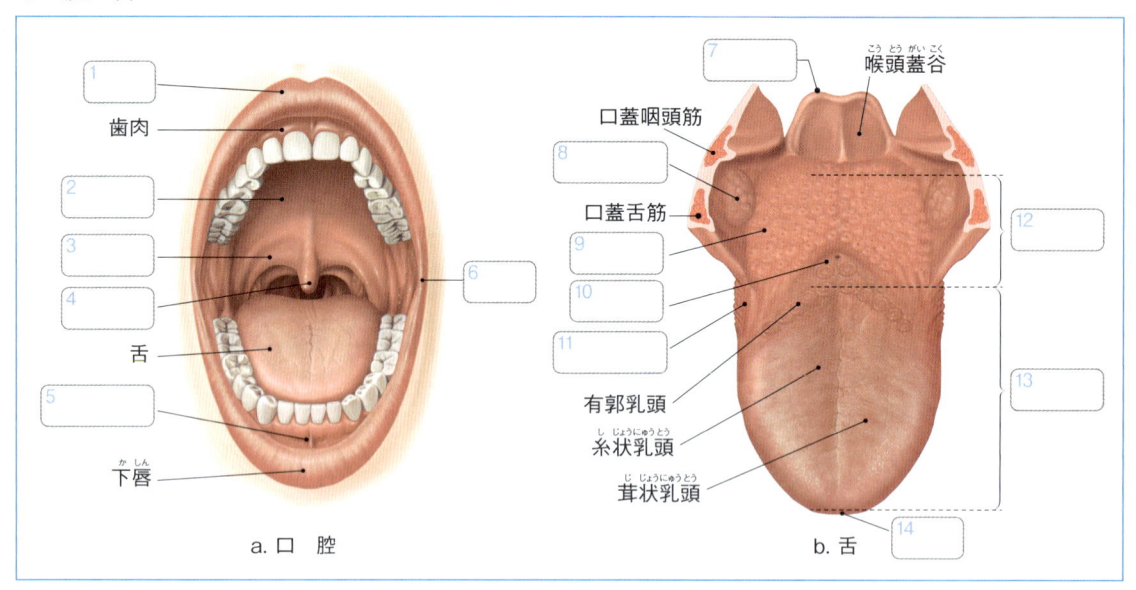

歯肉

1

2

3

4

舌

5

下唇（かしん）

6

a. 口　腔

7

喉頭蓋谷（こう　とう　がい　こく）

口蓋咽頭筋

8

口蓋舌筋

9

10

11

有郭乳頭

糸状乳頭（し　じょうにゅうとう）

茸状乳頭（じ　じょうにゅうとう）

12

13

14

b. 舌

●脂肪の消化と吸収

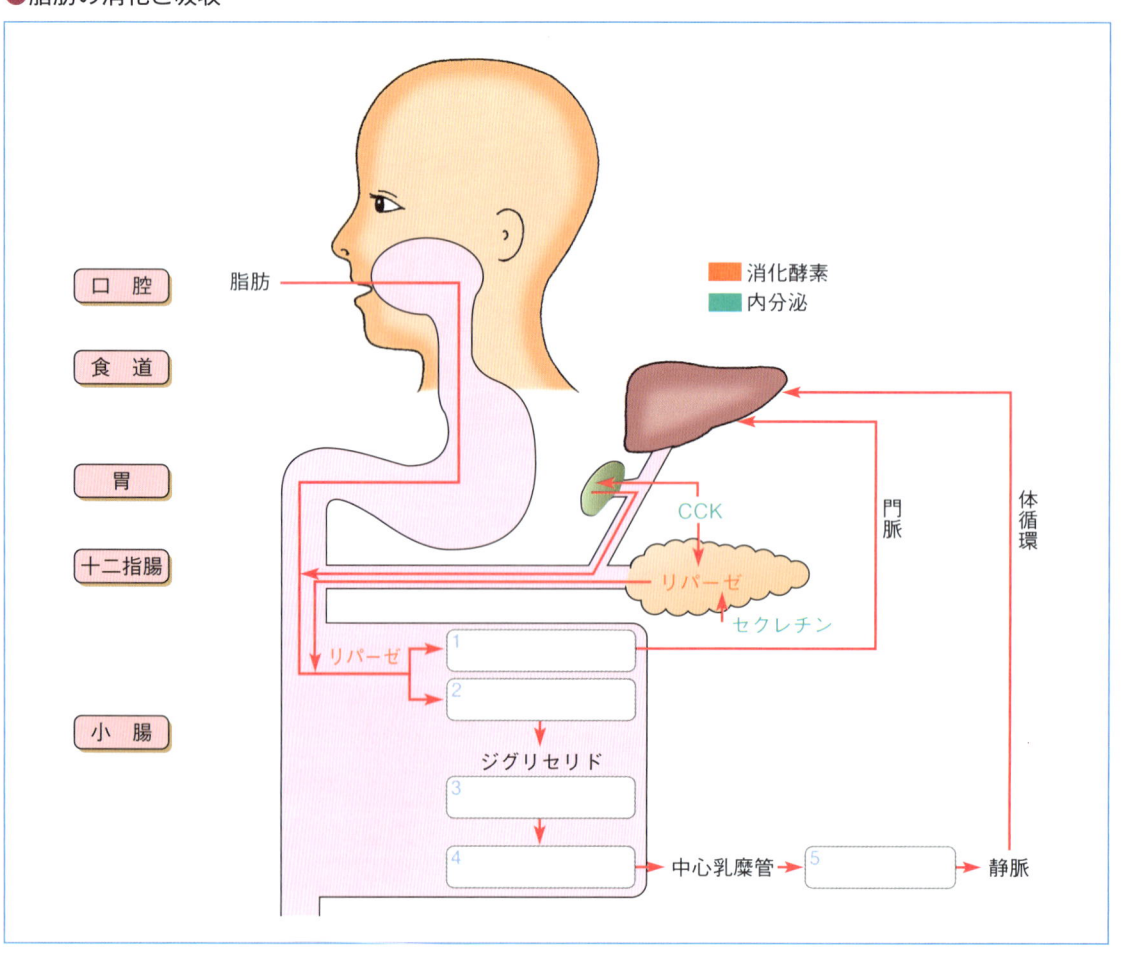

口　腔

食　道

胃

十二指腸

小　腸

脂肪

■ 消化酵素
■ 内分泌

CCK

リパーゼ

セクレチン

門脈

体循環

リパーゼ

1

2

ジグリセリド

3

4

中心乳糜管 → 5 → 静脈

●胃

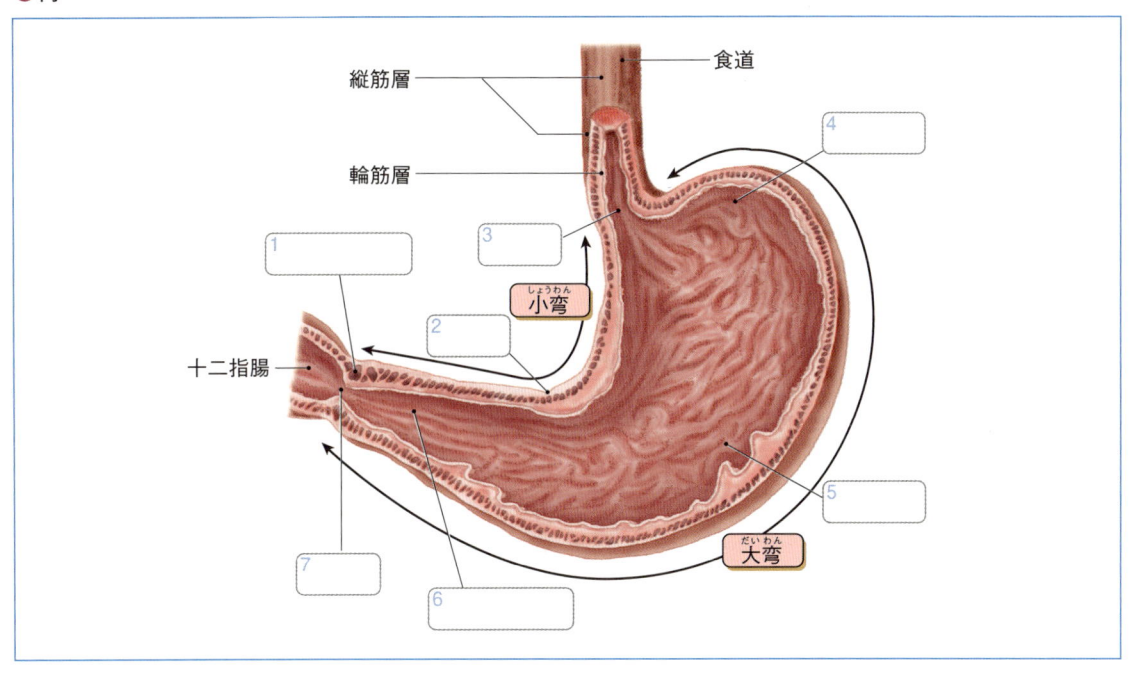

縦筋層

輪筋層

食道

小弯<small>しょうわん</small>

十二指腸

大弯<small>だいわん</small>

1

2

3

4

5

6

7

●ビリルビン代謝

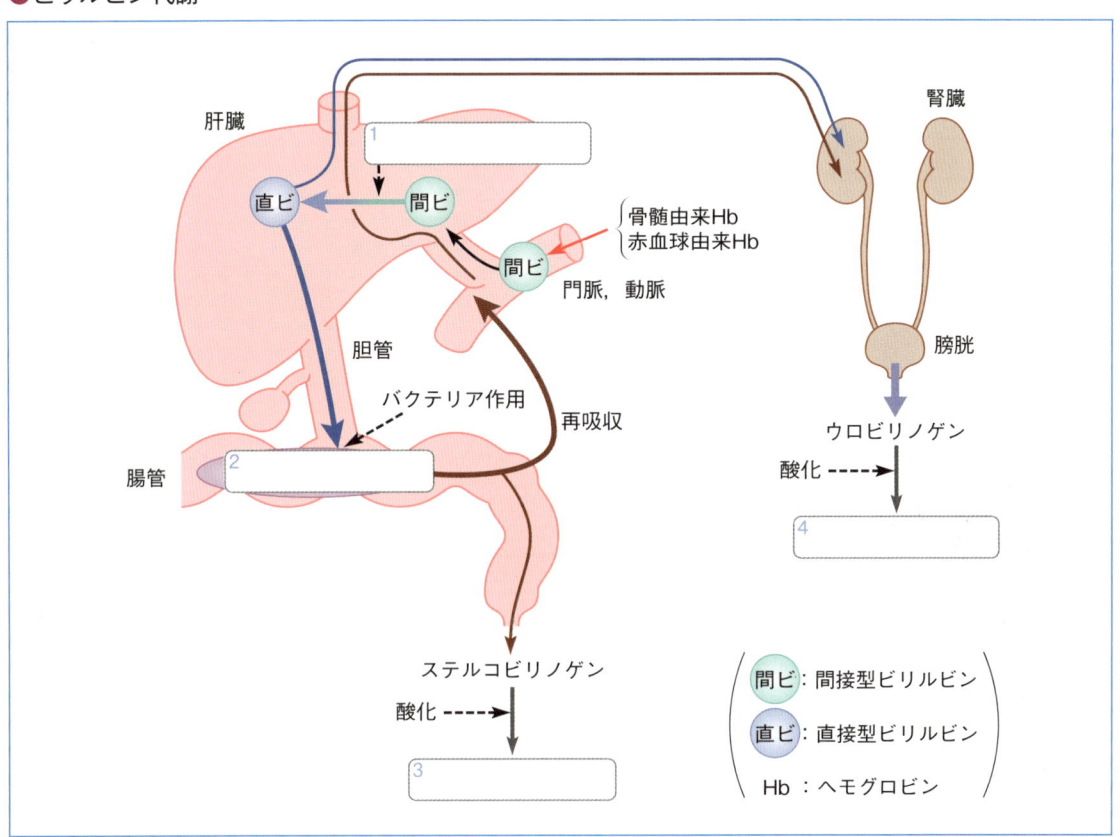

肝臓

直ビ

間ビ

間ビ

骨髄由来Hb
赤血球由来Hb

門脈，動脈

腎臓

胆管

バクテリア作用

再吸収

膀胱

腸管

ウロビリノゲン

酸化

1

2

4

ステルコビリノゲン

酸化

3

間ビ：間接型ビリルビン

直ビ：直接型ビリルビン

Hb ：ヘモグロビン

●排便の機序

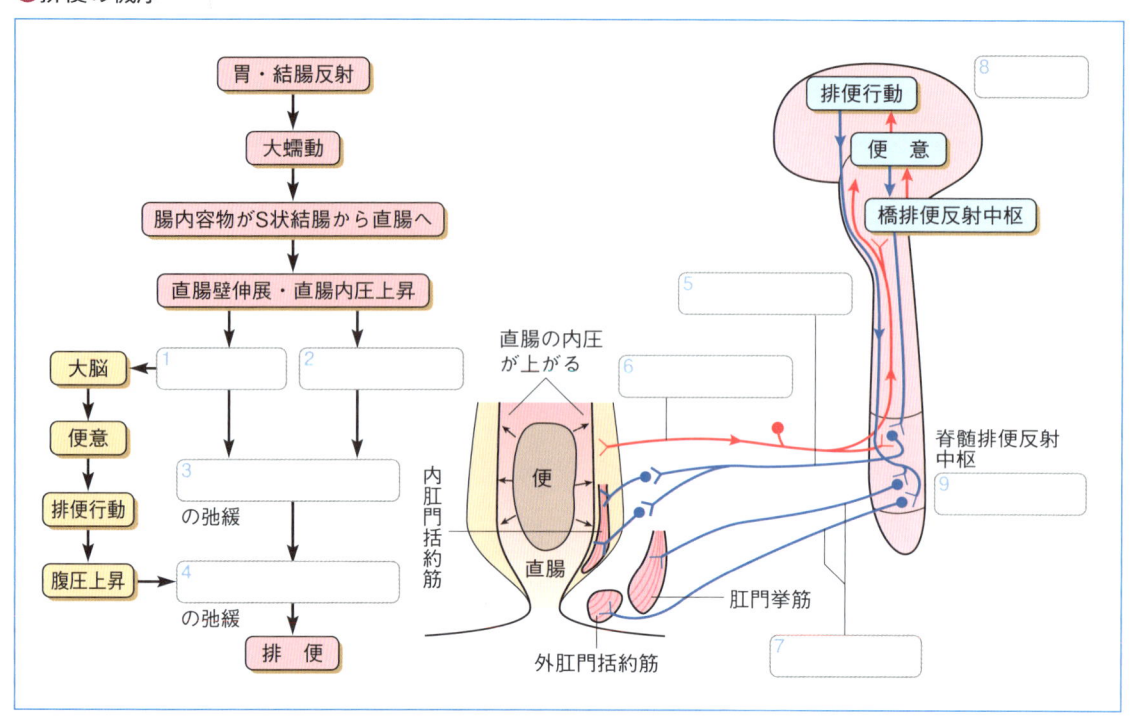

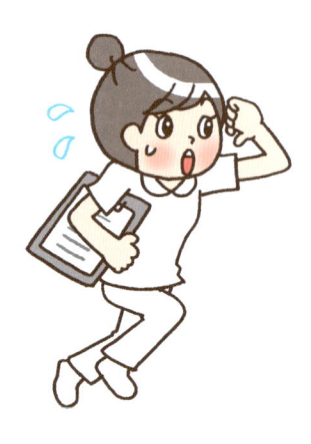

◆◆ 要点整理 ◆◆

次の〔　〕内に適切な語を記入して文を完成させよう.

① 食　欲

- □□ 〔1　　　　　　　　〕の外側核にある〔2　　　　　　　〕と,腹内側核にある〔3　　　　　　　　〕によって,摂食行動はコントロールされている.

- □□ 肥満遺伝子産物の〔4　　　　　　　〕は摂食行動を〔5　　　　　〕し,神経ペプチドの〔6　　　　　　　　〕と成長ホルモン分泌促進ペプチドの〔7　　　　　　　〕は摂食行動を〔8　　　　　　〕する.

- □□ 血中ブドウ糖の濃度が〔9　　　　　〕したり,遊離脂肪酸の濃度が〔10　　　　　〕したりすると,〔11　　　　　〕を感じ,摂食行動が促される.

② 咀　嚼

- □□ 唾液は主に3対の〔1　　　　　　〕から分泌される.頬の皮下に広がっているものを〔2　　　　　　〕,口腔底の皮下にあるものを〔3　　　　　　〕,口腔底の粘膜下にあるものを〔4　　　　　〕という.

- □□ 唾液は2種類あり,粘性が低い漿液性の唾液は,消化酵素の〔5　　　　　　　　　〕を含み,粘性の高い唾液は〔6　　　　　〕を含んでいる.

- □□ 唾液は,1日に〔7　　　　　　〕mL分泌される.

- □□ 唾液の働きは,口腔内の〔8　　　　　〕,食物の〔9　　　　　〕や嚥下の促進,味覚受容体の刺激,α－アミラーゼによる〔10　　　　　〕の加水分解,毒物・刺激物の中和希釈,リゾチームによる〔11　　　　　〕機能などである.

- □□ 口腔内に食物が入ると,口腔粘膜の触覚,温冷覚,知覚神経が刺激され,その刺激が〔12　　　　　〕神経と舌咽神経を介して,〔13　　　　　〕にある唾液分泌中枢に伝えられる.唾液分泌の信号が〔14　　　　　〕に伝えられると,唾液の分泌量が増加する.

- □□ 乳歯は全部で〔15　　　〕本であり,生後〔16　　　　　〕ごろに下顎の〔17　　　　　〕から生え始める.

- □□ 永久歯は全部で〔18　　　〕本であり,最初に〔19　　　　　　〕が生える.

- □□ 歯の芯の部分には結合組織,〔20　　　　〕,神経を含む〔21　　　　　〕があり,歯の組織に栄養を補給し,歯の〔22　　　　〕をもたらす.

- □□ 咀嚼は,〔23　　　　　〕神経の支配を受け,〔24　　　　　〕,側頭筋,〔25　　　　　　〕,外側翼突筋からなる〔26　　　　　〕によって行われる.

❸ 嚥　下

☐☐ 咽頭は，口腔と〔¹　　　　　〕の後部にあり，上から〔²　　　　　〕，咽頭口部，〔³　　　　　〕に区分される．

☐☐ 通常，気道を確保するために〔⁴　　　　　〕が開いているが，嚥下時には〔⁵　　　　　〕が背側に動いて〔⁶　　　　〕と耳管への逆流を防止し，同時に喉頭蓋によって〔⁷　　　　　〕がふさがれ，声門の閉鎖と〔⁸　　　　　〕の停止が起こり，食塊が食道へ送り込まれる．

☐☐ 食道は，第〔⁹　　　　〕頸椎と輪状軟骨の高さで〔¹⁰　　　　　〕の下端に続き，〔¹¹　　　　　〕の後部を下行して，横隔膜の直下，第〔¹²　　　　　〕胸椎の高さで胃の〔¹³　　　　　〕に移行する．

☐☐ 食道の生理的狭窄部は，咽頭に続く〔¹⁴　　　　　　　〕，〔¹⁵　　　　　〕によって圧迫される部位（〔¹⁶　　　　　〕の後ろ），〔¹⁷　　　　　〕の３つである．

☐☐ 食道の粘膜は，〔¹⁸　　　　　〕上皮である．

☐☐ 食道の口側３〜４cmの輪状咽頭筋が強く収縮している部位を〔¹⁹　　　　　〕，下端の胃との接合部から２〜５cmの食道輪状筋が収縮している部位を〔²⁰　　　　　〕という．

☐☐ 嚥下の過程は，第１相（〔²¹　　　　　　　〕），第２相（〔²²　　　　　〕），第３相（〔²³　　　　　〕）の３段階に区分できる．

☐☐ 嚥下の第１相は〔²⁴　　　　〕運動であり，三叉神経，〔²⁵　　　　〕神経，舌下神経が関与し，食塊を口腔から〔²⁶　　　　〕に移送する．

☐☐ 嚥下の第２相は〔²⁷　　　　〕反射による〔²⁸　　　　　〕運動であり，食塊が咽頭から〔²⁹　　　　〕まで移送される．

☐☐ 嚥下の第３相は不随意な運動であり，食道の〔³⁰　　　　　〕によって食塊が胃に移送され，食塊が食道内に停滞した場合は〔³¹　　　　　〕や迷走神経反射による〔³²　　　　　　　〕が起こる．

❹ 胃の構造と機能

☐☐ 食物が口に入ると，〔¹　　　　　〕や舌粘膜の触覚，温冷覚，味覚などが刺激され，その刺激が〔²　　　　〕神経に伝えられると胃液が分泌される．

☐☐ 食物が胃に入ると，壁細胞への直接刺激による〔³　　　　　〕反射や胃の拡張に伴う〔⁴　　　　　〕反射が起こり，胃液が分泌される．

☐☐ 胃腺は〔⁵　　　　〕と〔⁶　　　　　〕の２種類がある．前者の〔⁷　　　　　〕から塩酸と内因子，〔⁸　　　　〕から大量のペプシノゲン，〔⁹　　　　　〕から粘液と少量のペプシノゲンが分泌される．後者の大部分は〔¹⁰　　　　　〕である．

☐☐ 幽門前庭部には，〔¹¹　　　　　〕が散在し，胃酸分泌を〔¹²　　　　〕する〔¹³　　　　　〕を分泌する．

☐☐ 糜粥が十二指腸に運ばれると腸ホルモンが分泌される．その中の〔¹⁴　　　　　〕や胃抑制ペプチド，〔¹⁵　　　　　〕などは胃液の分泌を抑制する．

□□ 分泌された胃液の主な機能は，〔16　　　　　　〕の保護，タンパク質の消化，ビタミン〔17　　　　　　〕の吸収などである．

⑤ 小腸の構造と機能

□□ 小腸は胃の幽門に続く長い管状の器官で，口側から〔1　　　　　　〕，〔2　　　　　　〕，〔3　　　　　　〕に区分されている．

□□ 大十二指腸乳頭は，胆汁と〔4　　　　　　〕が十二指腸に流入する部位であり，〔5　　　　　　〕という輪状の平滑筋によって，その流入が調節される．

□□ 小腸粘膜は，〔6　　　　　　〕をもち，その表面には一面に〔7　　　　　　〕があり，さらにその粘膜上皮には〔8　　　　　　〕がある．

□□ 腸液は，1日に約〔9　　　　　　〕mL分泌され，その成分は，粘液，〔10　　　　　　〕，電解質などである．

□□ 腸液の分泌は，〔11　　　　　　〕を介した腸内反射，〔12　　　　　　〕神経の刺激，セクレチンや〔13　　　　　　〕などの消化管ホルモンによって亢進する．

⑥ 肝臓の構造と機能

□□ 肝臓は〔1　　　　　　〕によって〔2　　　　　　〕と〔3　　　　　　〕に区分される．肝臓の下面には方形葉と〔4　　　　　　〕と呼ばれる部位と，血管やリンパ管，〔5　　　　　　〕，神経などの出入り口（肝門）がある．

□□ 肝臓の基本機能単位は〔6　　　　　　〕であり，それらの間には，酸素を運搬する固有肝動脈の枝である〔7　　　　　　〕，栄養分を運搬する門脈の枝である〔8　　　　　　〕，肝細胞で生成された〔9　　　　　　〕を運搬する〔10　　　　　　〕が走っている．

□□ 肝臓の主な働きは，栄養素やそのほかの物質の〔11　　　　　　〕，〔12　　　　　　〕の生成と胆管への分泌，血液の〔13　　　　　　〕と濾過（ろか）である．

□□ 胆汁には，〔14　　　　　　〕，〔15　　　　　　〕，コレステロール，電解質などが含まれている．

□□ 胆汁中の胆汁酸塩は，〔16　　　　　　〕を乳化して消化や吸収を促進する．また，胆汁酸塩のほとんどは〔17　　　　　　〕で再吸収されて門脈から〔18　　　　　　〕に到達し，肝細胞から再分泌される．これを〔19　　　　　　〕という．

⑦ 胆嚢の構造と機能

□□ 胆嚢は，〔1　　　　　　〕によって総肝管（そうかんかん）につながり，〔2　　　　　　〕となって膵管と合流し，十二指腸の〔3　　　　　　〕に開口している．

□□ 肝細胞で生成された胆汁を〔4　　　　　　〕といい，その一部は総肝管，総胆管（そうたんかん）を通って〔5　　　　　　〕に向かうが，半分以上は〔6　　　　　　〕を通って胆嚢に貯留される．胆嚢では水分や電解質が吸収されて濃縮し，〔7　　　　　　〕が加わって〔8　　　　　　〕となる．

□□ 胆汁は，1日に〔9　　　　　　〕mL排出される．

□□ 胆汁は，胆嚢の〔10　　　　　〕と〔11　　　　　　　　　　　〕の弛緩によって十二指腸に排出される．これらは〔12　　　　　〕神経が刺激されたり，食物中の〔13　　　　　〕が十二指腸に達して〔14　　　　　　　　　　〕が分泌されたりすると促進される．

8 膵臓の構造と機能

□□ 膵臓は，〔1　　　　　　〕の高さで胃の背部，〔2　　　　　　　〕に位置し，膵臓の右側は十二指腸〔3　　　　〕に密着し，左側は〔4　　　　　〕に隣接する．

□□ 膵臓は3つに区分され，十二指腸側から〔5　　　　　〕，〔6　　　　　〕，〔7　　　　　〕と呼ばれる．

□□ 膵臓には，ホルモンを分泌する〔8　　　　　　　　　〕という内分泌腺と，膵液を分泌する〔9　　　　〕がある．

□□ 膵島のA（α）細胞からは〔10　　　　　　〕，B（β）細胞からは〔11　　　　　〕，D（δ）細胞からは〔12　　　　　〕が分泌される．

□□ 膵臓の外分泌腺は，〔13　　　　　〕が数個集まって房状になった〔14　　　　〕と，それに続く〔15　　　　〕で囲まれた〔16　　　　〕で形成される．

□□ 膵管は，〔17　　　　〕と合流して十二指腸の大十二指腸乳頭に開口する〔18　　　　　〕と，総胆管の前面を走行して小十二指腸乳頭に開口する〔19　　　　〕からなる．

□□ 膵液は，1日に〔20　　　　　〕mL分泌され，その色は〔21　　　　　〕，pHは〔22　　　　　〕である．

9 糖質の消化と吸収

□□ 食物中の糖質には，砂糖の〔1　　　　　　〕，乳汁中の〔2　　　　　〕，穀物に多く含まれる〔3　　　　〕の3種類がある．

□□ 唾液や膵液中の〔4　　　　〕，小腸上皮細胞の消化酵素である〔5　　　　〕，〔6　　　　〕，〔7　　　　〕によって，糖質は単糖類に分解される．

□□ グルコースは，腸管粘膜細胞の〔8　　　〕に存在する担体によって〔9　　　　〕と特異的に結合し，腸管粘膜の細胞内に吸収され，門脈血中に移行する．

10 脂肪の消化と吸収

□□ 食物中の脂肪は，大部分が〔1　　　　　　〕で，ほかにはリン脂質，〔2　　　　　〕，コレステロールエステルなどがある．

□□ 脂肪はまず，胆汁中の胆汁酸と〔3　　　　〕によって乳化される．また，胆汁酸塩は〔4　　　〕を形成し，脂肪が消化されやすいようにする．

□□ トリグリセリドは，膵〔5　　　　〕によって〔6　　　　　〕と遊離脂肪酸，あるいは〔7　　　　〕と遊離脂肪酸に分解される．

□□ 両媒性の〔8　　　　　　　〕は，細胞膜を容易に通過し，粘膜細胞から直接〔9　　　　　〕内に移行するが，脂溶性の〔10　　　　　　　〕と脂肪酸は，ミセルの働きによって細胞内部に吸収され，リンパ管や静脈系を介して肝臓に運ばれる．

⑪ タンパク質の消化と吸収

□□ 食物中のタンパク質は，〔1　　　　　〕結合によって互いに結合した〔2　　　　　　〕の長い鎖で形成されている．

□□ タンパク質は，胃酸で活性化された〔3　　　　　　〕によって〔4　　　　　　〕に分解され，膵液中の〔5　　　　　〕，キモトリプシン，〔6　　　　　　〕，腸上皮細胞や微絨毛の〔7　　　　　　〕，ペプチダーゼによって〔8　　　　　　〕やジペプチド，一部は〔9　　　　〕に分解される．

□□ トリペプチドやジペプチドの吸収は，〔10　　　　　〕濃度に依存した担体による共輸送と考えられており，アミノ酸の吸収は，〔11　　　　　〕の能動輸送とともに行われる．

⑫ 大腸の構造と機能

□□ 大腸は，〔1　　　　〕から肛門までの管状の器官である．

□□ 盲腸には，感染防御に関与する〔2　　　　〕がぶら下がっている．

□□ 肛門管の外側に〔3　　　　　〕と〔4　　　　　　〕があり，これらは，排便時以外は〔5　　　　〕している．

□□ 大腸では消化酵素は産生されないが，大腸内の〔6　　　　〕が〔7　　　　〕を合成する．

□□ 口から摂取した食物は，約〔8　　　　〕時間後に排便として体外に排泄される．

7章 消化器系

! 重要用語

□食欲　□レプチン　□口腔　□舌，唾液腺
□歯，乳歯，永久歯　□咀嚼，咀嚼筋　□咽頭　□食道
□嚥下　□消化　□胃，胃液　□噴門
□幽門　□胃底腺　□幽門腺　□蠕動運動
□十二指腸　□大十二指腸乳頭　□十二指腸腺　□空腸
□回腸　□絨毛，微絨毛　□腸陰窩　□腸腺
□腸液　□肝臓　□肝小葉　□胆汁
□胆汁酸塩　□ビリルビン　□胆嚢　□膵臓
□膵管　□膵液　□吸収　□デンプン
□ショ糖（スクロース）　□乳糖（ラクトース）　□アミノ酸
□中性脂肪（トリグリセリド）　□ミセル　□大腸
□盲腸　□結腸　□直腸　□排便反射

◆◆ トレーニング ◆◆

① 正しいものには○を，誤っているものには×を記入しよう.

食欲・咀嚼・嚥下

□□〔1　〕おいしそうな食物をみたときに食べたいと思うのは，大脳皮質の働きによる.

□□〔2　〕迷走神経は，消化管からの刺激を視床下部に伝える.

□□〔3　〕咀嚼や唾液の分泌は，食欲の調整に関係ない.

□□〔4　〕肥満遺伝子物質のレプチンは，摂食行動を抑制する.

□□〔5　〕神経ペプチドのオレキシンは，摂食行動を抑制する.

□□〔6　〕口腔粘膜の表面は，重層扁平上皮で覆われている.

□□〔7　〕舌の舌体と舌根の境を舌正中溝という.

□□〔8　〕食物の味は，味蕾の味細胞によって感じる.

□□〔9　〕唾液に消化酵素は含まれていない.

□□〔10　〕唾液は，主に交感神経の支配を受けて反射的に分泌される.

□□〔11　〕歯の1本1本は，歯槽突起の歯根という穴に植え込まれている.

□□〔12　〕口の中に食物が入ると，咀嚼筋の反射が抑制されて下顎が下がる.

□□〔13　〕生野菜のセルロース膜は，咀嚼では破壊できない.

□□〔14　〕息を吐くとき，喉頭蓋は完全に閉じられている.

□□〔15　〕食道の生理的狭窄部では，食物が停滞しやすい.

□□〔16　〕食道壁は，ほかの消化管と同様に，内側から粘膜，粘膜下組織，筋層，漿膜で構成されている.

□□〔17　〕食道には温度感覚受容器が存在し，食物の温度を知覚する.

□□〔18　〕上部食道括約筋は，胃から食道への食物の逆流防止に関与している.

消　化

□□〔19　〕胃における消化作用は，機械的な消化だけである.

□□〔20　〕胃の筋層は平滑筋である.

□□〔21　〕食塊が胃に入ると，胃は反射的に収縮する.

□□〔22　〕胃での食物の停滞時間は，炭水化物よりも脂肪の方が長い.

□□〔23　〕トライツ靱帯で空腸と回腸が区分される.

□□〔24　〕十二指腸と空腸，回腸のいずれにも腸間膜がある.

□□〔25　〕腸間膜には，血管，リンパ管，神経がある.

□□〔26　〕小腸上皮細胞の微絨毛の刷子縁には，種々の消化酵素が含まれている.

□□〔27　〕肝小葉には胆管細胞が放射状に並んでいる.

□□〔28　〕体内で生成される全リンパの約半分が肝臓で生成される.

□□〔29　〕クッパー星細胞は，酸化作用によって血液の浄化を行う.

□□〔30　〕抱合型（直接型）ビリルビンは，肝臓で非抱合型（間接型）ビリルビンに変換される.

□□〔31　〕迷走神経終末から分泌されるアセチルコリンは，膵液の分泌を抑制する.

□□〔32　〕セクレチンは，導管細胞を刺激して膵液を分泌させる.

□□〔33　〕膵液には糖質分解酵素であるアミラーゼが含まれている.

□□〔34　〕膵リパーゼは，タンパク質の分解を促進する.

□□〔35　〕膵液には脂肪分解酵素であるトリプシンが含まれる.

吸　収

□□〔36　〕ビタミンCは，脂肪細胞とともに主に小腸上皮細胞から吸収される.

□□〔37　〕脂溶性ビタミンは，受動的な拡散によって粘膜細胞に吸収される.

□□〔38　〕ビタミンB_{12}の吸収には，胃粘膜から分泌される内因子が不可欠である.

□□〔39　〕消化管を流れる水分の約98％が再吸収されている.

□□〔40　〕水分の再吸収は，大腸のみで行われている.

□□〔41　〕水の輸送は浸透圧差による受動輸送である.

排　泄

□□〔42　〕結腸の杯細胞は，粘液を産生している.

□□〔43　〕内肛門括約筋は，不随意筋である.

□□〔44　〕大腸で吸収されるのは，電解質と水だけである.

□□〔45　〕排便を我慢できるのは，内肛門括約筋を意識的に収縮させるからである.

□□〔46　〕習慣性便秘は，外肛門括約筋の機能低下によって起こる.

7章

消化器系

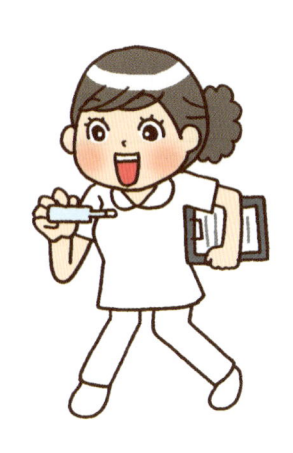

◆ 実力アップ ◆

1 摂食行動を亢進させるのはどれか. 〔　　　〕

　1. レプチン
　2. 血中インスリン濃度の低下
　3. 胃腸管の拡張
　4. 気温の上昇

2 大唾液腺でないのはどれか. 〔　　　〕

　1. 耳下腺
　2. 口蓋腺
　3. 舌下腺
　4. 顎下腺

3 唾液について誤っているのはどれか. 〔　　　〕

　1. 99％以上は水分である.
　2. 耳下腺からは漿液性の唾液が分泌される.
　3. 主に副交感神経の支配を受けて分泌される.
　4. タンパク質の加水分解を行う.

4 齲歯による痛みを感じる部位はどれか. 〔　　　〕

　1. ア
　2. イ
　3. ウ
　4. エ

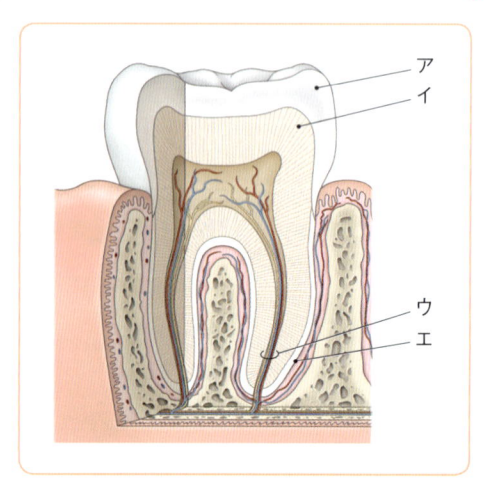

POINT!

●食物摂取時，体のどの部位がどのように働いているのかを考えよう.

5 タンパク質について正しいのはどれか. 〔　　　〕

1. アミノ酸で構成される.
2. 唾液により分解される.
3. トリグリセリドの形で体内に貯蔵される.
4. 生体を構成する成分で最も多くの重量を占める.

6 咽頭について誤っているのはどれか. 〔　　　〕

1. 長さは，成人で約12cmある.
2. 喉頭の前面に位置する.
3. 消化器系と呼吸器系の通路になっている.
4. 食道との境界は，第6頸椎の高さとされている.

7 嚥下について誤っているのはどれか. 〔　　　〕

1. 嚥下中枢は延髄にある.
2. 第1相では，意識的な舌の動きによって食塊が咽頭に送り込まれる.
3. 第2相では，喉頭蓋が喉頭口をふさぐが，呼吸運動は可能である.
4. 第3相では，下部食道括約筋が弛緩する.

8 喉頭閉鎖不全でみられる症状はどれか. 〔　　　〕

1. 食物が口からこぼれる.
2. 食物が口の中に残る.
3. 食物を飲み込んだときにむせる.
4. 食物を飲み込んだ後，少し間をおいてむせる.

7章

消化器系

●口から摂取した食物がどのように変化して排泄されるのか，この過程において各臓器がどのように関与しているのかを考えよう．

⑨ 胃液の分泌を抑制するのはどれか． 〔　　　〕

1. ガストリン
2. ヒスタミン
3. セクレチン
4. アセチルコリン

⑩ 酸性を示すのはどれか． 〔　　　〕

1. 胃　液
2. 腸　液
3. 膵　液
4. 胆　汁

⑪ 肝臓に出入りする脈管について正しいのはどれか． 〔　　　〕

1. 肝静脈は，肝門から肝臓に流入している．
2. 肝動脈は酸素を多く含み，門脈は栄養を豊富に含んでいる．
3. 門脈は，腹腔内臓器から肝臓に流れる動脈血管である．
4. 総肝管は，左肝管，中肝管，右肝管からなる．

⑫ 肝臓の働きで誤っているのはどれか． 〔　　　〕

1. 血液の浄化
2. タンパクの代謝
3. 胆汁の貯蔵
4. リンパの生成

⑬ 肝臓の代謝機能で誤っているのはどれか． 〔　　　〕

1. ガラクトースをブドウ糖に変換する．
2. 脂肪を分解してアンモニアを生成する．
3. アミノ酸から尿素を生成する．
4. 有害な物質を無毒化する．

POINT !

●消化液と含有消化酵素，それぞれが作用する物質，分解産物などを整理しておこう．

14 膵臓について正しいのはどれか． 〔 　 〕

1. 膵臓は，腹膜腔内に位置している．
2. 十二指腸に密着している部分を膵体部という．
3. 膵液中の消化酵素は，腺房細胞で産生される．
4. 膵管は，十二指腸水平部に開口している．

15 膵液について正しいのはどれか． 〔 　 〕

1. 膵島（ランゲルハンス島）の外分泌腺から分泌される．
2. セクレチンによって分泌が亢進する．
3. 分泌に迷走神経は関与していない．
4. 糖質分解酵素は含まれていない．

16 コレシストキニン・パンクレオザイミンの機能はどれか． 〔 　 〕

1. 腸液の分泌抑制
2. 肝臓での胆汁生成促進
3. 胆嚢の収縮
4. 膵臓の導管細胞への刺激

17 消化液と含まれる物質の組合せで誤っているのはどれか． 〔 　 〕

〈消化液〉 　 　〈含まれる物質〉
1. 胃　液――――――アミラーゼ
2. 腸　液――――――ペプチダーゼ
3. 胆　汁――――――コレステロール
4. 膵　液――――――トリプシン

18 糖質の消化と吸収で正しいのはどれか． 〔 　 〕

1. デンプンは，唾液アミラーゼによってフルクトースに分解される．
2. ラクトースは，ラクターゼによってデキストリンに分解される．
3. スクロースは，スクラーゼによってガラクトースに分解される．
4. マルトースは，マルターゼによってブドウ糖に分解される．

7章

消化器系

19 脂肪の消化と吸収で誤っているのはどれか． 〔　　　〕

1. 脂肪の消化は主に小腸で行われる．
2. 膵液によってミセルが形成され，消化を助ける．
3. リパーゼは，トリグリセリドをモノグリセリドと遊離脂肪酸に分解する．
4. グリセロールは，容易に細胞膜を通過して直接門脈血内に移行する．

20 タンパクの分解酵素として機能しないのはどれか． 〔　　　〕

1. ペプシノゲン
2. トリプシン
3. アミノペプチダーゼ
4. ペプチダーゼ

21 次の組合せで誤っているのはどれか． 〔　　　〕

　　　　〈栄養素〉　　　　　〈消化液〉　　　〈関与する物質〉
1. 炭水化物————————唾　液————————プチアリン
2. タンパク質——————胃　液————————ペプシン
3. 脂　肪————————膵　液————————リパーゼ
4. ミネラル——————胆　汁————————ミセル

22 物質とその分解産物との組合せで誤っているのはどれか． 〔　　　〕

　　　　〈物　質〉　　　　　〈分解産物〉
1. 中性脂肪——————グリセロール
2. デンプン——————グルコース
3. 乳　糖————————ガラクトース
4. タンパク質——————キモトリプシン

23 大腸の働きでないのはどれか． 〔　　　〕

1. 水分の吸収
2. 鉄の吸収
3. ガスの産生
4. ビタミンの合成

POINT!

●排便の機序として，直腸へ便が移動すると起こる直腸の収縮反射（排便反射）と外肛門括約筋の弛緩・収縮の関係を理解しておこう．

24 下痢や便秘がないとき，口から摂取した食物が便として排泄されるのは〔　　　〕いつ頃か．

1. 食後 4 ～ 12 時間後
2. 食後 12 ～ 24 時間後
3. 食後 1 ～ 3 日後
4. 食後 3 ～ 5 日後

25 排便の機序で誤っているのはどれか．　　　　　　　　　　　　〔　　　〕

1. 直腸に便が移動すると，直腸の収縮反射が起こる．
2. 直腸の内圧が 20 ～ 30mmHg になると，直腸壁粘膜内の受容器が反応する．
3. 脊髄排便反射によって，強い結腸の蠕動が起こる．
4. 脊髄に入った求心性インパルスが大脳皮質に伝わり，便意を感じる．

26 便秘を繰り返すことで最初に機能が低下するのはどれか．　　　〔　　　〕

1. 直　腸
2. 内肛門括約筋
3. 外肛門括約筋
4. 大脳皮質

27 括約筋のうち，随意筋はどれか．　　　　　　　　　　　　　　〔　　　〕

1. 上部食道括約筋
2. 幽門括約筋
3. 内肛門括約筋
4. 外肛門括約筋

泌尿器系
尿をつくるしくみ

◆◆ **ビジュアルチェック** ◆◆

下図の空欄に適切な解剖学用語を記入しよう.

●ヒトの泌尿器系

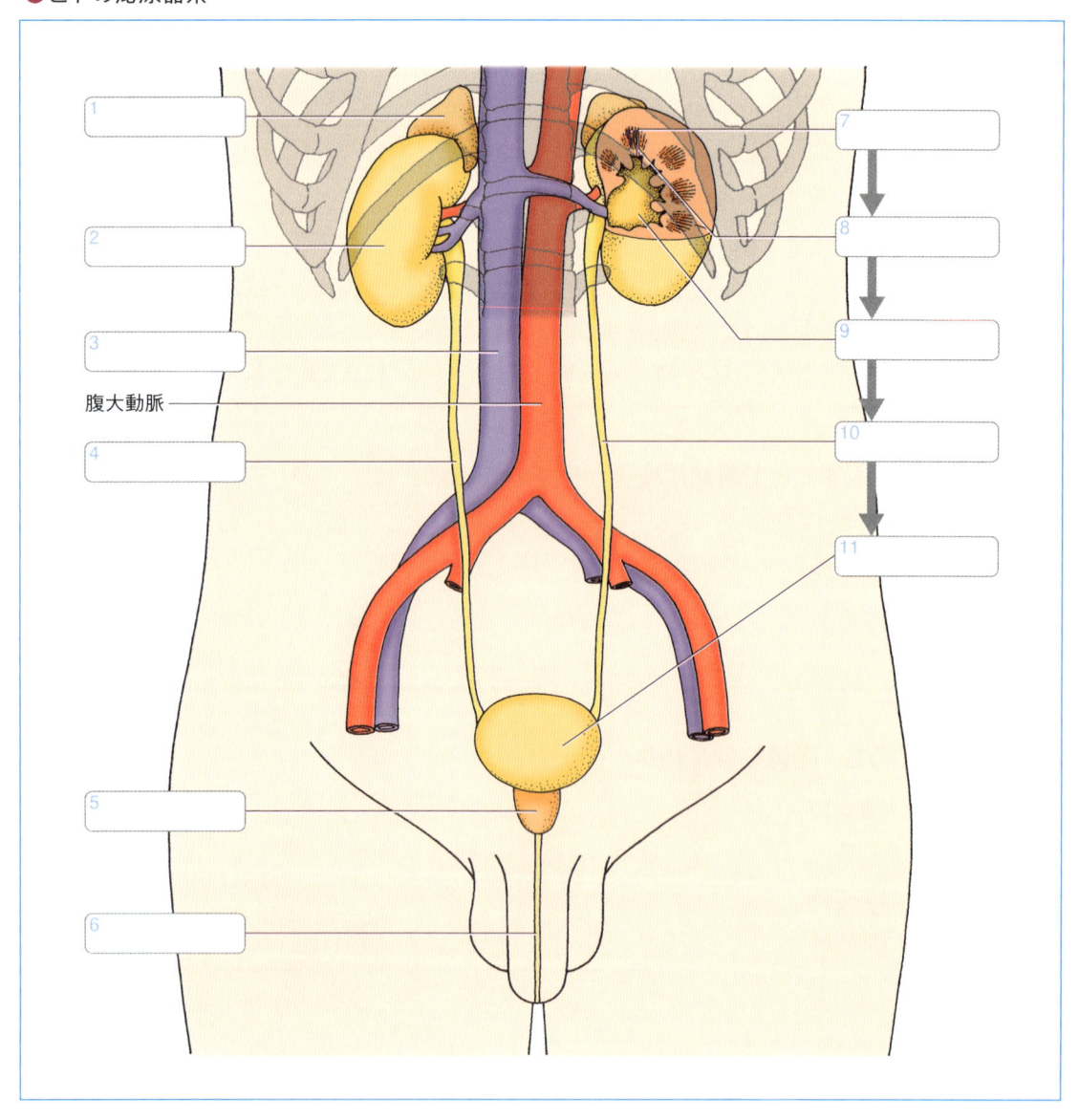

1

2

3

腹大動脈

4

5

6

7

8

9

10

11

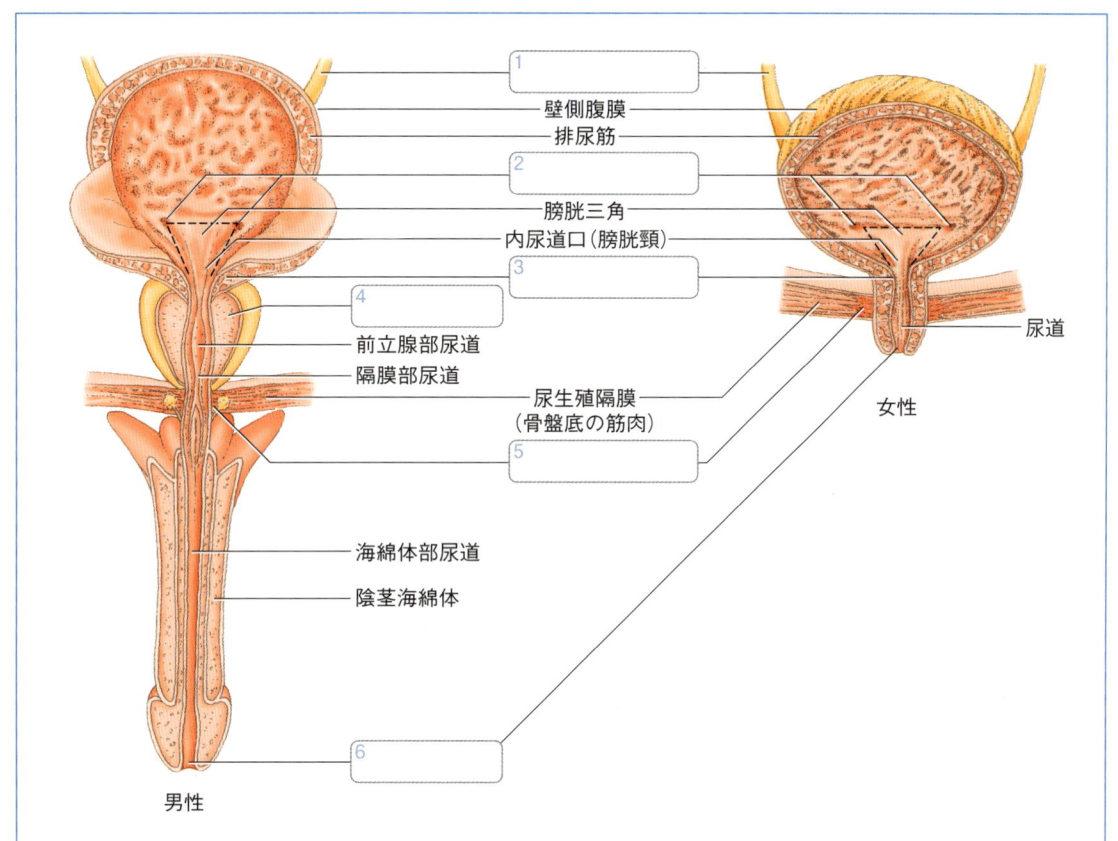

この章の学習ポイント

　泌尿器系で最も重要な腎臓の働きを4つ覚えて下さい．①体液の恒常性を維持するために尿をつくる，②レニンを分泌しアンジオテンシン，アルドステロンを介して血圧を上昇させる，③エリスロポエチンを分泌して赤血球を産生する，④ビタミンDを活性型に変換する．以上の働きを覚えると，腎機能が低下したら何が起こるかが理解できます．

　また，膀胱の神経支配と排尿の仕組みを知ると，排泄ケアの際にずいぶん役立ちますよ．

●膀胱と尿道

壁側腹膜
排尿筋
膀胱三角
内尿道口（膀胱頸）
前立腺部尿道
隔膜部尿道
尿生殖隔膜（骨盤底の筋肉）
海綿体部尿道
陰茎海綿体
尿道
女性
男性

男性に比べ女性の尿道は短く，直線的である．そのため，女性では外尿道口から逆行性に細菌が尿道や膀胱に侵入しやすく，膀胱炎を起こしやすい．

8章
泌尿器系

◆ 要点整理 ◆

次の〔　〕内に適切な語を記入して文を完成させよう.

1 腎　臓

☐☐ 腎臓の縦断面で，外側を〔[1]　　　〕，内側を〔[2]　　　〕という.

☐☐ 腎臓の内側中央部を〔[3]　　　〕といい，〔[4]　　　〕,〔[5]　　　〕動静脈が出入りする.

☐☐ 尿管と腎臓の接合部を〔[6]　　　〕といい，6の奥で腎乳頭と接する部分が〔[7]　　　〕である.

☐☐ 〔[8]　　　〕は腎単位ともいい，〔[9]　　　〕個の腎小体と〔[10]　　　〕本の〔[11]　　　〕からなる.

☐☐ 腎小体は〔[12]　　　〕体と〔[13]　　　〕に分かれる.

☐☐ 13は11に続くが，11は〔[14]　　　〕尿細管，〔[15]　　　〕係蹄を経て，〔[16]　　　〕尿細管となる.

☐☐ 16が集合した〔[17]　　　〕は腎乳頭に開口し，7に達する.

☐☐ 腎臓は尿を生成し〔[18]　　　〕の恒常性を維持する.

☐☐ 腎臓は〔[19]　　　〕を分泌し血圧を調節する.

☐☐ 腎臓は〔[20]　　　〕を分泌し，造血を促進する.

☐☐ 腎臓はビタミン〔[21]　　　〕を活性化し，骨代謝に関与する.

☐☐ 出血や脱水で血圧が〔[22]　　　〕すると，19の分泌は〔[23]　　　〕する.

☐☐ 19は〔[24]　　　〕で生成された〔[25]　　　〕に作用して，〔[26]　　　〕に変える.

☐☐ 26は肺などに存在する〔[27]　　　〕により〔[28]　　　〕に変わる.

☐☐ 28は細動脈を収縮させ，血圧は〔[29]　　　〕する.

☐☐ 28はまた副腎皮質に作用して〔[30]　　　〕分泌を促進する.

☐☐ 30は16や17に働き〔[31]　　　〕の再吸収を促進する.

☐☐ 31とともに水が再吸収されるので循環〔[32]　　　〕量は増え，〔[33]　　　〕は上昇する.

☐☐ 27の働きを阻害する薬や，28の作用に拮抗する薬は〔[34]　　　〕の治療に使われている.

☐☐ 20は骨髄の〔[35]　　　〕の分化を促すので，赤血球数を〔[36]　　　〕させる.

☐☐ 紫外線の作用により最初皮膚でつくられたビタミンD前駆体は，腎臓で〔[37]　　　〕型に変わる.

☐☐ 慢性腎不全では20の不足から〔[38]　　　〕が生じる.

☐☐ 慢性腎不全では37の不足から〔[39]　　　〕が生じる.

□□ 糸球体では水と分子量の小さい物質が〔40　　　　〕されて〔41　　　　〕ができる.

□□ 41には血液の成分のうち〔42　　　　〕や〔43　　　　〕は含まれない.

□□ 41に含まれる水は〔44　　　〕％が〔45　　　　〕や〔46　　　　〕で再吸収される.

□□ 41に含まれるブドウ糖は〔47　　　　〕尿細管で100％再吸収される.

□□ 尿細管で分泌されるイオンは〔48　　　　〕と〔49　　　　〕である.

□□ 48の分泌は血液のpHの調節に役立つ.

□□ 1日あたりの尿量が〔50　　　〕mL以下の状態を無尿という.

□□ 1日あたりの尿量が400mL以下の状態を〔51　　　　〕という.

□□ 膀胱内に尿が溜まっているが,排尿できない状態を〔52　　　〕という.

□□ 体液は細胞内液と〔53　　　〕に大別する.

□□ 53は〔54　　　〕と間質液に大別する.

□□ 54は血液の約〔55　　　〕％を占める.

□□ 電解質の内,細胞外液には〔56　　　　〕が,細胞内液には〔57　　　　〕が多い.

□□ 細胞外液の57が増えると,高度の〔58　　　〕を生じる.

□□ 正常な成人男性では体重の〔59　　　〕％が水である.

□□ 正常な成人女性で体重に占める水の割合は男性よりも〔60　　　〕い.

□□ 体内の水分が欠乏した状態を〔61　　　〕という.

□□ 体内の水分が過剰になると皮下に〔62　　　〕を生じる.

□□ 胸腔内に水が溜まった状態を〔63　　　〕,腹腔内の場合は〔64　　　〕という.

□□ 体内の水分減少などで血圧が低下すると,下垂体〔65　　　〕葉から〔66　　　　〕が分泌される.

□□ 66は〔67　　　〕尿細管や集合管に働き,〔68　　　〕の再吸収を促進する.

□□ その結果,尿量は〔69　　　〕し,循環血液量は〔70　　　〕する.

□□ 副腎皮質から分泌されるアルドステロンは〔71　　　〕コルチコイドである.

□□ アルドステロンはナトリウム(Na)の再吸収を促進し,代わりに〔72　　　　〕の排泄が増える.

□□ したがって原発性アルドステロン症では,血圧は〔73　　　〕し,72の血中濃度は〔74　　　〕する.

□□ 動脈血のpHは〔75　　　〕～〔76　　　〕で,弱〔77　　　〕性である.

□□ この値が75以下の場合を〔78　　　〕,76以上の場合を〔79　　　〕という.

□□ 動脈血のpHを一定に保つために最も重要なのは〔80　　　〕イオンである.

□□ 呼吸と腎臓による動脈血pHの調節で,短時間で行われるのは〔81　　　〕による.

□□ 糖尿病や腎不全でみられるのは〔82　　　〕アシドーシスである.

□□ 慢性呼吸不全でみられるのは〔83　　　〕アシドーシスである.

□□ $Paco_2$は〔84　　　〕血中二酸化炭素〔85　　　〕の略号である.

8章

泌尿器系

101

❷ 尿管・膀胱・尿道

- ☐☐ 腎杯, 〔1　　　〕, 〔2　　　〕と膀胱の内腔は〔3　　　〕上皮で覆われる.
- ☐☐ 尿管は〔4　　　〕運動により尿を下方に輸送する.
- ☐☐ 尿管には生理的狭窄部位が〔5　　　〕箇所ある.
- ☐☐ 尿管が膀胱に開口する部分を〔6　　　〕という.
- ☐☐ 排尿時に6は閉鎖され, 尿は尿管内に〔7　　　〕しない.
- ☐☐ 膀胱を構成する3層の筋はすべて〔8　　　〕筋である.
- ☐☐ 膀胱の出口, 尿道の始まる部分を〔9　　　〕という.
- ☐☐ 尿道の出口を〔10　　　〕という.
- ☐☐ 〔11　　　〕性の隔膜部尿道は, 横紋筋である〔12　　　〕が取り囲む.
- ☐☐ 成人女性の尿道の長さは約〔13　　　〕cmである.
- ☐☐ 成人男性の尿道の長さは約〔14　　　〕〜〔15　　　〕cmである.

❸ 排尿の生理

- ☐☐ 膀胱内に尿が溜まると, 膀胱排尿筋は〔1　　　〕する.
- ☐☐ その刺激は〔2　　　〕神経により〔3　　　〕髄の排尿反射中枢に達する.
- ☐☐ 3髄に達した刺激は脊髄を上行し〔4　　　〕の排尿中枢に行く.
- ☐☐ 4の排尿中枢は腰髄から〔5　　　〕神経へ, 仙髄から〔6　　　〕神経へ刺激を送る.
- ☐☐ 5神経により膀胱平滑筋は〔7　　　〕し, 6神経により〔8　　　〕が収縮する. その結果, 尿は漏れずに膀胱内に溜まる.
- ☐☐ 尿が溜まって膀胱内圧が高まると, 刺激が大脳に伝わり〔9　　　〕が生じる.
- ☐☐ 刺激が2神経を経て膀胱に達し平滑筋が収縮する. 同時に6神経により8が〔10　　　〕するので, 排尿が起こる.
- ☐☐ 女性では8以外に〔11　　　〕が禁制の保持に役立っている.
- ☐☐ 11の収縮力が〔12　　　〕, 〔13　　　〕, 体重増加などで低下すると, 〔14　　　〕性尿失禁が生じる.

◆◆ トレーニング ◆◆

❶ 関係があるものを下の選択肢から選ぼう.

☐☐ 尿管　　　　　　〔 1　　　　〕
☐☐ 膀胱三角　　　　〔 2　　　　〕
☐☐ 膀胱排尿筋　　　〔 3　　　　〕
☐☐ 外尿道括約筋　　〔 4　　　　〕
☐☐ 尿道　　　　　　〔 5　　　　〕

選択肢	1. 膀胱の底部にある　　2. 随意筋である　　3. 骨盤神経支配を受ける 4. 女性は男性より短い　　　5. 蠕動運動をする

❷ あてはまる箇所に〇印を記入しよう.

〈膀胱排尿筋〉〈外尿道括約筋〉

☐☐ 平滑筋　　　　　〔　　　〕　〔　　　〕
☐☐ 横紋筋　　　　　〔　　　〕　〔　　　〕
☐☐ 骨盤神経支配　　〔　　　〕　〔　　　〕
☐☐ 陰部神経支配　　〔　　　〕　〔　　　〕

❸ 正しいものには〇を, 誤っているものには×を記入しよう.

☐☐〔 1　　〕　膀胱排尿筋は随意筋である.
☐☐〔 2　　〕　外尿道括約筋は不随意筋である.
☐☐〔 3　　〕　尿意を感じたとき我慢できるのは仙髄の排尿中枢を抑制するからである.
☐☐〔 4　　〕　仙髄の排尿中枢の抑制をするのは脳幹である.
☐☐〔 5　　〕　排尿を中断できるのは膀胱排尿筋の作用による.
☐☐〔 6　　〕　膀胱排尿筋は交感神経により弛緩する.
☐☐〔 7　　〕　内尿道括約筋は交感神経により収縮する.
☐☐〔 8　　〕　膀胱排尿筋は副交感神経により収縮する.
☐☐〔 9　　〕　内尿道括約筋は副交感神経により弛緩する.
☐☐〔 10　〕　外傷で外尿道括約筋が損傷されると尿閉になる.

◆ 実力アップ ◆

1 腎臓で正しいのはどれか.　　　　　　　　　　　　　　〔　　　〕

1. 腹腔内にある.
2. 加齢とともに肥大する.
3. エリスロポエチンを産生する.
4. ビリルビンを産生する.

2 メサンギウム細胞があるのはどれか.　　　　　　　　〔　　　〕

1. 糸球体
2. ボーマン嚢
3. 近位尿細管
4. 集合管

3 糸球体を構成する血管はどれか.　　　　　　　　　　〔　　　〕

1. 細動脈
2. 毛細血管
3. 細静脈
4. 細動脈と毛細血管

4 ネフロンと同じなのはどれか.　　　　　　　　　　　〔　　　〕

1. 腎小体
2. 尿細管
3. 腎単位
4. 集合管

5 糸球体嚢が直接移行するのはどれか.　　　　　　　　〔　　　〕

1. 集合管
2. 遠位尿細管
3. ヘンレ係蹄
4. 近位尿細管

POINT!
- ●①加齢とともに多くの臓器は萎縮する.
- ●⑨糸球体に入るのは輸入細○脈だったはず.

6 左右一対あるのはどれか. 〔　　　〕

1. 肝　臓
2. 脾　臓
3. 膵　臓
4. 腎　臓

7 糸球体があるのはどれか. 〔　　　〕

1. 腎皮質
2. 腎髄質
3. 腎錐体
4. 腎　柱

8 腎臓で正しいのはどれか. 〔　　　〕

1. 腹膜の内部にある.
2. 膵臓の後方にある.
3. 脾臓の前方にある.
4. 副腎の上方にある.

9 糸球体内に含まれる血液と同じなのはどれか. 〔　　　〕

1. 門脈血
2. 肺動脈血
3. 肺静脈血
4. 臍動脈血

10 糸球体で濾過されないのはどれか. 〔　　　〕

1. アルブミン
2. ブドウ糖
3. アミノ酸
4. Ca^{2+}

11 尿素を生成するのはどれか.　　〔　　　〕

1. 膵　臓
2. 肝　臓
3. 脾　臓
4. 腎　臓

12 近位尿細管でのみ分泌されるのはどれか.　　〔　　　〕

1. アンモニア
2. H^+
3. K^+
4. ペニシリン

13 成年男子の体重に占める水の割合はどれか.　　〔　　　〕

1. 50 %
2. 55 %
3. 60 %
4. 70 %

14 導尿しても尿が得られないのはどれか.　　〔　　　〕

1. 無　尿
2. 乏　尿
3. 尿　閉
4. 尿崩症

15 無尿をきたしている患者の輸液に含まれると生命の危機を生じさせるのはどれか.　〔　　　〕

1. Na^+
2. Ca^{2+}
3. Cl^-
4. K^+

POINT !

●⑲細胞内液中では少なく，細胞外液中に多いのは何か．

16 健常人の平均的水分排出量で最も多いのはどれか．　〔　　　〕

1. 汗
2. 尿
3. 不感蒸泄
4. 大　便

17 浮腫が生じやすいのはどれか．　〔　　　〕

1. 脂肪組織
2. 細網組織
3. 密性結合組織
4. 疎性結合組織

18 浮腫とその発生機序との組合せで誤っているのはどれか．　〔　　　〕

1. 火傷による浮腫————————血管壁透過性の亢進
2. 乳癌術後の患側肢の浮腫————リンパ管の閉塞
3. 心不全による浮腫——————毛細血管内圧の上昇
4. ネフローゼ症候群による浮腫——血漿膠質浸透圧の上昇

19 血液中に最も多く含まれる電解質はどれか．　〔　　　〕

1. K^+
2. Cl^-
3. Na^+
4. Ca^{2+}

20 血液中の電解質の表示で通常用いられる単位はどれか．　〔　　　〕

1. mg/L
2. μg/L
3. mmol/L
4. mEq/L

8章
泌尿器系

㉑ 血圧低下時の尿量減少に関与しないのはどれか． 〔　　　〕

1. 抗利尿ホルモン
2. アルドステロン
3. 心房性ナトリウム利尿ペプチド
4. アンジオテンシンⅡ

㉒ 炭酸による緩衝系で緩衝するのはどれか． 〔　　　〕

1. HCO_3^-
2. H_2O
3. CO_2
4. H^+

㉓ 正常な動脈血のpHはどれか． 〔　　　〕

1. 7.30
2. 7.40
3. 7.50
4. 7.60

㉔ 糸球体で血漿が濾過されるのはどの作用によるのか． 〔　　　〕

1. 血　圧
2. 神経による調節
3. 能動輸送
4. 拡　散

㉕ ネフロンで原尿から再吸収された物質が流入する血管はどれか． 〔　　　〕

1. 輸入細動脈
2. 輸出細動脈
3. 尿細管周囲毛細血管
4. 腎動脈

POINT!

● ㉙尿意を感じるためには何が必要だろうか.

㉖ 尿産生に必要な機序はどれか. 〔　　　〕

1. 糸球体濾過＋尿細管再吸収
2. 糸球体濾過＋尿細管再吸収＋尿細管分泌
3. 尿細管濾過＋尿細管再吸収
4. 尿細管再吸収＋尿細管分泌

㉗ 糸球体血圧がほかの毛細血管よりも高い理由はどれか. 〔　　　〕

1. 腎動脈の直径が腎静脈の直径より細いから.
2. 糸球体が毛細血管の塊であるから.
3. ボーマン囊が密性結合組織で構成されているから.
4. 輸入細動脈の直径が輸出細動脈の直径より太いから.

㉘ 膀胱内の尿が排尿時に尿管へ逆流しない理由はどれか. 〔　　　〕

1. 尿管に弁があるため.
2. 尿管が斜めに膀胱壁を貫通するから.
3. 尿管は排尿時も蠕動運動をするから.
4. 尿管内圧が膀胱内圧より高いから.

㉙ 排尿の機序で最初に起こる現象はどれか. 〔　　　〕

1. 外尿道括約筋の弛緩
2. 膀胱壁の伸展
3. 尿管の圧迫
4. 尿意の知覚

㉚ 腹圧性尿失禁の原因はどれか. 〔　　　〕

1. 膀胱感染
2. 骨盤底筋群の筋力低下
3. 脳血管障害
4. 脊髄損傷

31 尿失禁で正しいのはどれか.　　　〔　　　〕

1. 排尿反射が生じない.
2. 腎臓が尿を生成できない.
3. 随意的に排尿調節ができない.
4. 膀胱から尿が排出されない.

32 腹圧性尿失禁の誘因にならない動作はどれか.　　　〔　　　〕

1. 咳
2. くしゃみ
3. 笑う
4. 食べる

33 抗利尿ホルモン（ADH）の分泌を抑制するのはどれか.　　　〔　　　〕

1. 血圧低下
2. 循環血漿量減少
3. 血漿浸透圧低下
4. 血中カルシウム値低下

34 腎臓でナトリウムイオンの再吸収を促進するのはどれか.　　　〔　　　〕

1. バソプレシン
2. アルドステロン
3. レニン
4. 心房性ナトリウム利尿ペプチド

35 循環血液量を増加させるのはどれか.　　　〔　　　〕

1. プロスタグランジン
2. ブラジキニン
3. カリクレイン
4. アルドステロン

POINT!

●血圧低下時，腎臓・副腎・脳下垂体は何を分泌するか．

---

36 尿および血清に含まれる物質を表に示した．クレアチニンはどれか． 〔　　　〕

1. ア
2. イ
3. ウ
4. エ

物　質	濃　度（mg/dl）	
	尿	血　清
ア	350	300
イ	150	20
ウ	75	1
エ	0	100

---

37 水・電解質の調節で正しいのはどれか． 〔　　　〕

1. 循環血液量の減少はレニンの分泌を増加させる．
2. 抗利尿ホルモン（AFDH）は尿浸透圧を低下させる．
3. 過剰な飲水は血中ナトリウム濃度を上昇させる．
4. アルドステロンは腎からのカリウム排泄を減少させる．

---

38 尿細管で**再吸収されない**のはどれか． 〔　　　〕

1. 水
2. ブドウ糖
3. ナトリウムイオン
4. クレアチニン

8章

泌尿器系

! 重要用語

- □ 腎皮質（じんひしつ）
- □ 腎髄質（じんずいしつ）
- □ 腎杯（じんぱい）
- □ 腎盤（腎盂）（じんばん（じんう））
- □ 腎門（じんもん）
- □ ネフロン（腎単位）（じんたんい）
- □ 糸球体（しきゅうたい）
- □ 尿細管（にょうさいかん）
- □ 集合管（しゅうごうかん）
- □ 糸球体嚢（ボーマン嚢）（しきゅうたいのう）（のう）
- □ 濾過（ろか）
- □ 再吸収と分泌（さいきゅうしゅうとぶんぴ）
- □ 体液（たいえき）
- □ 細胞内液（さいぼうないえき）
- □ 細胞外液（さいぼうがいえき）
- □ 酸塩基平衡（さんえんきへいこう）
- □ 無尿（むにょう）
- □ 乏尿（ぼうにょう）
- □ 多尿（たにょう）
- □ 尿閉（にょうへい）
- □ 尿管（にょうかん）
- □ 膀胱（ぼうこう）
- □ 尿道（にょうどう）
- □ 外尿道括約筋（がいにょうどうかつやくきん）
- □ 骨盤底筋群（こつばんていきんぐん）
- □ 尿失禁（にょうしっきん）

内 分 泌 系

内部の環境を整えるしくみ

◆ ビジュアルチェック ◆

下図の空欄に適切な解剖学用語を記入しよう.

●内分泌臓器とホルモンの種類

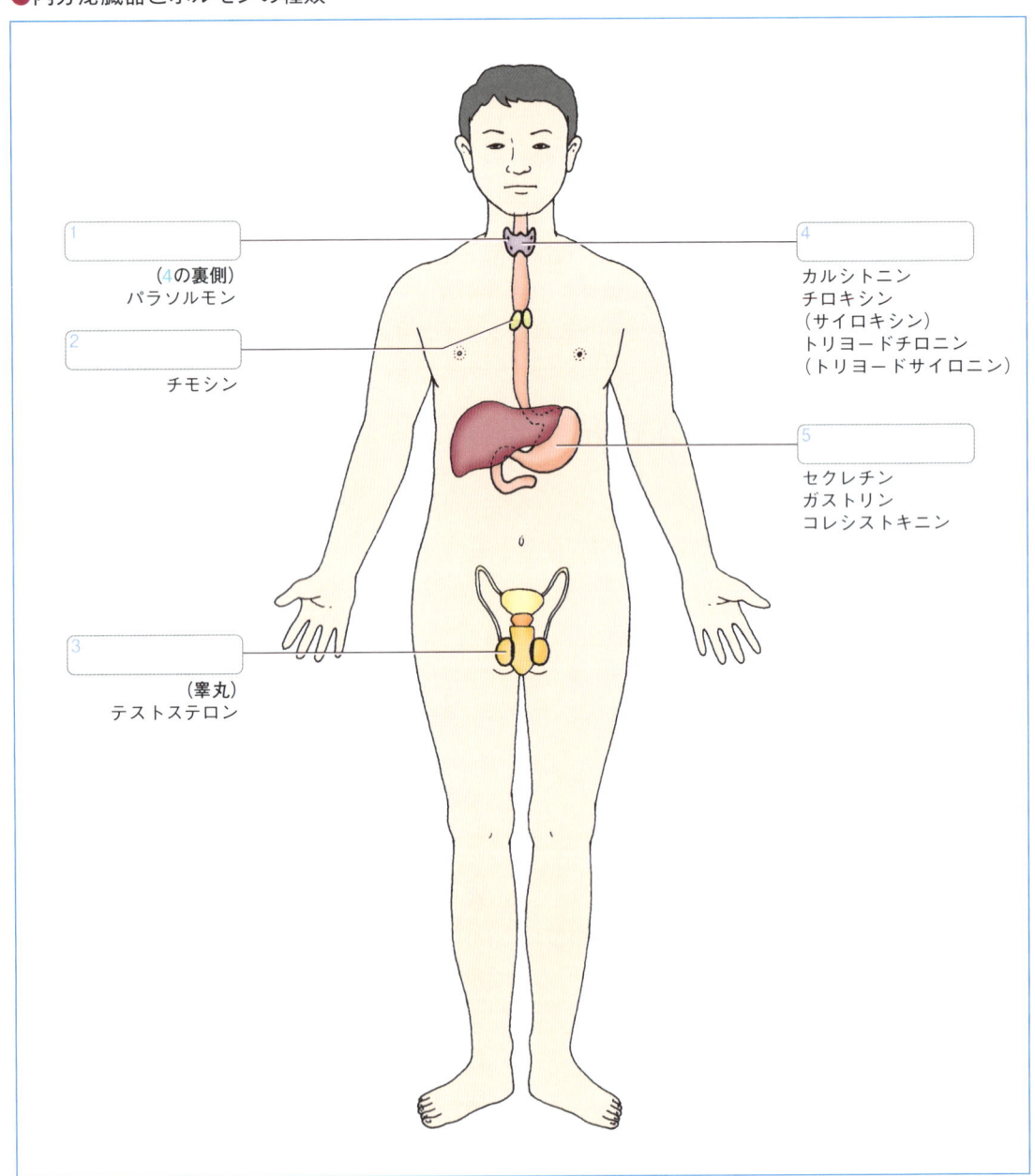

1 ___

（4の裏側）
パラソルモン

2 ___

チモシン

3 ___

（睾丸）
テストステロン

4 ___

カルシトニン
チロキシン
（サイロキシン）
トリヨードチロニン
（トリヨードサイロニン）

5 ___

セクレチン
ガストリン
コレシストキニン

この章の学習ポイント

　内分泌臓器はホルモンという情報伝達物質を分泌し，生体を調整・制御しています．主に下垂体，松果体（しょうかたい），甲状腺，上皮小体，膵島（ランゲルハンス島），副腎，卵巣，精巣などに大別されますが，これらの臓器以外からも情報伝達物質がでていることがわかり，またホルモン合成部位が従来の部位以外にも認められ，ホルモンの概念も新しくなりました．

　これらのホルモン分泌はいろいろな方法で調整（連携）されます．その代表的なものがフィードバック機序です．これらをふまえて，各ホルモンの作用やホルモン疾患を理解して下さい．

9章

内分泌系

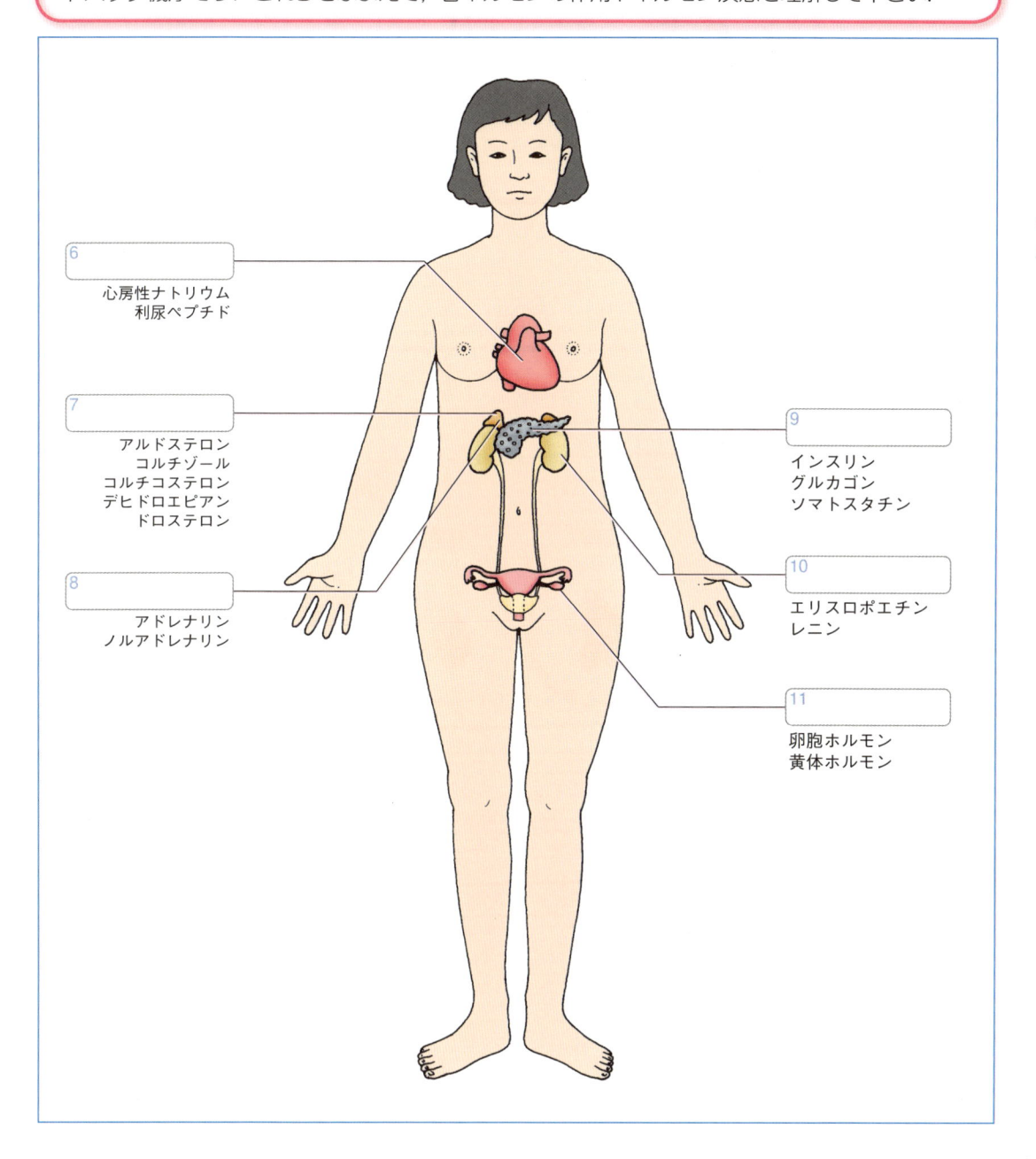

6
心房性ナトリウム
利尿ペプチド

7
アルドステロン
コルチゾール
コルチコステロン
デヒドロエピアン
ドロステロン

8
アドレナリン
ノルアドレナリン

9
インスリン
グルカゴン
ソマトスタチン

10
エリスロポエチン
レニン

11
卵胞ホルモン
黄体ホルモン

●視床下部による下垂体ホルモンの分泌

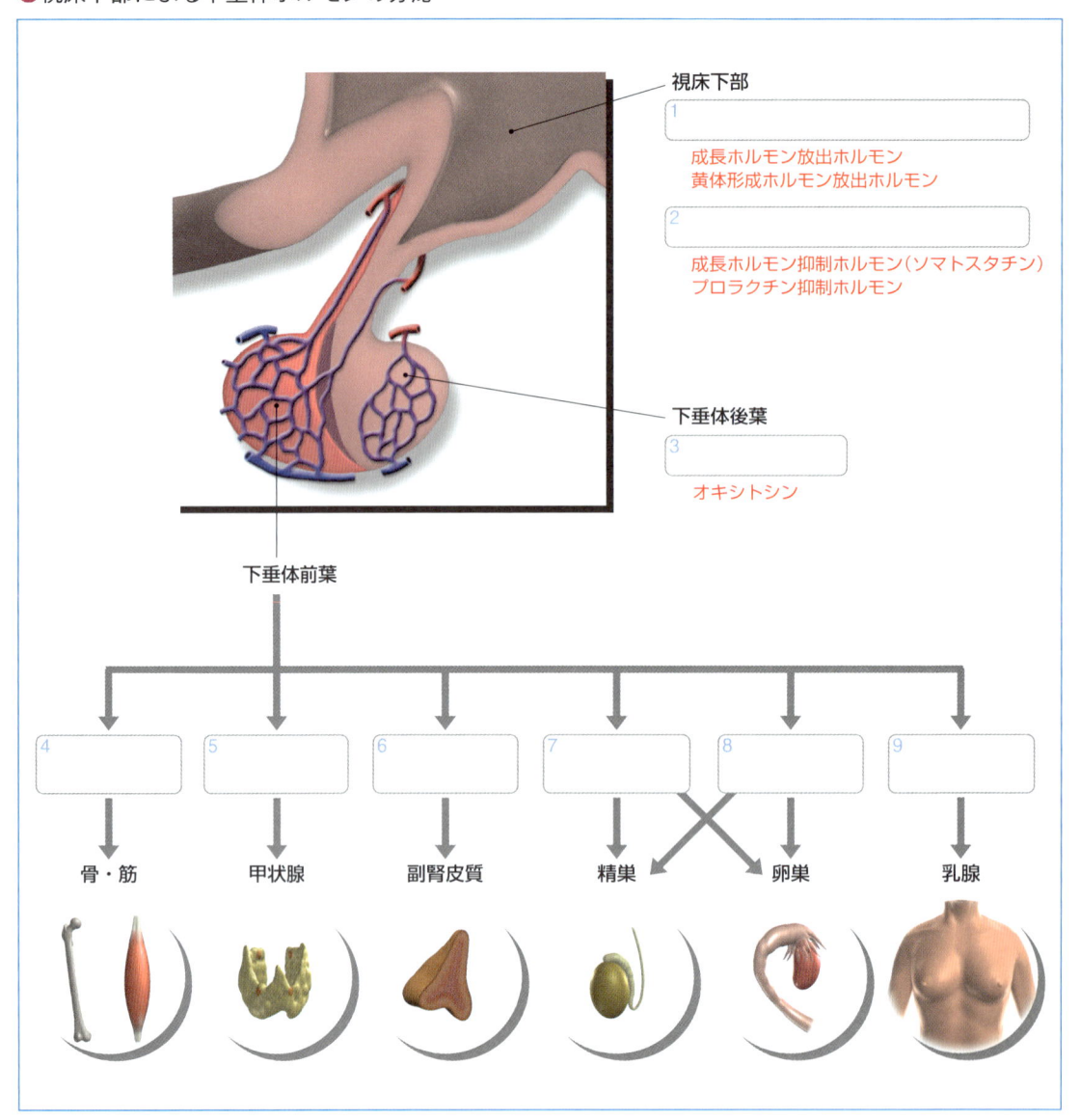

視床下部

1

成長ホルモン放出ホルモン
黄体形成ホルモン放出ホルモン

2

成長ホルモン抑制ホルモン（ソマトスタチン）
プロラクチン抑制ホルモン

下垂体後葉

3

オキシトシン

下垂体前葉

4　　　　　5　　　　　6　　　　　7　　　　　8　　　　　9

骨・筋　　　甲状腺　　　副腎皮質　　　精巣　　　卵巣　　　乳腺

◆◆ 要点整理 ◆◆

次の〔　〕内に適切な語を記入して文を完成させよう.

❶ 内分泌系とホルモン

☐☐ 内分泌系は，内分泌臓器からホルモンという命令物質すなわち，〔¹　　　　　　　　　　〕を出して，〔²　　　　　　　　〕をもった〔³　　　　　　　　　〕に作用し，体内の種々の生理状態を〔⁴　　　　　　〕あるいは〔⁵　　　　　　〕する.

☐☐ 内分泌臓器には分泌物を出す特定の〔⁶　　　　　　　〕がなく，血流を介して運ばれて，通常極めて〔⁷　　　　　　〕で〔⁸　　　　　　　〕に作用する．これが従来いわれていたホルモンの概念である.

☐☐ 最近の研究で，神経細胞であるにもかかわらずホルモンを産生し，軸索突起の終末から血中にホルモンを放出する〔⁹　　　　　　　　〕や，血中に分泌せずに周辺の細胞に作用するホルモン（〔¹⁰　　　　　　〕），いったん分泌されて自分自身に作用するホルモン（〔¹¹　　　　　　〕）も発見され，ホルモンの概念が変わってきた.

☐☐ 現在では，広い意味で細胞同士の間で〔¹²　　　　　　〕や〔¹³　　　　　　〕を伝える物質をホルモンと呼んでいる.

☐☐ 下垂体から出るホルモンの多くは，ほかの内分泌臓器に対してホルモンを出させるように作用する（上位ホルモン）．一方，その内分泌臓器から分泌されたホルモン（下位ホルモン）が，下垂体から出る上位ホルモンを増加するように作用する場合を〔¹⁴　　　　　　　　　〕，減少させるように作用する場合を〔¹⁵　　　　　　　　　〕という.

❷ 脳にあるホルモン分泌器官

☐☐ 〔¹　　　　　　〕の一部である視床下部は，第三脳室の底部と側壁下部を形成する部分である.

☐☐ 下垂体は蝶形骨から形成される〔²　　　　　　〕のなかに収まっている.

☐☐ 下垂体茎は視床下部と下垂体後葉の間を連絡する〔³　　　　　　〕からなる.

☐☐ 下垂体の正中隆起部の毛細血管網は〔⁴　　　　　　　〕となって，下垂体前葉に至り，再度毛細血管となる.

☐☐ ACTHは〔⁵　　　　　　　　〕を有する.

☐☐ 〔⁶　　　　　　〕は甲状腺刺激作用を有する.

☐☐ 下垂体腺腫などで，〔⁷　　　　　　　〕が過剰に分泌されると，〔⁸　　　　　　〕や〔⁹　　　　　　〕になり，逆にこのホルモンの産生がなくなると〔¹⁰　　　　　　〕になる.

☐☐ 〔¹¹　　　　　　〕の主な生理作用は産褥期の乳汁分泌と生殖抑制である.

☐☐ 下垂体後葉からは〔¹²　　　　　　〕と〔¹³　　　　　　〕が分泌される.

☐☐ ヒトでは下垂体〔¹⁴　　　　〕は痕跡程度である.

□□ 下垂体後葉ホルモンは〔15　　　　　　　〕の神経細胞内でつくられ，これらの細胞の〔16　　　　　〕を通って，後葉に運ばれ，蓄えられ，必要に応じて〔17　　　　　　　〕に放出される．

□□ 〔18　　　　　　　　　〕は抗利尿ホルモンであり，水の再吸収を増やして，〔19　　　　　　　〕を減少させる．このホルモンが作用しなくなると〔20　　　　　　〕になる．

□□ オキシトシンは授乳時に〔21　　　　　　　〕を吸飲された場合に下垂体後葉から分泌され，乳汁を分泌する．

□□ 松果体は〔22　　　　　　〕に属し，〔23　　　　　　　　　〕を分泌する松果体細胞と支持細胞（〔24　　　　　　　　　〕）からなる．

□□ メラトニンは〔25　　　　　　〕の役割を果たし，太陽の光が減少すると分泌が〔26　　　　　　〕し，生体は〔27　　　　　　〕を下げたり，活動を低下して〔28　　　　　　　〕の態勢に入る．

3 脳以外のホルモン分泌器官

□□ 精細管にあるセルトリ細胞は〔1　　　　　　　　　　　　〕を分泌する．また，同細胞は〔2　　　　　　　〕を分泌し，下垂体からの〔3　　　　　　　　　〕の分泌を抑制する．

□□ テストステロンは〔4　　　　　　　　〕と〔5　　　　　　　　　〕の双方に作用して，〔6　　　　　　　　　　　　〕分泌を抑制する．

□□ エストロゲンは，〔7　　　　　〕を促し，骨破壊を抑える作用ももっているので，女性は閉経後，〔8　　　　　〕になりやすい．

□□ 成熟卵胞は〔9　　　　　〕後，〔10　　　　　　〕となり，ついで白体となる．

□□ 糖質コルチコイドはヒトでは主に〔11　　　　　　　　〕である．このホルモンの分泌は間欠的に分泌される〔12　　　　　　　　　〕によって促進する．

□□ 〔13　　　　　　　〕は1日に10回くらいの日内リズムで分泌され，〔14　　　　　　〕が一番血中濃度が高く，〔15　　　　　　〕が低く，〔16　　　　　　〕はほとんど分泌されない．

□□ 副腎髄質の腫瘍（〔17　　　　　　〕）では〔18　　　　　　　　〕が増加して，種々の症状を呈する．

□□ ホルモンによる血糖の下降は〔19　　　　　　〕が行うが，上昇は〔20　　　　　　〕そのほかのホルモンが行う．

□□ 上皮小体は通常，〔21　　　　　　〕の両葉の裏に上下左右各〔22　　　　　　〕ずつの計〔23　　　　〕存在する．

□□ 〔24　　　　　　　　〕は甲状腺の〔25　　　　　　〕で合成，分泌される．血中の〔26　　　　　　　〕が増加すると分泌が亢進し，減少すると分泌が低下する．

4 そのほか

□□ 消化管ホルモンはいずれも〔1　　　　　　　〕であり，〔2　　　　〕，〔3　　　　〕に多い．

□□ 消化管ホルモンは，消化管の管腔面への食物などの〔4　　　　　　　　　〕によって，

基底側の毛細血管に分泌される.

- ☐☐ ガストリンは〔5   〕を促進し，セクレチンは〔6   〕を促進する.
- ☐☐ 胸腺ホルモンにはT前駆細胞からT細胞への分化を促す〔7   〕やリンパ球の増殖・分化を行う〔8   〕などがある.
- ☐☐ 腎臓には〔9   〕から分泌される〔10   〕，近位尿細管周囲の間質線維芽細胞から分泌される〔11   〕が知られている.
- ☐☐ エリスロポエチンは〔12   〕系造血前駆細胞を〔13   〕させるので，腎性〔14   〕の治療薬として〔15   〕患者に広く用いられる.
- ☐☐ 活性型ビタミンDは腎の〔16   〕から放出される.
- ☐☐ ナトリウム利尿ペプチドは〔17   〕や脳にあり，〔18   〕と降圧作用を示すホルモンである.
- ☐☐ エンドセリンは〔19   〕にある〔20   〕そのほかの平滑筋細胞を収縮させる物質である.
- ☐☐ 多発性内分泌腫瘍は〔21   〕疾患で，二腺以上の内分泌腺に過形成，腺腫，癌などの〔22   〕が認められるものである.

9章
内分泌系

❗重要用語

☐内分泌器官（内分泌腺）　☐ホルモン　☐標的細胞
☐受容体　☐フィードバック機序　☐上位ホルモン
☐下位ホルモン　☐正のフィードバック
☐負のフィードバック　☐視床下部　☐下垂体
☐松果体　☐甲状腺　☐甲状腺ホルモン　☐カルシトニン
☐上皮小体（副甲状腺）　☐膵臓　☐ランゲルハンス島
☐副腎　☐副腎皮質　☐副腎髄質　☐卵巣
☐精巣　☐消化管　☐腎臓　☐胸腺

◆ トレーニング ◆

1 次の組合せで正しいものには○を，誤っているものには×を記入しよう.

〈ホルモンの化学的性質〉〈分泌細胞〉　〈受容体の部位〉　　　〈ホルモンの例〉

☐☐〔¹　　〕ペプチド‥‥‥‥ニューロン‥‥‥‥細胞膜‥‥‥‥成長ホルモン，インスリン
☐☐〔²　　〕ステロイド‥‥‥従来の内分泌細胞‥細胞内（核）‥コルチゾール，エストロゲン
☐☐〔³　　〕アミン‥‥‥‥‥‥ニューロン‥‥‥‥細胞内（核）‥アドレナリン，チロキシン

2 正しいものには○を，誤っているものには×を記入しよう.

視床下部・下垂体・松果体

☐☐〔¹　　〕視床下部には視索前核，視索上核，室傍核，漏斗核があり，構成細胞は神経細胞と
内分泌細胞の両方の形態と機能をもつ神経内分泌細胞からなっている.

☐☐〔²　　〕視床下部の神経内分泌細胞は各種下垂体ホルモンの放出因子（RF：releasing
factor）を分泌する.

☐☐〔³　　〕ヒトの下垂体は前葉，中葉，後葉がはっきり分かれている.

☐☐〔⁴　　〕下垂体茎は視床下部の神経細胞の線維からなる.

☐☐〔⁵　　〕下垂体からの成長ホルモンが欠落しても特に症状はないが，過剰に分泌されると巨
人症や末端肥大症になる.

☐☐〔⁶　　〕黄体形成ホルモンや卵胞刺激ホルモンは女性にだけ作用する.

☐☐〔⁷　　〕多くの脊椎動物では中葉からメラニン細胞刺激ホルモンが分泌される.

☐☐〔⁸　　〕バソプレシンとオキシトシンは下垂体後葉細胞で産生される.

☐☐〔⁹　　〕バソプレシンの過剰分泌で尿崩症になる.

☐☐〔¹⁰　　〕松果体細胞から分泌されるメラトニンは体内時計の役割を果たす.

甲状腺・上皮小体

☐☐〔¹¹　　〕甲状腺小葉の中には濾胞があり，濾胞細胞から分泌された甲状腺ホルモンはサイロ
グロブリンという形で貯蔵されている.

☐☐〔¹²　　〕甲状腺のなかには，濾胞とは別にカルシトニンを分泌する濾胞傍細胞がある.

☐☐〔¹³　　〕甲状腺ホルモンはフッ素を含んだ（フッ化）アミノ酸である.

☐☐〔¹⁴　　〕甲状腺ホルモンの生合成は，下垂体から分泌される甲状腺刺激ホルモン（TSH）
によって促進される.

☐☐〔¹⁵　　〕ホルモン作用をもち，血中に放出されているのはサイロキシン（T_4）のみである.

☐☐〔¹⁶　　〕カルシトニンは骨組織からのカルシウムの溶出を促進し，血中カルシウムの上昇を
きたすホルモンである.

☐☐〔¹⁷　　〕上皮小体ホルモンの分泌は血中のカルシウムイオンが減少すれば分泌を促進し，増
加すれば分泌を抑制する.

膵臓・副腎・性腺

□□〔18〕 膵臓は胃の後方に頭部を十二指腸側，尾部を脾臓側にして横たわる約15cmほどの腺で，腹腔内臓器である．

□□〔19〕 膵島の β 細胞から分泌されるインスリンの作用は，標的細胞へのグルコースの取り込みとグリコーゲンの合成を促進し，血糖を下げることである．

□□〔20〕 低血糖状態では膵島の α 細胞からグルカゴンの分泌が促進され，肝のグリコーゲン分解を促進し，アミノ酸からの糖新生を促進することで血糖を上昇させる．

□□〔21〕 膵島の δ 細胞から分泌されるソマトスタチンは，視床下部から放出されるソマトスタチンとは構造や作用が異なる．

□□〔22〕 副腎はステロイドホルモンを分泌する髄質と，カテコールアミンを分泌する皮質からなる．

□□〔23〕 副腎皮質は組織学的に，最外層から中心部にかけて，球状層（鉱質コルチコイド分泌），束状層（糖質コルチコイド分泌），および網状層（性ホルモン分泌）の3層に分かれる．

□□〔24〕 カテコールアミンの作用は副交感神経の興奮，つまりストレスに対して立ち向かうように反応する．

□□〔25〕 エストロゲンは成熟卵胞の顆粒膜細胞から分泌され，主に子宮内膜の腺増殖を抑制し，月経を起こさせる．

□□〔26〕 プロゲステロンが黄体から分泌され，妊娠を成立させ，かつ維持する．

□□〔27〕 精巣の間質にあるライディッヒ細胞は，下垂体前葉からの黄体形成ホルモン（LH）の刺激を受けてテストステロンを合成，分泌する．

□□〔28〕 テストステロンは精巣以外では合成，分泌されない．

□□〔29〕 テストステロンは精巣，前立腺，精嚢の標的細胞内で，ジヒドロテストステロン（DHT）に変換されて作用する．

□□〔30〕 LH – RHアナログ（類似物）は，継続的にテストステロンやエストロゲン産生能を亢進する．

9章

内分泌系

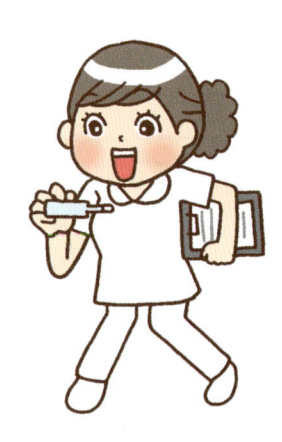

◆◆ 実力アップ ◆◆

1 ホルモンの化学的性質で誤っているのはどれか. 〔　　　〕

1. ステロイド
2. アミンまたはアミノ酸
3. ケトン体
4. ペプチド

2 正しいのはどれか. 〔　　　〕

1. ホルモンを産生する細胞は神経内分泌細胞のみである.
2. 神経内分泌細胞は軸索突起の終末から血中にホルモンを分泌する.
3. ペプチド型以外のホルモンは血中移動時には遊離型（ほかの物質と結合せず単独）である.
4. ホルモンは細胞内に入るとき，細胞膜や核を自由に通過する.

3 負のフィードバック機構で正しいのはどれか. 〔　　　〕

1. 血中カルシウム濃度が低下するとパラソルモンが抑制される.
2. 循環血液量が減少するとレニンが減少する.
3. ストレス負荷がかかるとアドレナリンの分泌が減少する.
4. サイロキシンが増加すると甲状腺刺激ホルモンが減少する.

4 誤っているのはどれか. 〔　　　〕

1. ホルモン分泌を調節する因子のうち負のフィードバックが最も重要である.
2. 血中に分泌されずに周辺の細胞に作用するホルモンもある.
3. ステロイドホルモンは肝臓や腎臓で代謝される.
4. ペプチドホルモンは標的細胞内の核にある受容体に結合する.

5 下垂体前葉ホルモンの作用で誤っているのはどれか. 〔　　　〕

1. 腎で水分の再吸収を促進する.
2. 副腎皮質ホルモンの分泌を促進する.
3. 甲状腺ホルモンの分泌を促進する.
4. 性ホルモン産生を刺激する.

POINT!

●ホルモンの代表的な分泌調整（正と負のフィードバック，神経内分泌系の制御作用）について整理しておこう．

6 下垂体前葉ホルモンの作用で正しいのはどれか． 〔　　　〕

1. 膵臓でのインスリンの分泌を促す．
2. メラニン細胞刺激ホルモンを産生する．
3. 甲状腺ホルモンの分泌を抑制する．
4. 副腎皮質ホルモンの産生を刺激する．

7 塩分を多く摂取したとき，分泌が亢進するホルモンがある内分泌器官はどれか． 〔　　　〕

1. 下垂体前葉
2. 下垂体後葉
3. 甲状腺
4. 膵　臓

8 乳汁分泌を促進するのはどれか． 〔　　　〕

1. エストロゲン
2. テストステロン
3. オキシトシン
4. アルドステロン

9 下垂体前葉ホルモンとその欠落症状の組合せで誤っているのはどれか． 〔　　　〕

1. 甲状腺刺激ホルモン―――――――――――寒さに対する抵抗減弱，皮膚乾燥
2. 成長ホルモン―――――――――――――――小児，成人とも発育障害
3. 黄体形成ホルモン，卵胞刺激ホルモン―――成人女子では月経不順，無月経，成人男子
　　　　　　　　　　　　　　　　　　　　　では性欲低下，勃起不能
4. 副腎皮質刺激ホルモン（ACTH）―――――全身倦怠，皮膚色素の減弱

10 成長ホルモンの作用で誤っているのはどれか． 〔　　　〕

1. 骨成長
2. タンパク質の合成
3. 脂肪合成
4. 軟骨合成

●ホルモンの基礎的事項ならびに脳内ホルモン臓器から分泌されるホルモンについて理解しよう.

11 次の組合せで正しいのはどれか.　　　　　　　　　　　　　〔　　　　〕

　　　　　〈視床下部ホルモン〉　　　　　　〈下垂体前葉ホルモン〉

1. 黄体形成ホルモン放出ホルモン━━━━黄体形成ホルモン，卵胞刺激ホルモン

2. プロラクチン━━━━━━━━━━━━プロラクチン放出ホルモン

3. 甲状腺刺激ホルモン━━━━━━━━━甲状腺刺激ホルモン放出ホルモン

4. 成長ホルモン━━━━━━━━━━━━ソマトスタチン

12 抗利尿ホルモン（ADH；バソプレシン）で誤っているのはどれか.　〔　　　　〕

1. バソプレシンの分泌は血漿浸透圧が上昇すると抑制される.

2. 尿崩症は抗利尿ホルモンの分泌障害である.

3. 尿崩症の症状は多尿（1日に4〜10L），多飲である.

4. ADH不適合分泌症候群では，体液貯留と低Na血症が起こる.

13 メラトニンで正しいのはどれか.　　　　　　　　　　　　　〔　　　　〕

1. 睡眠を促進し時差ぼけを和らげるので，我が国でも認可・販売されている.

2. ヒトでは日中に分泌が上昇し夜間の約10〜20倍に達する.

3. 松果体でトリプトファンからセロトニンを経て合成される.

4. 性的成熟を促す.

14 ホルモン分泌に関与しないのはどれか.　　　　　　　　　　〔　　　　〕

1. 視索上核

2. 室傍核

3. 漏斗核（弓状核）

4. 歯状核

15 膵島から出るホルモンでないのはどれか.　　　　　　　　　〔　　　　〕

1. インスリン

2. グルカゴン

3. メラトニン

4. ソマトスタチン

POINT!

●脳以外のホルモン臓器から分泌されるホルモンについても理解しよう.

16 ホルモンとその産生部位の組合せで正しいのはどれか.　〔　　〕

1. エリスロポエチン――膵　臓
2. プロゲステロン――――下垂体前葉
3. 成長ホルモン――――視床下部
4. レニン――――――――腎　臓

17 ホルモンで正しいのはどれか.　〔　　〕

1. 血圧の低下によって副腎髄質ホルモンの分泌が促進される.
2. 血中Ca濃度の上昇によって上皮小体（副甲状腺）ホルモンの分泌が促進される.
3. 血糖値の上昇によって糖質コルチコイドの分泌が促進される.
4. 卵胞刺激ホルモン（FSH）の急激な分泌過剰によって排卵が起こる.

18 月経周期について正しいのはどれか.　〔　　〕

1. 子宮内膜はエストロゲンの作用により増殖期となる.
2. 卵細胞はエストロゲンを分泌する.
3. 下垂体後葉でコントロールされる.
4. 排卵後，破裂した卵胞は黄体になり，プロラクチンを分泌する.

19 甲状腺ホルモンの作用で誤っているのはどれか.　〔　　〕

1. 腸管からのグルコースの吸収を促進する.
2. 代謝率を下げる.
3. 酸素消費を上げる.
4. 心拍数を上げる.

20 糖質コルチコイドの作用で誤っているのはどれか.　〔　　〕

1. 糖新生の促進と糖利用の阻害
2. 低血圧の発生と動脈硬化の改善
3. 骨基質の形成阻害
4. 免疫作用の抑制と抗炎症作用

9章

内分泌系

●㉔交感神経が興奮すると，一時的に大量に分泌されて血中へ放出されるホルモンは何だろう？

21 ノルアドレナリンが神経伝達物質として働く部位はどれか. 〔　　　〕

1. 交感神経節後線維末端部
2. 副交感神経節後線維末端部
3. 坐骨神経線維末端部
4. 陰部神経末端部

22 閉経後のエストロゲン産生に最も関与するのはどれか. 〔　　　〕

1. 胸　腺
2. 副　腎
3. 子　宮
4. 甲状腺

23 エストロゲンの骨代謝に対する作用について正しいのはどれか. 〔　　　〕

1. 骨形成を促進する.
2. 赤血球を増やして，骨組織の酸素量を増やす.
3. 骨からCaを遊離させる.
4. 骨の破骨細胞を増殖させる.

24 交感神経の興奮状態はどれか. 〔　　　〕

1. 心臓の収縮力の低下
2. 気管支収縮
3. 皮膚や粘膜の血管拡張
4. 瞳孔散大筋収縮（散瞳）

25 血糖を下げるホルモンはどれか. 〔　　　〕

1. インスリン
2. アドレナリン
3. グルカゴン
4. 糖質コルチコイド

POINT!

●ホルモンの分泌・作用に生活行動がどのように影響するのか考えてみよう.

26 消化管ホルモンとその分泌部位，主作用で誤っている組合せはどれか. 〔　　　〕

1. コレシストキニン――――――十二指腸――――――胆嚢収縮作用
2. セクレチン――――――――――十二指腸――――――胃酸分泌抑制
3. GIP（エンテロガストロン）――上部小腸――――――腸液分泌抑制
4. ソマトスタチン――――――――膵　島――――――――ガストリン分泌促進

27 胃液の分泌を亢進するホルモンはどれか. 〔　　　〕

1. エリスロポエチン
2. 血管作用性小腸ペプチド
3. ガストリン
4. セクレチン

28 生理的現象とホルモンの変化との組合せで正しいのはどれか. 〔　　　〕

1. 食　事―――――血清インスリン濃度の減少
2. 睡　眠―――――血清成長ホルモン濃度の減少
3. 安　静―――――血漿レニン活性の減少
4. 高地生活―――――血清エリスロポエチンの減少

29 正しいのはどれか. 〔　　　〕

1. 複数の内分泌腺に腫瘍が発生する疾患群を多発性内分泌腫瘍（MEN）という.
2. MENは性染色体優生遺伝である.
3. ヒト心房性ナトリウム利尿ペプチド（HANP）は，主に副腎で合成，貯蔵される.
4. HANPは腎臓に働いて利尿を抑制し，末梢血管を収縮して血圧を上げる.

30 次の組合せで誤っているのはどれか. 〔　　　〕

1. 胸　腺――――――チモシン
2. 腎――――――――プロスタグランジン
3. 血管内皮細胞――エンドセリン
4. 大　腸――――――セクレチン

9章

内分泌系

●古典的（代表的）ホルモン臓器以外から分泌されるホルモンについて理解しよう．

31 レニンの作用部位で正しいのはどれか．　〔　　　〕

1. アンジオテンシノーゲン　→　アンジオテンシンⅠ
2. アンジオテンシンⅠ　→　アンジオテンシンⅡ
3. アンジオテンシンⅡ　→　アルドステロン合成
4. アンジオテンシンⅠ　→　アルドステロン合成

32 レニンを産生する部位はどれか．　〔　　　〕

1. 遠位尿細管
2. 傍糸球体細胞
3. 近位尿細管
4. 糸球体のメサンギウム細胞

33 血管作用性小腸ペプチド（VIP）で誤っているのはどれか．　〔　　　〕

1. 血管拡張作用を有する．
2. 小腸・膵からの水電解質の分泌刺激作用を有する．
3. 胃液の分泌を亢進する．
4. 消化管全域・膵・唾液腺の神経組織や中枢神経系など，体内で広く分布する．

34 正しいのはどれか．　〔　　　〕

1. ガストリンは胃の壁細胞を刺激して胃酸の分泌を促進する．
2. エリスロポエチンは赤血球系造血前駆細胞の増殖・分化を抑制する．
3. 心房性ナトリウム利尿ペプチドは利尿を抑制する．
4. エンドセリンは血管の平滑筋を弛緩させて持続的に血管を拡張させる．

35 褐色細胞腫の疑いのある患者の観察で**優先度の低い**のはどれか．　〔　　　〕

1. 頭　痛
2. 体重増加
3. いらいら感
4. 立ちくらみ

POINT!

●内分泌疾患や臨床に関する問題である．現段階では難しいかもしれないが，大切な事項なので，挑戦してみよう．

36 糖尿病の三大合併症でないのはどれか． 〔　　　〕

1. 網膜症
2. 腎　症
3. 膵　癌
4. 末梢神経障害

37 正しいのはどれか． 〔　　　〕

1. バセドウ病では脈圧が減少する．
2. 甲状腺機能低下症では眼球突出が高頻度にみられる．
3. バセドウ病では精神不穏状態やいらいら感がある．
4. 甲状腺機能低下症では頻脈がみられる．

38 甲状腺機能亢進症で正しいのはどれか． 〔　　　〕

1. 動悸や頻脈，振戦，発汗過多，体重減少などの甲状腺中毒症状を示す．
2. 治療としては抗甲状腺薬は無効で，手術が第一次選択である．
3. 甲状腺のヨード摂取率は高いが，血中甲状腺ホルモン値は低い．
4. 結節性の甲状腺腫を認める．

39 アルドステロンの過剰分泌状態にみられない症状はどれか． 〔　　　〕

1. 脱力感
2. 四肢麻痺
3. 筋力低下
4. 低血圧

40 エリスロポエチンで正しいのはどれか． 〔　　　〕

1. 癌の化学療法中の白血球減少に使われる．
2. 肝臓で作られる．
3. 高酸素血症に反応して産生される．
4. ドーピング禁止薬品になっている．

9章

内分泌系

●ホルモンの分泌・作用が症状や病態とどのようなつながりがあるか考えてみよう.

41 副腎皮質の糖質コルチコイド過剰分泌でみられない症状はどれか. 〔　　　　〕

1. 皮膚の色素沈着
2. 皮膚伸展線条
3. 中心性肥満
4. 多毛症

42 高血圧の症状を示す次の疾患のうち，外科的手段で治癒しないのはどれか. 〔　　　　〕

1. 本態性高血圧
2. 腎血管性高血圧
3. 原発性アルドステロン症
4. クッシング病

43 ホルモンとその作用の組合せで正しいのはどれか. 〔　　　　〕

1. 成長ホルモン————————血糖値の上昇
2. アンドロゲン————————乳汁分泌の促進
3. コルチゾール————————血中カリウム値の上昇
4. バソプレシン————————尿量の増加

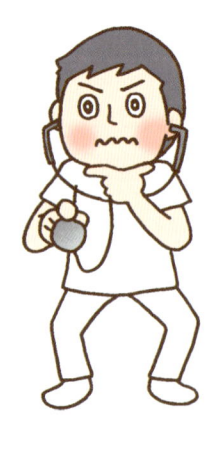

memo

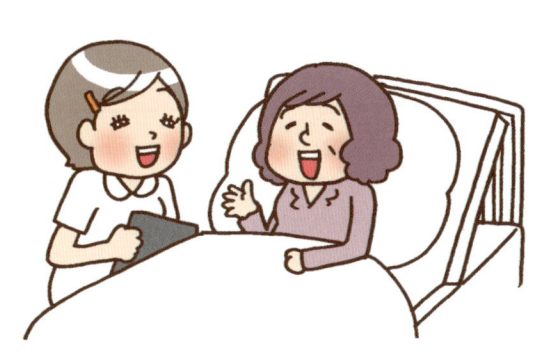

生 殖 器 系
子孫を残すしくみ

◆ ビジュアルチェック ◆

下図の空欄に適切な解剖学用語を記入しよう.

● 女性生殖器の構造

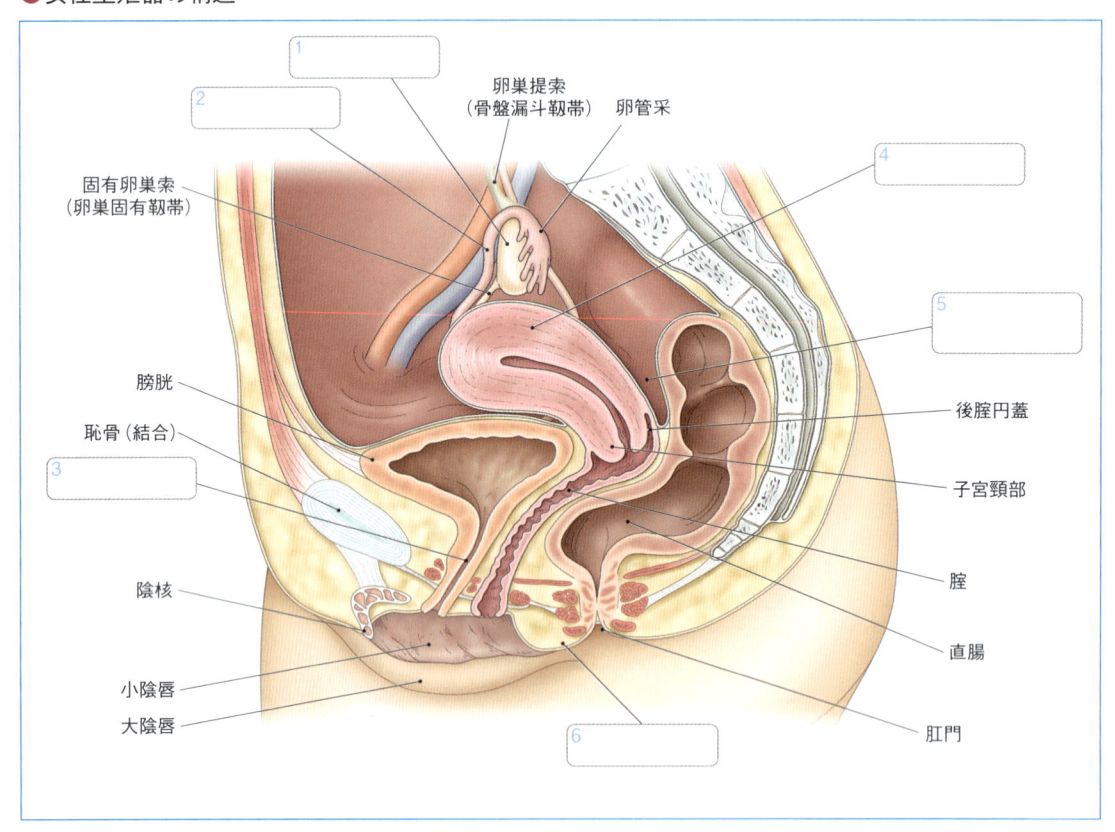

この章の学習ポイント　**女性生殖器**

　女性と男性との異なる解剖と生理を理解するのに最も大事な知識がこの章にあります. 各科の疾患を学ぶためにもこの章での学習は重要です.

　まず正常な女性の身体の変化を思春期, 月経, 妊娠, 分娩そして更年期を通して理解することです. そうすることで異常なことがみえてきます. 子宮外妊娠はどこの部位で生じやすいか, 癌のリンパ節転移の部位, 分娩でのホルモンの動き, 産後なぜ月経がないのかなど, 臨床看護に必要な解剖生理学を身につけてください.

この章の学習ポイント　男性生殖器

　下垂体前葉から分泌される卵胞刺激ホルモン（FSH）と黄体形成ホルモン（LH）は，男性でも重要です．FSHは精祖細胞に作用して精子の形成を，LHは精巣の間質細胞に男性ホルモン産生を促します．

　男性の付属生殖腺は1対の精嚢，1個の前立腺および尿道球腺です．精液の大部分をこれらの腺が分泌し，精巣でつくられた精子を守り栄養補給をして，受精に最適な環境形成に役立っています．

● 男性生殖器の構造

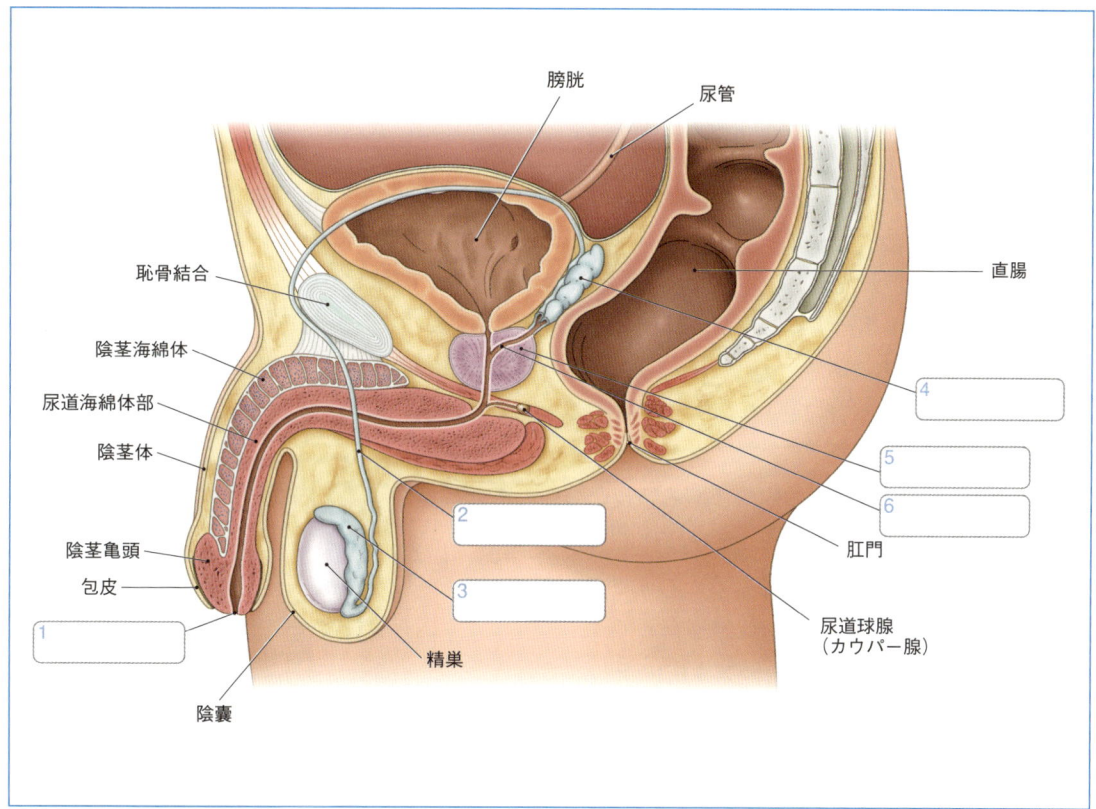

膀胱　尿管

恥骨結合

陰茎海綿体

尿道海綿体部

陰茎体

陰茎亀頭

包皮

1

精巣

陰嚢

2

3

4

5

6

直腸

肛門

尿道球腺（カウパー腺）

10章

生殖器系

⚠ 重要用語

□ 卵巣（らんそう）	□ 卵管（らんかん）	□ 子宮（しきゅう）	□ エストロゲン
□ プロゲステロン	□ FSH	□ LH	□ 不妊（ふにん）
□ 思春期（ししゅんき）	□ 妊娠（にんしん）	□ 分娩（ぶんべん）	□ 授乳（じゅにゅう）
□ 精巣（せいそう）	□ 精子（せいし）	□ 間質細胞（かんしつさいぼう）	□ ライディッヒ細胞（さいぼう）
□ 精巣上体（せいそうじょうたい）	□ 精管（せいかん）	□ 精嚢（せいのう）	□ 前立腺（ぜんりつせん）
□ 尿道球腺（にょうどうきゅうせん）	□ 精液（せいえき）	□ 陰嚢（いんのう）	□ 陰茎（いんけい）
□ 尿道海綿体（にょうどうかいめんたい）	□ 陰茎海綿体（いんけいかいめんたい）	□ 精子形成（せいしけいせい）	□ テストステロン

◆ 要点整理 ◆

次の〔　〕内に適切な語を記入して文を完成させよう．

① 女性生殖器の構造

□□ 胎児では，2つの卵巣の中に原始卵胞が〔¹　　　〕万個以上存在しているが，出生前には卵子は〔²　　　〕万個に減少している．

□□ 閉経後は卵巣は急速に〔³　　　　　〕，生殖可能年齢の約〔⁴　　　　〕の大きさとなる．

□□ 子宮頸部（頸管）は約3cmの管状で，筋層は少なく，子宮頸部の中間付近の筋組織の占める割合は約〔⁵　　　〕％である．

□□ 子宮動脈は〔⁶　　　　〕動脈から生じ，子宮頸部の約1cm側方で〔⁷　　　　〕の下を通過する．

□□ 腟壁の筋層の外側は発達した結合組織で覆われ，前壁を〔⁸　　　　　　〕筋膜，後壁を〔⁹　　　　〕筋膜と呼ぶ．これらの結合組織は年齢とともに薄くなり，そして弱くなることが，性器脱や〔¹⁰　　　　〕などの疾患と大いに関係していると指摘されている．

□□ 男性の陰嚢に相当する器官が〔¹¹　　　　　〕である．

□□ ペニスに相当する〔¹²　　　　〕は，ペニスと同様に，性行為中に大きく硬くなる．

□□〔¹³　　　　　〕は腟口の周りの薄い膜状の器官である．月経血はこの **13** に囲まれた腟口から体外に流れ出る．

□□ 処女膜と後陰唇交連（こういんしんこうれん）の内側にある粘膜襞（ねんまくひだ）の間の両側に開口する2cmほどの管をもった分泌腺は〔¹⁴　　　　　〕と呼ばれる．

□□ バルトリン腺は感染が生じるとバルトリン腺膿瘍（のうよう）を発症し，炎症所見が強くなり発熱を伴うこともある．バルトリン腺膿瘍などでは，〔¹⁵　　　　　〕のリンパ節が腫れることになる．

□□ 腟粘膜は〔¹⁶　　　　〕上皮で覆われている．

② 女性生殖器の機能

□□ 思春期とは，ホルモン分泌が起こる〔¹　　　　〕機能と，排卵が生じる〔²　　　　　〕機能が発達し，生殖可能となった時期を意味する．乳腺が発達し，恥毛の発育，そして初潮が起こる．

□□ 思春期開始の機構はまだよくわかっていない．しかし，〔³　　　　　〕からのゴナドトロピン放出ホルモン（GnRH）の分泌が〔⁴　　　　〕のゴナドトロピン（性腺刺激ホルモン）を刺激し，それが卵巣に働いて，女性の内分泌の変化が始まる．

□□ 更年期と呼ばれる閉経前後の数年間，次第に卵胞は卵巣から消失し体内の〔⁵　　　　　〕は急速に低下する．この変化に伴って〔⁶　　　　　　〕や〔⁷　　　　　〕は上昇し，閉経直後にピークに達する．

□□〔⁸　　　　　〕は黄体，胎盤，また少量だが卵胞からも分泌される．このホルモン

はまたステロイド生合成の重要な中間代謝産物であり，少量だが〔9　　　　　　〕からも血中へ分泌される.

□□ 分娩開始前，血中エストロゲンは上昇し，これによって〔10　　　　　　　　　〕の合成が促進され，子宮の収縮を引き起こす．このプロスタグランジンが，オキシトシンによる子宮収縮を増強させる.

③ 男性生殖器の構造

□□ 女性の卵巣に対応するのが男性の〔1　　　　　〕である.

□□ 精細管では〔2　　　　　〕を，間質細胞（〔3　　　　　　〕細胞）でテストステロンを産生する.

□□ 未熟な精子は〔4　　　　　〕の中で成熟する.

□□ 精管は精巣上体尾部から〔5　　　　　〕を経て〔6　　　　　〕の導管と合流し，射精管となった後〔7　　　　　〕内を通り，尿道7部に開口する.

□□ 女性のバルトリン腺と同じ機能をもつのが，男性の〔8　　　　　　　　　〕である.

□□ 精液のpHは〔9　　　　　〕性で，〔10　　　　　〕性の腟内で精子を保護する.

□□ 正常な精液は〔11　　　　　〕万/mL以上の精子を含む.

□□ 精巣を包む袋状の皮膚を〔12　　　　　〕という．12の内部は体温よりも常に〔13　　　　　〕く精子産生に適している.

□□ 陰茎内には1個の〔14　　　　　〕海綿体と〔15　　　　　〕個の陰茎海綿体がある.

□□ 性的興奮時に〔16　　　　　〕海綿体に血液が充満すると〔17　　　　　〕が生じる.

④ 男性生殖器の機能

□□ 思春期に始まる精子形成は，下垂体〔1　　　　　〕から分泌される〔2　　　　　〕ホルモンの刺激による.

□□ 精祖細胞から生じた〔3　　　　　〕細胞の染色体数は，次の〔4　　　　　〕細胞では半減している．これを減数分裂という.

□□ 1個の一次精母細胞から〔5　　　〕個の〔6　　　　　〕細胞が生じ，1個の6から〔7　　　〕個の〔8　　　　　〕細胞が生じる．これが成熟すると〔9　　　　　〕になる.

□□ 精子の染色体数は〔10　　　〕である.

□□ 思春期に下垂体〔11　　　　　〕から分泌される〔12　　　　　　　　　〕は，精巣の〔13　　　　　〕細胞を刺激して〔14　　　　　　　〕が分泌される.

□□ 精子形成には〔15　　　　　　　　〕だけでなくテストステロンも必須である.

◆◆ トレーニング ◆◆

1 正しいものには○を，誤っているものには×を記入しよう．

□□〔 1 〕 オキシトシンがプロスタグランジンによる子宮収縮を増強させる．

□□〔 2 〕 ヒト絨毛性ゴナドトロピン（hCG）は妊娠時にだけ現れる．

□□〔 3 〕 不妊はさまざまな原因で起こる．一般にその原因の30％は女性側に，45％は男性側である．

□□〔 4 〕 閉経後，女性ホルモン（エストロゲン）は完全になくなるわけではなく，エストロゲンの1つであるエストロンが末梢の脂肪組織の中で合成され，体内に循環される．

□□〔 5 〕 子宮動脈は外腸骨動脈から生じ，子宮頸部の約1cm側方で尿管の下を通過する．

□□〔 6 〕 月経周期の14日目頃，成熟卵胞は破れて卵母細胞は腹腔内へ出る．これを排卵という．

□□〔 7 〕 月経によって子宮内膜から脱落した層を回復させるために，基底層から新しい内膜が再生する分泌期（または黄体期）と，それに続く透明な液を分泌する増殖期（または卵胞期）からなる．

□□〔 8 〕 増殖期は期間が変動しがちだが，分泌期は約14日と安定している．

□□〔 9 〕 出産可能年齢の乳癌の約35％は，エストロゲン依存性である．

2 関係のあるものを下の選択肢から選ぼう．

□□ 血漿コレステロールを減少させるホルモン 〔 1 〕

□□ 卵胞後期から黄体期に増加するホルモン 〔 2 〕

□□ 胎盤が分泌する子宮収縮抑制ポリペプチドホルモン 〔 3 〕

□□ 乳癌術後の再発予防の抗エストロゲン薬 〔 4 〕

□□ 子宮収縮ホルモン 〔 5 〕

選択肢 タモキシフェン　エストロゲン　プロゲステロン
リラキシン　オキシトシン　卵胞刺激ホルモン

3 正しいものには○を，誤っているものには×を記入しよう．

□□〔 1 〕 精子形成は精巣上体で行われる．

□□〔 2 〕 テストステロンはセルトリ細胞が分泌する．

□□〔 3 〕 精子は精細管内のみで成熟する．

□□〔 4 〕 疾患により両側の精管が閉塞すると男性不妊症になる．

□□〔 5 〕 前立腺は直腸の後部にある．

□□〔 6 〕 精嚢と前立腺はともに外分泌腺である．

□□〔7　　　〕停留精巣では受精能は正常である.

□□〔8　　　〕陰茎体の中央部に尿道がある.

□□〔9　　　〕FSHは精子形成を刺激する.

□□〔10　　　〕LHはテストステロン分泌を刺激する.

④ 関係のあるものを下の選択肢から選ぼう.

□□　発育中の精子を養う細胞　　　　　　　　　　　〔1　　　　　　　　〕

□□　テストステロンを分泌する細胞　　　　　　　　〔2　　　　　　　　〕

□□　精細管の基底膜上に並ぶ精子の幹細胞　　　　　〔3　　　　　　　　〕

□□　減数分裂に入った染色体数が46の細胞　　　　　〔4　　　　　　　　〕

選択肢	精祖細胞　　　一次精母細胞　　　二次精母細胞　　　精子細胞 セルトリ細胞　　　ライディッヒ細胞　　　グリア細胞 シュワン細胞

10章

生殖器系

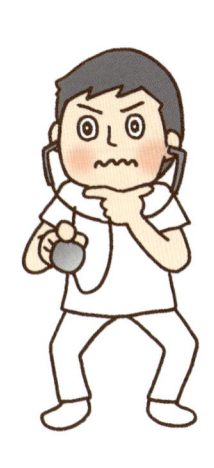

◆◆ 実力アップ ◆◆

1 卵子形成で正しいのはどれか.　　　　　　　　　　　　　　　　　　〔　　　〕

   1．卵子は思春期に形成される.

   2．卵子形成は思春期以降である.

   3．卵子は出生後形成される.

   4．出生後に新しい卵子は形成されない.

2 女性の生殖器で正しいのはどれか.　　　　　　　　　　　　　　　　〔　　　〕

   1．腹腔内は卵管を通じて子宮，腟へとつながっている.

   2．子宮体部と子宮峡部の境目を組織学的外子宮口と呼ぶ.

   3．子宮外妊娠は，卵管間質部に最も多い.

   4．排卵は分泌期（黄体期）の後に起こる.

3 更年期で正しいのはどれか.　　　　　　　　　　　　　　　　　　　〔　　　〕

   1．顔や身体が突然に暑くなる hot flush はみられない.

   2．FSH と LH は下降する.

   3．エストロゲンは更年期以降，完全には消失しない.

   4．更年期女性の25％は何らかの更年期症状を経験している.

4 分娩および授乳で正しいのはどれか.　　　　　　　　　　　　　　　〔　　　〕

   1．子宮のオキシトシン受容体の数は，授乳時期にピークとなる.

   2．血中オキシトシン濃度の上昇は，負のフィードバックによりオキシトシンが減少する.

   3．対麻痺（両側下肢麻痺）の妊婦でも経腟分娩は可能である.

   4．授乳回数の増加はプロラクチンの分泌を抑制して乳汁分泌を減少させる.

5 子宮脱に関係する靱帯はどれか.　　　　　　　　　　　　　　　　　〔　　　〕

   1．骨盤漏斗靱帯

   2．卵巣固有靱帯

   3．円靱帯

   4．仙骨子宮靱帯

POINT!

● 分娩は対麻痺の人でも可能だろうか？　そのメカニズムは？
● 女性は更年期そして閉経になって女性ホルモン（エストロゲン）は完全に消失するのかどうか？

6 月経に関する記述で正しいのはどれか.　〔　　　〕

1. 増殖期（卵胞期）は約14日と安定している.
2. 排卵時，出血が腹腔内へ流れることはない.
3. 月経血は25%が動脈血である.
4. 月経血はフィブリン溶解酵素（プラスニン）を含み，この酵素が凝血を溶かす.

7 精子形成に必要なのはどれか.　〔　　　〕

1. プロゲステロン（FSH）
2. 黄体形成ホルモン（LH）
3. テストステロン
4. FSH＋テストステロン

8 男性でテストステロンを主に産生するのはどれか.　〔　　　〕

1. ライディッヒ細胞
2. セルトリ細胞
3. 精細管
4. 精巣上体

9 男性の二次性徴はどれか.　〔　　　〕

1. 皮脂腺の分泌物が増加する.
2. 逆三角形の陰毛が生える.
3. 臀部に脂肪が蓄積する.
4. 頭髪の生え際が後退しない.

POINT!

● ⑪腹側とは前側．直腸の前には何がある？
● ⑫腹腔や鼠径部に留まるのなら，どこまで下降するのが正常か？

10 男性の**付属生殖腺**でないのはどれか． 〔 　 〕

1. 尿道球腺
2. 前立腺
3. 精巣上体
4. 精　囊

11 男性の直腸指診で腹側に鶏卵大に肥大した臓器を触れた． 〔 　 〕
その臓器はどれか．

1. ア
2. イ
3. ウ
4. エ

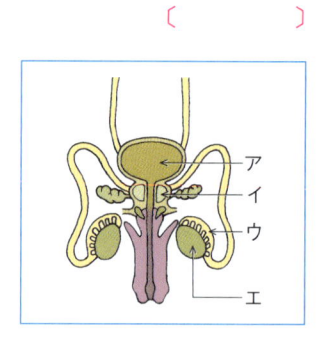

12 次の（　）内に共通してあてはまるのはどれか． 〔 　 〕

発生初期に腹腔で生じた（　）は，胎生後期に腹膜に沿って下降する．下降が完了せず，
腹腔内や鼠径部に留まることがある．これを停留（　）という．

1. 前立腺
2. 精巣上体
3. 精　索
4. 精　巣

POINT!

●精子形成には2つのホルモンが必要である.

⑬ 精子の形成を促すのはどれか.　　　　　　　　　　〔　　　〕

　1．黄体形成ホルモン

　2．卵胞刺激ホルモン

　3．プロラクチン

　4．成長ホルモン

⑭ 男性生殖器で正しいのはどれか.　　　　　　　　　〔　　　〕

　1．精子は精細管でつくられる.

　2．精索は血管と神経からなる.

　3．陰茎には軟骨様組織がある.

　4．前立腺はホルモンを分泌する.

10章

生殖器系

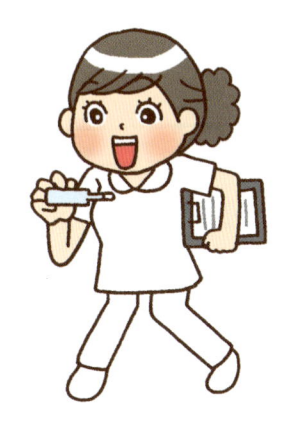

骨 格 系

体を支えるしくみ

◆ ビジュアルチェック ◆

下図の空欄に適切な解剖学用語を記入しよう.

●全身の骨格と主な関節部

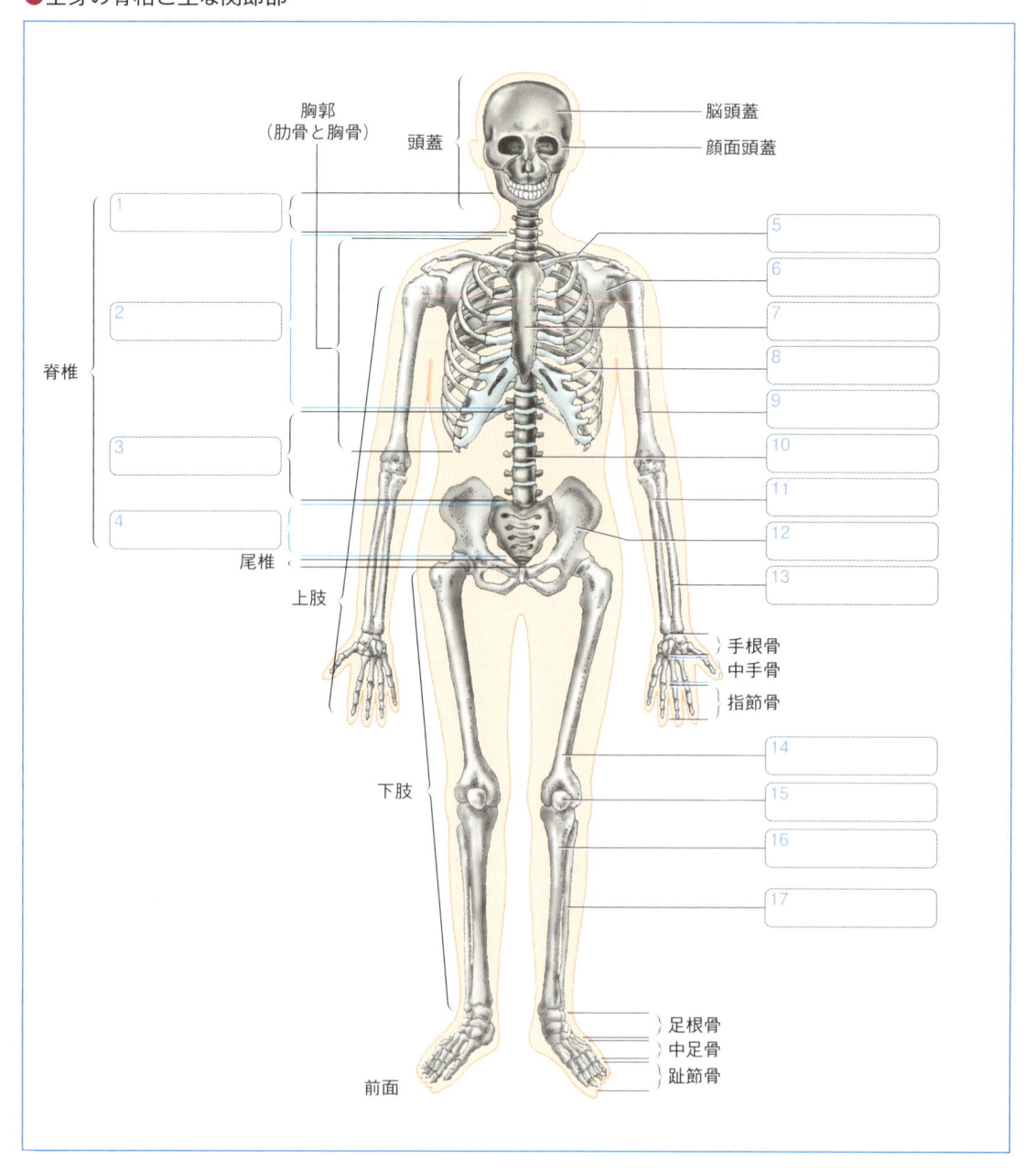

胸郭
（肋骨と胸骨）

頭蓋

脳頭蓋

顔面頭蓋

脊椎

1

2

3

4

尾椎

上肢

5

6

7

8

9

10

11

12

13

手根骨
中手骨
指節骨

下肢

14

15

16

17

足根骨
中足骨
趾節骨

前面

この章の学習ポイント

　骨は人の体を支えている大切な部分です．骨にはそれ以外にもカルシウム代謝や臓器の保護，造血といった大切な働きをします．外観上はセメントのようにみえる骨も，骨細胞，破骨細胞，骨芽細胞によって新陳代謝が行われ，緻密質には栄養する血管の通路としてハバース管とフォルクマン管があります．頭蓋，上肢，肩甲帯（けんこうたい），脊椎（せきつい），骨盤，下肢に至るまでのそれぞれの骨格の名称と働き，さらに関節，軟骨，靱帯（じんたい）について学びましょう．

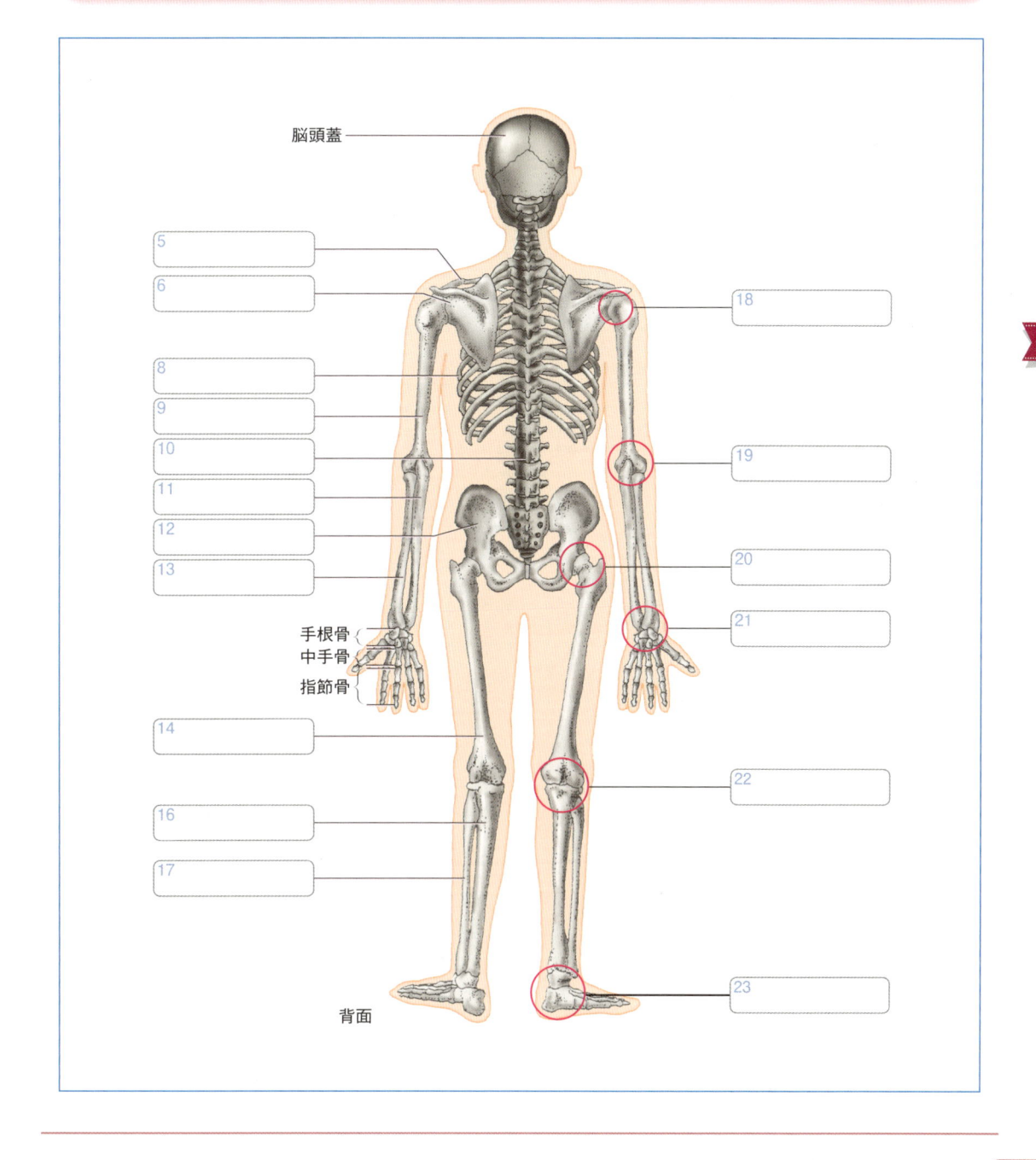

脳頭蓋

5
6
8
9
10
11
12
13

手根骨
中手骨
指節骨

14
16
17

18
19
20
21
22
23

背面

●新生児の頭蓋

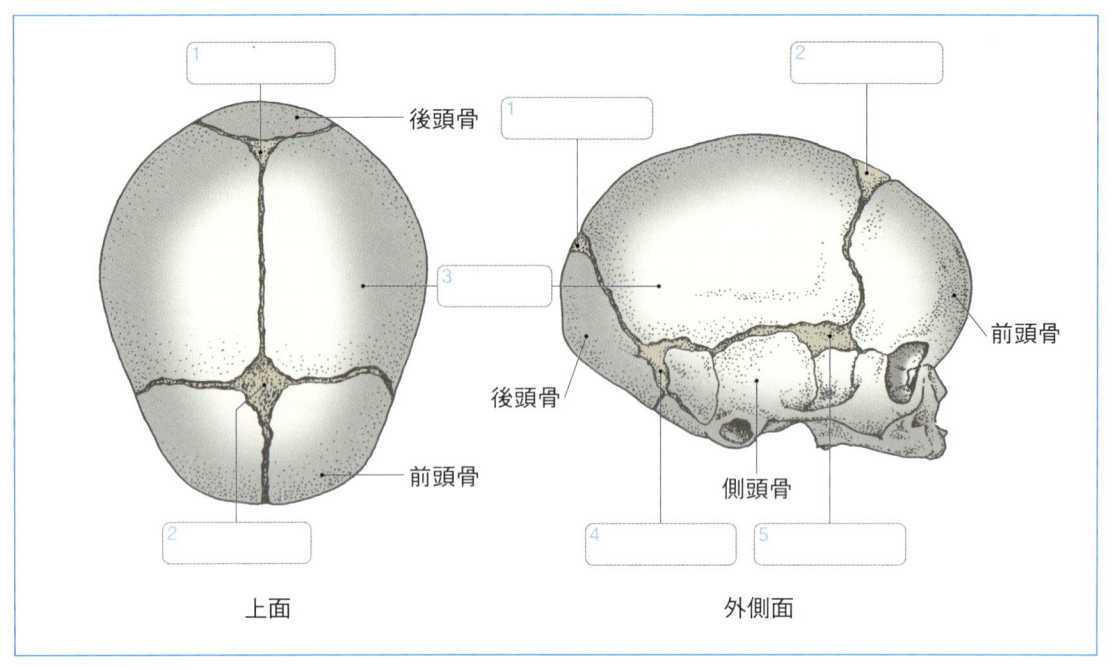

上面　　　　　　　　　　　　　　　　外側面

●関節の運動と名称

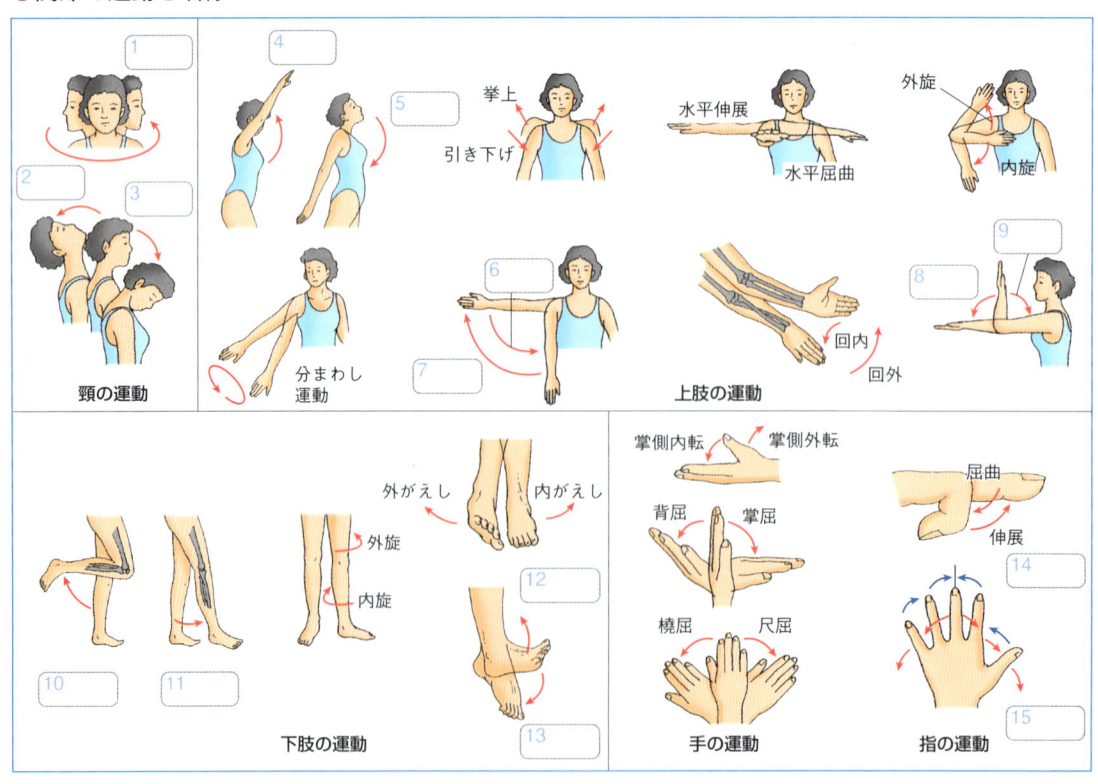

◆◆ 要点整理 ◆◆

次の〔　〕内に適切な語を記入して文を完成させよう.

❶ 骨の基本構造

☐☐ 骨組織は,〔¹　　　〕と〔²　　　〕から構成される.

☐☐ 骨基質は,〔³　　　〕と〔⁴　　　〕から構成される.

☐☐ 骨は構造の上から,〔⁵　　　〕質と〔⁶　　　〕質に分類される.

☐☐ 成人の大腿骨骨幹部の骨髄は〔⁷　　　〕色骨髄であり,椎骨は〔⁸　　　〕色骨髄である.

☐☐ 骨の形から四肢などに存在する長い管状の骨を〔⁹　　　〕という.

☐☐ 頭蓋骨のように板のような骨を〔¹⁰　　　〕という.

☐☐ 膝蓋骨は,骨の形態からの分類では〔¹¹　　　〕である.

❷ 骨の基本的機能

☐☐ 骨には支持,〔¹　　　〕,造血,カルシウムの代謝の4つの働きがある.

☐☐ 骨を形成する細胞は〔²　　　〕で,骨を吸収する細胞は〔³　　　〕である.

☐☐ 骨の長さの成長は〔⁴　　　〕で行われ,太さの成長は〔⁵　　　〕で行われる.

☐☐ 形成された骨組織が行っている骨新生と吸収の新陳代謝のことを〔⁶　　　〕という.

☐☐ 小児の骨折は〔⁷　　　〕といって,たわみやすく癒合も早い.

☐☐ 骨が加齢などによって弱くなり,骨折しやすくなった状態を〔⁸　　　〕という.

❸ 骨格の基礎

☐☐ 上肢帯の骨は〔¹　　　〕と〔²　　　〕とからなる.

☐☐ 頭蓋の回転は主として〔³　　　〕と〔⁴　　　〕の間で行われる.

☐☐ 頸椎は〔⁵　　　〕個の〔⁶　　　〕から構成される.

☐☐ 第1～第6頸椎の横突起中には〔⁷　　　〕動脈が通っている.

☐☐ 第1頸椎を〔⁸　　　〕という.

☐☐ 第2頸椎を〔⁹　　　〕という.

☐☐ 第7頸椎を〔¹⁰　　　〕という.

☐☐ 胸椎は〔¹¹　　　〕個の椎骨からなっている.

☐☐ 脊柱は胸部で〔¹²　　　〕彎している.

☐☐ 胸郭は〔¹³　　　〕,〔¹⁴　　　〕および〔¹⁵　　　〕によって構成されている.

☐☐ 骨盤は〔¹⁶　　　〕,〔¹⁷　　　〕および左右の〔¹⁸　　　〕から構成される.

☐☐ 寛骨は〔¹⁹　　　〕,〔²⁰　　　〕,〔²¹　　　〕の3つの骨が結合してできたものである.

4 骨格の基本的機能

□□ 手根骨（しゅこんこつ）では〔1　　　　〕個の短骨が2列に並び，互いに靱帯により結合している．

□□ 軟骨組織は〔2　　　　〕軟骨，〔3　　　　〕軟骨，〔4　　　　〕軟骨の3種類に分類される．

□□ 頭頂骨は，正中で〔5　　　　〕，前頭骨との間で〔6　　　　〕で結合されている．

□□ 頭頂骨は，後頭骨との間で〔7　　　　〕で結合されている．

□□ 新生児の頭蓋骨は〔8　　　　〕という骨化していない部分が存在する．

□□ 肩関節は，〔9　　　　〕と上腕骨の間の関節である．

5 関節の基本的構造

□□ 関節は〔1　　　　〕によって囲まれている．

□□ 関節面は〔2　　　　〕で滑らかに覆われている．

□□ 関節には，ほとんど動きのない〔3　　　　〕，わずかに動きのある〔4　　　　〕，普通に動く〔5　　　　〕がある．

□□ 股関節（こかんせつ）は〔6　　　　〕と〔7　　　　〕からなる球関節である．

□□ 胸骨（きょうこつ）と鎖骨（さこつ）との関節を〔8　　　　〕という．

□□ 膝関節（しつかんせつ）は大腿骨と脛骨（けいこつ）との関節に〔9　　　　〕が加わったものである．

6 関節の基本的機能

□□ 向かい合う骨を結合しているのは〔1　　　　〕と〔2　　　　〕である．

□□ 関節液は〔3　　　　〕から分泌される．

□□ 滑膜の炎症によって関節液が〔4　　　　〕する．

□□ 慢性関節リウマチでは滑膜細胞が〔5　　　　〕する．

□□ 肩関節などの〔6　　　　〕関節は最も多方向の運動性をもつ関節である．

❗重要用語

□骨（ほね）	□骨幹（こっかん）	□骨端（こったん）	□骨膜（こつまく）
□緻密質（ちみつしつ）	□海綿質（かいめんしつ）	□骨端軟骨（こったんなんこつ）	□脊椎（せきつい）
□椎間板（ついかんばん）	□軟骨（なんこつ）	□関節（かんせつ）	□靱帯（じんたい）

◆ トレーニング ◆

① 正しいものには○を，誤っているものには×を記入しよう.

- □□〔1　〕長骨と扁平骨では微細構造が本質的に異なる.
- □□〔2　〕成長軟骨は30歳前後で閉鎖する.
- □□〔3　〕膝蓋骨は種子骨のうちで最大のものである.
- □□〔4　〕骨髄は，造血作用を終生もち続ける.
- □□〔5　〕骨組織の緻密質は，年輪状の骨単位を構成する.
- □□〔6　〕骨粗鬆症では，脊椎の骨折が起こりやすい.
- □□〔7　〕頭蓋骨の回旋運動は環軸関節による.
- □□〔8　〕椎体の関節は横突起にある.
- □□〔9　〕椎間板は上下の関節突起の間にある.
- □□〔10　〕構築性の側彎は一過性の姿勢異常である.
- □□〔11　〕性差の最も著しいのは頭蓋である.
- □□〔12　〕上肢帯の骨は肩甲骨と鎖骨からなる.
- □□〔13　〕股関節は寛骨臼と大腿骨頭からなる複関節である.
- □□〔14　〕半月板は，弾性軟骨と呼ばれる.
- □□〔15　〕女性の骨盤はハート型をしている.
- □□〔16　〕変形性関節症では滑膜が消失する.
- □□〔17　〕関節リウマチでは滑膜細胞が増殖する.
- □□〔18　〕手関節の良肢位は，背屈50〜60°である.
- □□〔19　〕肘関節の良肢位は，屈曲90°である.
- □□〔20　〕股関節の良肢位は，外転10°，屈曲30°である.
- □□〔21　〕膝関節の良肢位は，伸展0°である.

② 骨と骨格の説明で関係があるものを下の選択肢から選ぼう.

- □□ 不要となった骨細胞を吸収する細胞　　〔1　　　　　〕
- □□ 骨の形成に関与する細胞　　〔2　　　　　〕
- □□ 骨の維持に関与する細胞　　〔3　　　　　〕

選択肢	骨単位　　骨細胞　　フォルクマン管　　骨芽細胞 骨基質　　破骨細胞　　グリア細胞

❸ 関係があるものを下の選択肢から選ぼう.

□□ 肩関節 〔 1 　　　　　〕

□□ 橈骨手根関節 〔 2 　　　　　〕

□□ 仙腸関節 〔 3 　　　　　〕

□□ 股関節 〔 4 　　　　　〕

選択肢	球関節　　　蝶番関節　　　楕円関節 半関節　　　平面関節　　　車軸関節　　※2回以上使う選択肢があります.

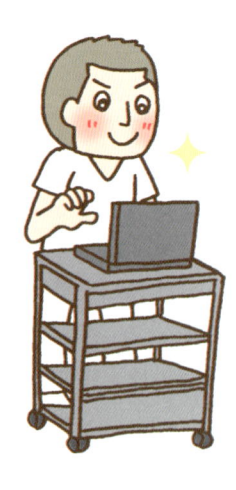

◆◆ 実力アップ ◆◆

1 骨の長さの成長に関係するのはどれか.　　　　　　〔　　　　〕

1. 骨　膜
2. 骨端軟骨
3. 骨　幹
4. 骨　髄

2 骨の働きと関係がないのはどれか.　　　　　　〔　　　　〕

1. 臓器の保護
2. カルシウムの貯蔵
3. 体の支持
4. 体温調節作用

3 骨に少ない電解質はどれか.　　　　　　〔　　　　〕

1. リ　ン
2. カルシウム
3. カリウム
4. マグネシウム

4 大人でも造血の盛んな骨はどれか.　　　　　　〔　　　　〕

1. 指　骨
2. 脊　椎
3. 上腕骨
4. 頭蓋骨

5 骨粗鬆症で骨折しやすいのはどれか.　　　　　　〔　　　　〕

1. 大腿骨頸部
2. 脛　骨
3. 腓　骨
4. 手指骨

11章

骨格系

6 脊椎の左右の配列異常を呈するのはどれか． 〔 　 〕

1. 側　弯
2. 前　弯
3. 後　弯
4. 前　屈

7 線維軟骨で構成されるのはどれか． 〔 　 〕

1. 耳　介
2. 半月板
3. 肘関節
4. 股関節

8 女性骨盤の特徴はどれか． 〔 　 〕

1. 低く狭い骨盤
2. 高く広い骨盤
3. ハート形の骨盤上口
4. 円筒状の骨盤腔

9 25歳女性，腰椎椎間板ヘルニアと診断された．神経を圧迫しているのはどれか． 〔 　 〕

1. 椎　体
2. 椎間板
3. 棘突起
4. 横突起

10 球関節はどれか． 〔 　 〕

1. 肩関節
2. 足関節
3. 膝関節
4. 手関節

POINT!

●関節を理解するうえで，関節を構成する骨と靱帯を知ることは大切である．図をみながら理解しよう．

11 肩関節を構成する骨はどれか． 〔　　　〕

1. 肋　骨
2. 鎖　骨
3. 肩甲骨
4. 胸　骨

12 肘関節を**構成しない**骨はどれか． 〔　　　〕

1. 上腕骨
2. 橈　骨
3. 尺　骨
4. 手根骨

13 股関節を**構成しない**骨はどれか． 〔　　　〕

1. 坐　骨
2. 恥　骨
3. 腸　骨
4. 仙　骨

14 膝関節を**構成しない**靱帯はどれか． 〔　　　〕

1. 前十字靱帯
2. 内側側副靱帯
3. 外側側副靱帯
4. 前縦靱帯

15 各関節の基本肢位を表すのはどれか． 〔　　　〕

1. 0°
2. 30°
3. 60°
4. 90°

12章

筋　系
体を動かすしくみ

◆◆ ビジュアルチェック ◆◆

下図の空欄に適切な解剖学用語を記入しよう.

●全身の骨格筋

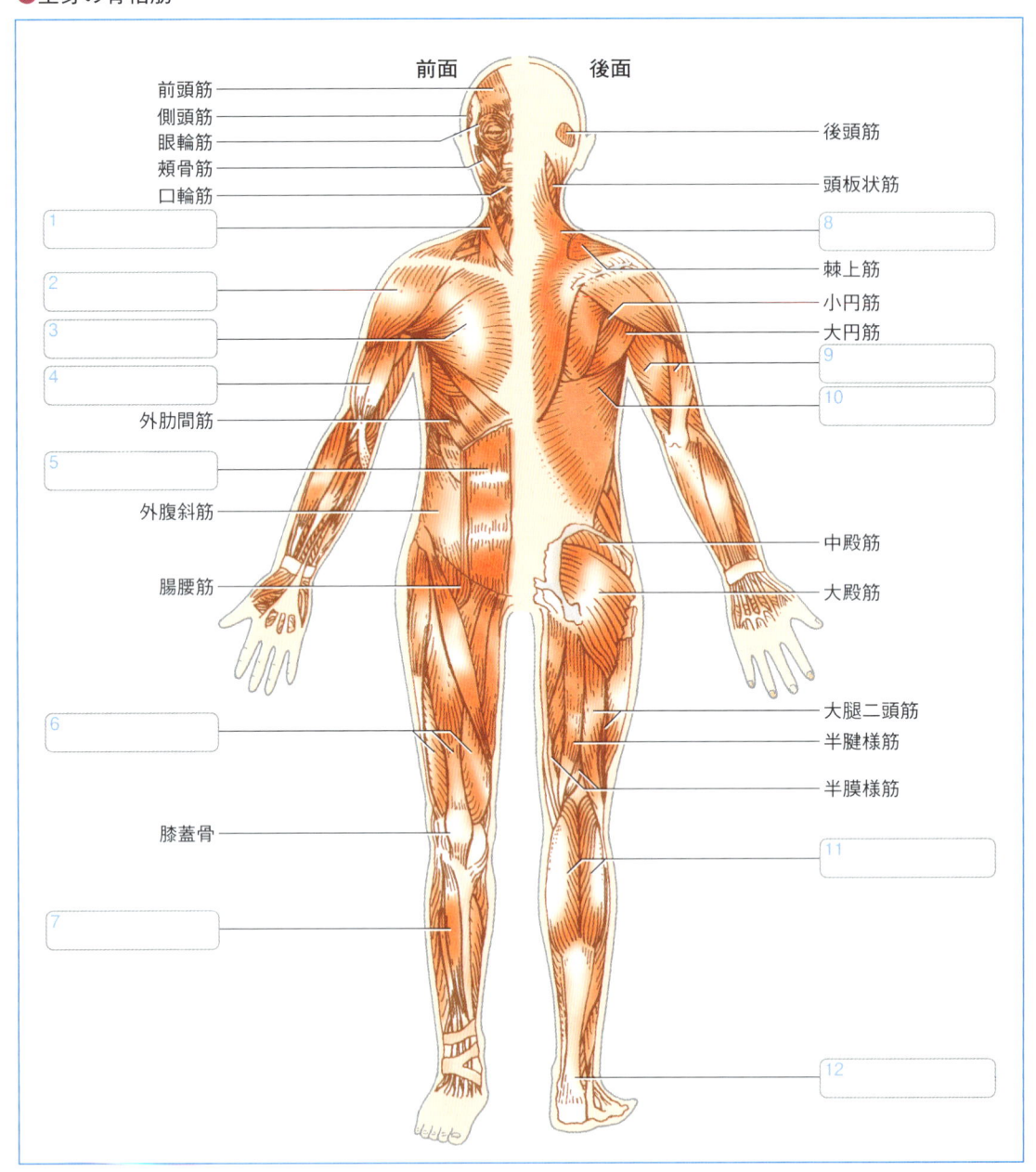

前面　　後面

前頭筋
側頭筋
眼輪筋
頬骨筋
口輪筋

後頭筋
頭板状筋

1
2
3
4

8

棘上筋
小円筋
大円筋

外肋間筋

9
10

5

中殿筋

外腹斜筋

大殿筋

腸腰筋

6

大腿二頭筋
半腱様筋

半膜様筋

膝蓋骨

11

7

12

150

この章の学習ポイント

　筋は英語でmuscleといいますが，musはねずみを意味します．昔の人には筋がねずみの形にみえたのでしょうか．その影響でしょうか，骨格筋は筋頭，筋腹，筋尾と呼ばれています．骨格筋とは骨格を動かす筋であり，形状や機能，起始部，停止部などによって命名されています．例えば，筋頭の数による上腕二頭筋などです．この章では筋肉の種類と働きについて知識を確認しましょう．

●骨格筋・心筋・平滑筋の特徴

	骨格筋	心　筋	平滑筋
体内の所在	骨格などにつく	心臓の壁	中空器官の壁（心臓以外）
筋線維	1	2	3
細胞の形態	細長く単一円柱状	側鎖を出し細工（網目構造）をつくる	紡錘形
核	多　核	単　核	単　核
収縮の調節	4	5　ペースメーカーあり	6
神経支配	7	8	9
疲　労	起こりやすい	起こりにくい	起こりにくい
役　割	運動を起こす，姿勢を保つ，関節を安定させる，熱を発する	全身に血液を送る	体内で物質を移動させる

●3種類の筋組織

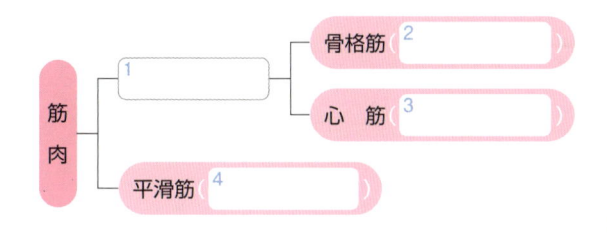

筋肉	1	骨格筋 2（　）
		心　筋 3（　）
	平滑筋 4（　）	

　筋は，伸縮するひも状の筋細胞（筋線維）の束から構成され，顕微鏡で観察したときの特徴から縞模様をもつ横紋筋，縞模様をもたない平滑筋に大別される．さらに横紋筋は，随意筋の骨格筋と，不随意筋の心筋に分類される．

12章

筋系

◆◆ 要点整理 ◆◆

次の〔　〕内に適切な語を記入して文を完成させよう.

① 筋の種類

□□　筋肉は，大きく平滑筋と〔¹　　　　　〕筋に分類される.

□□　1はさらに骨格筋と〔²　　　　　〕筋に分類される.

□□　骨格筋の重要な役割は，運動を起こす，姿勢を保つ，関節を安定させる，〔³　　　　　　　　　〕ことにある.

□□　骨格筋は〔⁴　　　　　〕筋であり，体重の〔⁵　　　　　　　〕％を占める.

□□　内肛門括約筋は〔⁶　　　　　〕筋であり，外肛門括約筋は〔⁷　　　　　　〕筋である.

□□　心筋は〔⁸　　　　　〕筋で〔⁹　　　　　〕筋である.

□□　肋間筋は〔¹⁰　　　　　〕筋で〔¹¹　　　　　〕筋である.

□□　腸管の筋肉は〔¹²　　　　　〕筋で〔¹³　　　　　〕筋である.

□□　四肢の筋肉は〔¹⁴　　　　　〕筋で〔¹⁵　　　　　〕筋である.

② 筋の機能

□□　筋の両端のうち，動きの少ない骨につくほうを〔¹　　　　　　〕，動く骨につくほうを〔²　　　　　〕という.

□□　神経細胞が〔³　　　　　　〕を放出すると，筋に活動電位が発生する.

□□　筋肉は細い〔⁴　　　　　〕フィラメントと太い〔⁵　　　　　〕フィラメントより構成され，それらが重なり合うことで筋肉が収縮する.

□□　筋収縮には〔⁶　　　　　〕イオンを必要とする.

□□　運動神経の神経終末と筋の間には〔⁷　　　　　　〕というすき間が存在する.

□□　筋が収縮すると活動電位が発生し，臨床検査では〔⁸　　　　　〕に応用される.

□□　1本の筋線維では，刺激の強さと収縮の強さとの間に比例関係が〔⁹　　　　〕.

□□　筋線維に対する刺激を繰り返し続ければ，ついには〔¹⁰　　　　〕不能になる.

□□　筋収縮のエネルギーは〔¹¹　　　　　　　〕の分解により供給される.

□□　〔¹²　　　　　〕筋は体温を調節し，関節に安定性を与える.

□□　筋の単収縮を数回続けると，筋は反復して収縮し続けて大きな収縮となる. これを〔¹³　　　　〕という.

□□　膝蓋腱反射のように，感覚刺激が脳神経を介さずに，無意識で脊髄レベルで反射が起こることを〔¹⁴　　　　　〕という.

❸ 骨格筋の解剖生理

□□ 腕を外転するときに主役をなす筋は〔1　　　　　〕である.

□□ 肘を曲げる，あるいは前腕の回外を行う際，「力こぶ」をつくるのは〔2　　　　　〕である.

□□ 大腿を外転させる筋は〔3　　　　　〕である.

□□ 大腿の伸筋群には〔4　　　　　〕と〔5　　　　　〕があり，前者は大腿前面にある筋で〔6　　　　　〕に関係がある.

□□ 大腿四頭筋は，膝関節を〔7　　　　　〕させる.

□□ 前脛骨筋は，足を〔8　　　　　〕させる.

□□ アキレス腱は〔9　　　　　〕の腱である.

□□ 〔10　　　　　〕が切れると，踵を上げ，つま先立ちすることが困難となる.

□□ 大胸筋は，上腕骨を〔11　　　　　〕させる.

□□ 大腿二頭筋は，膝関節を〔12　　　　　〕させる.

□□ 〔13　　　　　〕は，股関節を屈曲させる.

□□ 筋組織中に乳酸が増加すると筋収縮力は〔14　　　　　〕する.

□□ 分娩，嘔吐など腹腔内圧を高めるためには，〔15　　　　　〕および〔16　　　　　〕の収縮が必要である.

12章

筋系

⚠ 重要用語

□横紋筋　□平滑筋　□骨格筋　□心筋
□筋原線維　□ミオシンフィラメント
□アクチンフィラメント　□筋　□腱
□起始　□停止　□アセチルコリン　□ATP
□等張性　□等尺性　□運動単位　□シナプス間隙
□活動電位　□単収縮　□強縮　□反射
□脊髄反射　□主働筋　□拮抗筋

◆ トレーニング ◆

① 正しいものには○を，誤っているものには×を記入しよう．

- □□ 〔1　　〕　筋収縮のエネルギーはATPの産生による．
- □□ 〔2　　〕　筋原線維のフィラメントはカルシウムイオンの増加によって機能する．
- □□ 〔3　　〕　アクチンフィラメントがミオシンフィラメントの間に滑り込んで収縮する．
- □□ 〔4　　〕　等尺性収縮では起始部と停止部とが近づく．
- □□ 〔5　　〕　筋収縮によって疲労すると，グリコーゲンが蓄積される．
- □□ 〔6　　〕　乳酸と二酸化炭素は骨格筋の血管を収縮させる．
- □□ 〔7　　〕　筋が短縮せず緊張をもつことで筋収縮する運動を等尺性収縮という．
- □□ 〔8　　〕　横隔膜は平滑筋で不随意筋である．
- □□ 〔9　　〕　大胸筋は上腕骨を外転させる．
- □□ 〔10　　〕　筋線維に対する刺激を繰り返し続ければ，ついには収縮不能となる．
- □□ 〔11　　〕　膝蓋腱反射は大腿四頭筋の腱反射である．
- □□ 〔12　　〕　前脛骨筋が麻痺すると下垂足となる．
- □□ 〔13　　〕　筋組織中に乳酸がたまると筋収縮力は低下する．
- □□ 〔14　　〕　アキレス腱反射は下腿三頭筋の腱反射である．

② 関係があるものを下の選択肢から選ぼう．

- □□　呼吸運動に関与する筋肉　　〔1　　　〕〔2　　　〕〔3　　　〕

選択肢	大胸筋　　小胸筋　　外肋間筋　　内肋間筋 横隔膜　　僧帽筋

③ 関係があるものを下の選択肢から選ぼう．

- □□　股関節を屈曲させる筋肉　　〔1　　　　〕
- □□　肘関節を伸展させる筋肉　　〔2　　　　〕
- □□　膝関節を伸展させる筋肉　　〔3　　　　〕
- □□　足関節を伸展（背屈）させる筋肉　　〔4　　　　〕

選択肢	大腿四頭筋　　上腕二頭筋　　腓腹筋　　上腕三頭筋 大腿二頭筋　　前脛骨筋　　大胸筋　　腸腰筋

◆▶ 実力アップ ◀◆

1 骨格筋に関係しないのはどれか. 〔　　　〕

1. 横紋筋である.
2. 体温を調節する.
3. 関節を安定させる.
4. 体重の約30％を占める.

2 平滑筋に関係しないのはどれか. 〔　　　〕

1. 不随意筋である.
2. 自律神経によって支配される.
3. 疲労しやすい.
4. 収縮は緩慢である.

3 有酸素運動で正しいのはどれか. 〔　　　〕

1. 白筋が主体をなす.
2. マラソンのような持久力を要する運動である.
3. グルコースは使用しない.
4. 疲労すると乳酸が蓄積する.

4 筋節どうしの区切りを示す部分はどれか. 〔　　　〕

1. I　帯
2. A　帯
3. Z　線
4. H　帯

5 肘関節を屈曲させるときの主働筋はどれか. 〔　　　〕

1. 上腕二頭筋
2. 三角筋
3. 上腕三頭筋
4. 大胸筋

12章
筋系

6 肘関節を屈曲させるときの拮抗筋はどれか． 〔　　　　〕

1. 上腕二頭筋
2. 三角筋
3. 上腕三頭筋
4. 大胸筋

7 平滑筋はどれか． 〔　　　　〕

1. 心　筋
2. 子　宮
3. 広背筋
4. 大殿筋

8 咀嚼筋はどれか． 〔　　　　〕

1. 口輪筋
2. 側頭筋
3. 頬　筋
4. 頬骨筋

9 腱板を構成する筋はどれか． 〔　　　　〕

1. 三角筋
2. 棘上筋
3. 上腕二頭筋
4. 上腕三頭筋

10 ワインのコルクを抜くときに使用する筋はどれか． 〔　　　　〕

1. 上腕三頭筋
2. 小円筋
3. 大円筋
4. 上腕二頭筋

POINT!

● ある筋肉を傷めたとき，具体的にどのような運動を休むべきか．

11 起立時に体幹が後ろに倒れないようにする筋はどれか． 〔　　　　〕

1. 広背筋
2. 大殿筋
3. 腸腰筋
4. 大腿四頭筋

12 椅子から立ち上がるときに膝を支える筋はどれか． 〔　　　　〕

1. 大腿四頭筋
2. 大腿二頭筋
3. 半腱様筋
4. 半膜様筋

13 膝関節を構成しない筋はどれか． 〔　　　　〕

1. 大腿四頭筋
2. 半腱様筋
3. 半膜様筋
4. 前脛骨筋

14 40歳の男性，テニスでジャンプしたときにプツッと音がして足関節に 〔　　　　〕
痛みが走った．損傷されやすい部分はどれか．

1. 大腿四頭筋
2. 下腿三頭筋
3. 前脛骨筋
4. 中殿筋

12章

筋
系

神 経 系

情報を収集して判断し，伝達するしくみ

◆ ビジュアルチェック ◆

下図の空欄に適切な解剖学用語を記入しよう．

●中枢神経系と末梢神経系

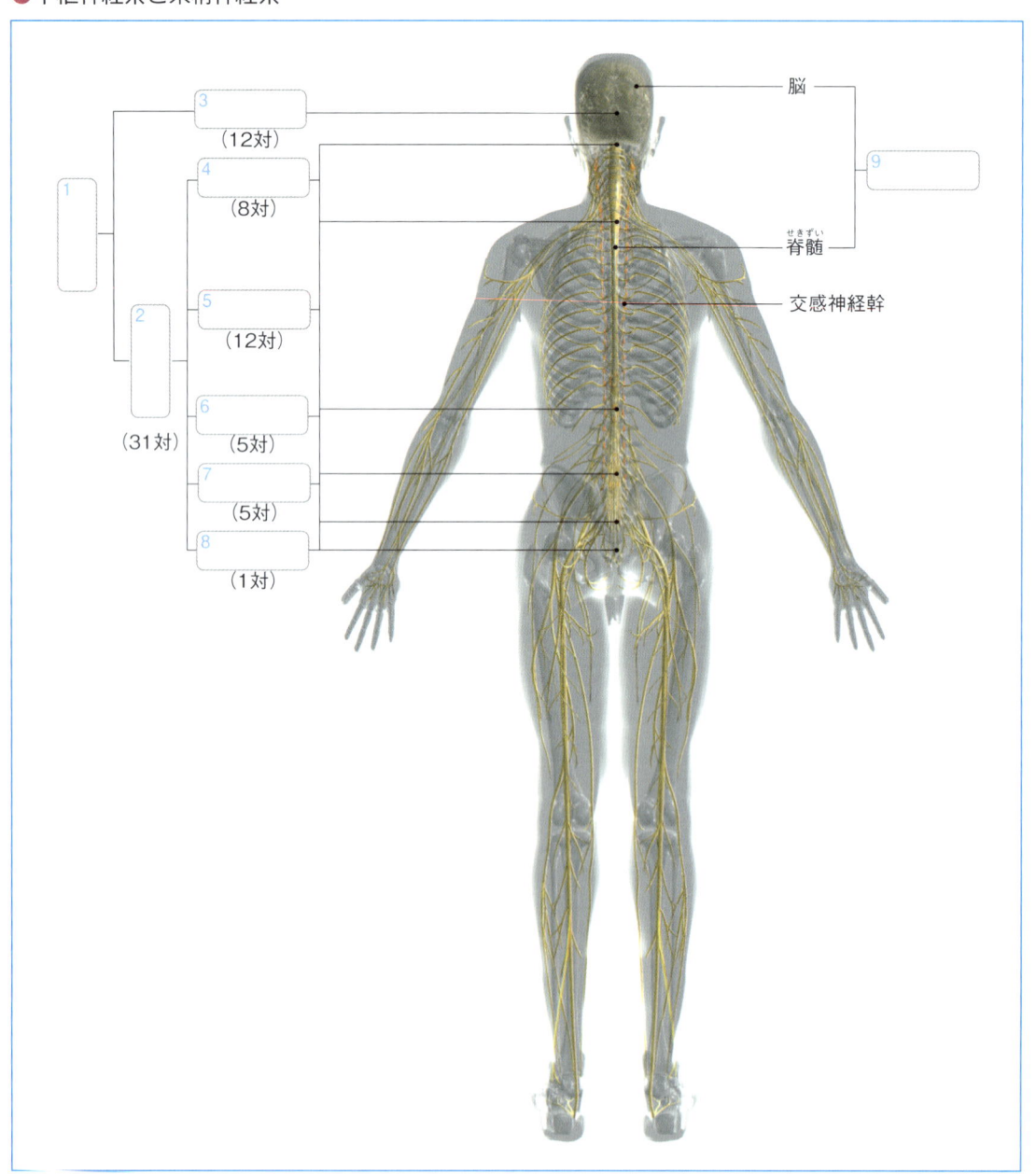

- 1
- 2 （31対）
- 3 （12対）
- 4 （8対）
- 5 （12対）
- 6 （5対）
- 7 （5対）
- 8 （1対）
- 9
- 脳
- 脊髄（せきずい）
- 交感神経幹

この章の学習ポイント

　神経系はどのように構成され，体の中でどのような役割を果たしているか全体像をつかみましょう．また，各神経領域の位置と名称，そしてそれぞれの領域がどのような働きを担っているのかを確実に理解し，異常が起こった場合どのような症状や徴候が現れるか，関連して考えることもポイントです．

●脳の内部（矢状面）

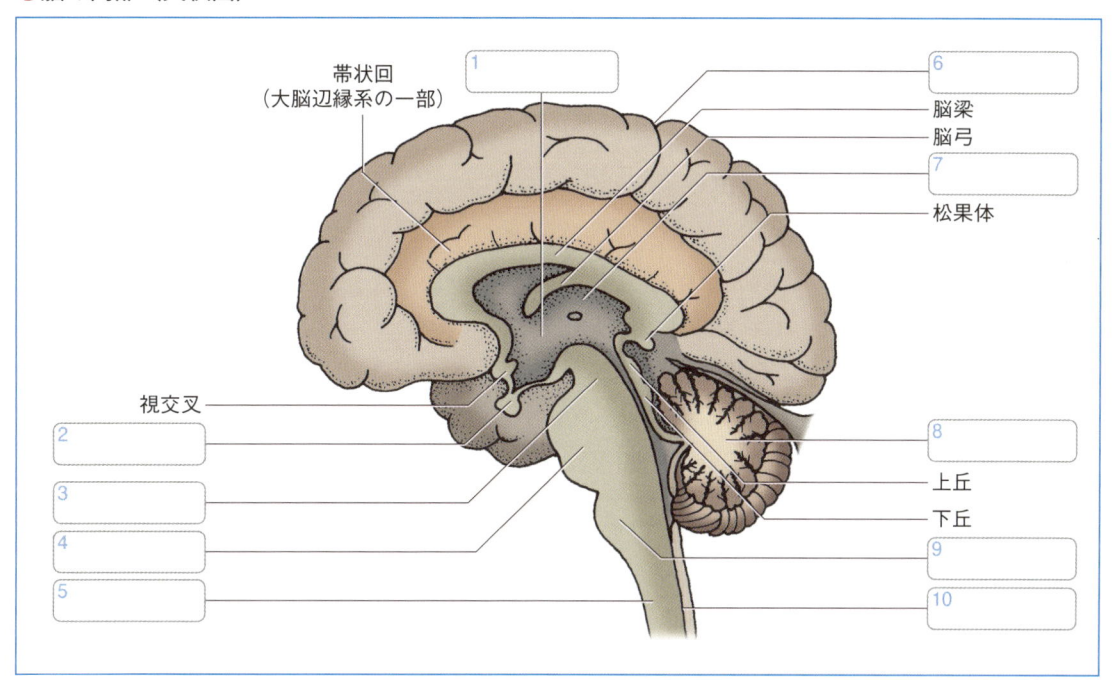

帯状回
（大脳辺縁系の一部）

| 1 |
| 6 |
脳梁
脳弓
| 7 |
松果体

視交叉

| 2 |
| 3 |
| 4 |
| 5 |

| 8 |
上丘
下丘
| 9 |
| 10 |

●ニューロンの基本構造

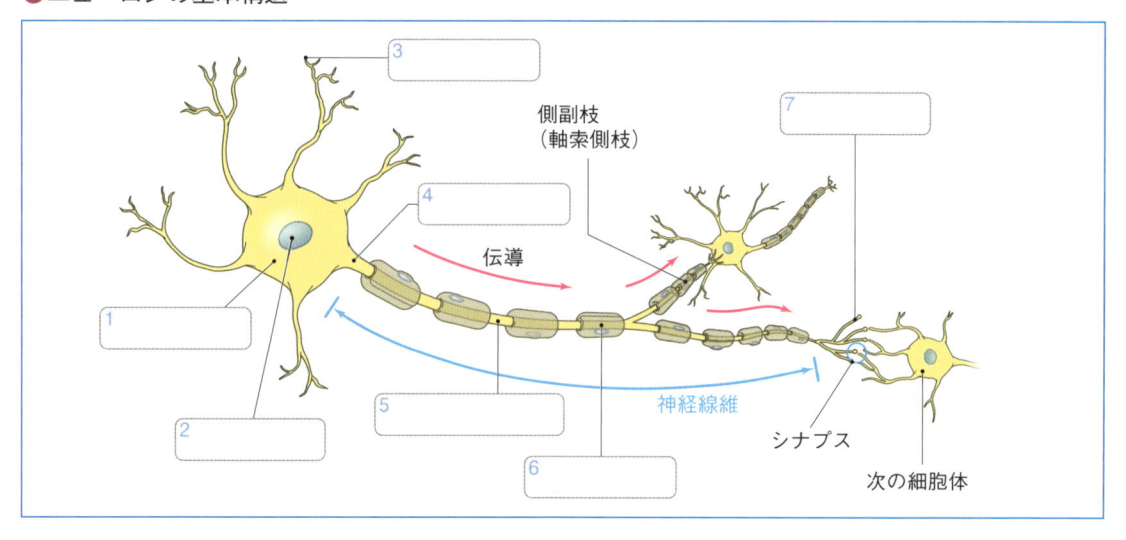

| 3 |

側副枝
（軸索側枝）

| 7 |

伝導

| 4 |

| 1 |

| 2 |

神経線維

| 5 |

| 6 |

シナプス

次の細胞体

◆◆ 要点整理 ◆◆

次の〔　〕内に適切な語を記入して文を完成させよう.

❶ 神経系ならびに神経細胞の構造

□□　神経系はその構造から〔¹　　　　　　　〕系と〔²　　　　　　　〕系に分けることができる.
さらに1は脳と〔³　　　　　〕に，2は脳神経と〔⁴　　　　　　〕神経に分けられる.

□□　神経組織には情報を伝える〔⁵　　　　　　　　　　〕と，情報は伝えないが5を支持・
保護する働きの〔⁶　　　　　〕細胞がある.

□□　〔⁷　　　　　　〕をもっているのが有髄神経で，ないのが〔⁸　　　　　〕神経である.

❷ 神経細胞の興奮・伝導・伝達

□□　細胞外液に多い陽イオンは〔¹　　　　　　　　　　　〕で，細胞内液に多い陽イオンは
〔²　　　　　　　　〕である.

□□　興奮していないニューロンの細胞内の電位は〔³　　　　　　　〕になっており，この状態を
〔⁴　　　　　〕という.

□□　細胞が興奮するとき，まず〔⁵　　　　　　　　　〕が細胞内に流入する. これによって
細胞内の電位が変化する. この過程を〔⁶　　　　　〕という.

□□　次に細胞内の〔⁷　　　　　　　　　　〕が細胞外に流出し，細胞内の電位は元に戻ろうと
する. この過程を〔⁸　　　　　〕という.

□□　細胞内外での電解質の移動による，上記の一連の電位変化を〔⁹　　　　　〕という.

□□　9を起こすために必要な最小の刺激は〔¹⁰　　　　　〕と呼ばれている.

□□　ニューロン間またはニューロン・効果器間の接合部を〔¹¹　　　　〕という.

□□　11で情報を伝える化学物質を〔¹²　　　　　　　〕という.

□□　12を受け取るのは，次のニューロンあるいは効果器の細胞膜上にある〔¹³　　　　〕である.

❸ 反　射

□□　反射を構成する5つの要素は，興奮する順番に〔¹　　　　　〕，〔²　　　　　　　〕，
〔³　　　　〕，〔⁴　　　　　〕，〔⁵　　　　　〕である.

❹ 中枢神経系の構造

□□　脳を保護する組織には骨，〔¹　　　　　〕と呼ばれる結合組織，そして〔²　　　　　〕の
3つがある.

□□　髄膜は3層からなり，外側から〔³　　　　　〕，〔⁴　　　　　〕，〔⁵　　　　　〕で構成される.

□□　脳組織は主として神経細胞からなる〔⁶　　　　　〕と，有髄神経線維の集まりである
〔⁷　　　　　〕から構成される.

□□ 大脳において大脳溝によって分けられた,盛り上がっている部分を〔8　　　　　　〕という.

□□ 大脳の表面は灰白質で構成され,〔9　　　　　　〕と呼ばれている.

□□ 9の下にある諸核をまとめて〔10　　　　　　〕という.

□□ 視床と視床下部などを合わせて〔11　　　　　　〕という.

□□ 脳幹は上部から〔12　　　　　〕,橋,〔13　　　　　　〕から構成される.

□□ 脊髄は脳の〔14　　　　　〕に続き,上部から〔15　　　　　　〕,胸髄,〔16　　　　　　〕,〔17　　　　　〕と続く.末端部は脊髄神経が集まっており,この部分を〔18　　　　　〕という.

□□ 脊髄には膨大部が2か所あり,それぞれ〔19　　　　　〕と〔20　　　　　〕と呼ばれている.

□□ 脊髄は〔21　　　　〕の分節に分けることができる.

□□ 脳内の空間を〔22　　　　　〕といい,最も大きいのは大脳半球にある〔23　　　　　〕である.

⑤ 中枢神経系の機能

□□ 〔1　　　　　　〕は錐体外路系を構成し,この部位にある神経伝達物質の〔2　　　　　〕が不足するとパーキンソン病になる.

□□ さまざまな感覚情報が中継される部位は〔3　　　　〕で,ここには意識レベルと関連がある〔4　　　　　　〕も存在する.

□□ 内臓活動を調節し,ホメオスタシスを維持する役割を担っているのが〔5　　　　　　〕である.

□□ 体内リズムの形成に関わっている松果体からは〔6　　　　　〕が分泌されている.

□□ 生物の本能行動と最も関連の深い部位は〔7　　　　　〕である.

□□ 大脳皮質後頭葉の下に位置する脳組織は〔8　　　　〕で,運動が円滑に行えるよう働いている.この部位が障害されると〔9　　　　　〕といって,随意運動の距離を間違えてしまう障害が起こる.

□□ 循環中枢が存在するのは〔10　　　　〕である.

□□ 眼の対光反射や遠近調節に関わっている脳組織は〔11　　　　　〕である.

□□ 体温調節中枢として働いているのは〔12　　　　　〕である.

□□ 摂食調節中枢として食欲に関わっている脳組織は〔13　　　　　〕である.

□□ 呼吸中枢が存在する脳組織は〔14　　　　〕と延髄である.

□□ 脊髄の後角には〔15　　　　〕ニューロンの軸索終末が,前角には〔16　　　　　〕ニューロンの細胞体が多く存在している.

□□ 腰椎穿刺は第〔17　　　〕–〔18　　　　〕腰椎間の〔19　　　　〕下腔に中腔針を刺入する.

□□ 髄膜が刺激されると〔20　　　　　〕やケルニッヒ徴候などの特徴的な症状が出現する.

□□ 脳室は〔21　　　　〕で満たされている.これは特殊な毛細血管網の〔22　　　　　〕で産生され,循環した後に〔23　　　　〕中に戻る.

13章

神経系

- ☐☐ 血液から中枢神経系内に入る物質を選択する役割を担っているのが〔24 〕である.
- ☐☐ 下行性運動経路の代表が〔25 〕で,延髄の錐体で大部分の神経線維が交叉することから〔26 〕とも呼ばれている.これ以外の下行性運動経路は〔27 〕という.
- ☐☐ 脊髄の上行路のうち,触覚や振動感覚を伝えるのは〔28 〕,痛覚や温度感覚を伝えるのは〔29 〕である.

6 末梢神経の構造と機能

- ☐☐ 末梢神経系は機能面から,〔1 〕神経系と〔2 〕神経系に分けることができる.
- ☐☐ 神経線維1本1本を覆っているのが〔3 〕,末梢神経を覆っている結合組織が〔4 〕である.
- ☐☐ 情報を伝える速度が速いのが〔5 〕線維,遅いのが〔6 〕線維である.

7 脳神経の構造と機能

- ☐☐ 第Ⅰ脳神経は〔1 〕の情報を伝える感覚神経である.
- ☐☐ 第Ⅱ脳神経は〔2 〕の情報を伝える感覚神経である.
- ☐☐ 第Ⅲ脳神経は眼の〔3 〕の大きさを変えることによって光の量を調節している.
- ☐☐ 第Ⅳ脳神経は〔4 〕運動に関わっている.
- ☐☐ 第Ⅴ脳神経は〔5 〕の皮膚感覚を脳に伝える働きがある.
- ☐☐ 第Ⅵ脳神経は〔6 〕運動に関わっている.
- ☐☐ 第Ⅶ脳神経は顔面の〔7 〕筋を支配しており,障害されると〔8 〕麻痺が起こる.
- ☐☐ 第Ⅷ脳神経は〔9 〕と〔10 〕の2つの感覚情報を脳に伝える働きがある.
- ☐☐ 第Ⅸ脳神経は〔11 〕運動や〔12 〕の分泌に関わっている.
- ☐☐ 第Ⅹ脳神経は感覚,運動,〔13 〕機能の3つを有した神経である.
- ☐☐ 第Ⅺ脳神経は〔14 〕の運動に関わっている.
- ☐☐ 第Ⅻ脳神経は〔15 〕の運動に関わっている.
- ☐☐ 眼球運動に関わっているのは〔16 〕神経,〔17 〕神経,〔18 〕神経の3つである.
- ☐☐ 味覚に関わっているのは〔19 〕神経と〔20 〕神経である.
- ☐☐ 胸腹部の内臓を広く支配しているのは〔21 〕神経である.
- ☐☐ 〔22 〕神経が障害されると瞳孔反射が消失するなど,視覚機能に影響が生じる.
- ☐☐ 歯の痛みは〔23 〕神経が脳に情報を伝える.
- ☐☐ 内耳神経は聴覚に関わる〔24 〕神経と,平衡感覚に関わる〔25 〕神経とに分枝する.

⑧ 脊髄神経の構造と機能

☐☐ 脊髄神経が脊髄を出た後，ひとかたまりに集まるところを〔1　　　　　〕といい，身体には大きなものが3つある．

☐☐ 神経叢のうち，頸神経叢から出ていく神経には〔2　　　　　〕神経があり，呼吸運動に関わっている．

☐☐ 腕神経叢からは腋窩神経，〔3　　　　　〕神経や〔4　　　　　〕神経など，上肢を支配する神経が出ている．

☐☐ 胸部領域で神経叢を介さないのは〔5　　　　　〕神経で，12対ある．

☐☐ 腰仙骨神経叢からは人体内で最大の〔6　　　　　〕神経が出ている．

☐☐ 橈骨神経が麻痺すると〔7　　　　　〕になってしまう．

☐☐ 尺骨神経が麻痺すると〔8　　　　　〕になってしまう．

☐☐ 足の伸展や殿部の屈曲に関わっているのは〔9　　　　　〕神経である．

☐☐ 〔10　　　　　〕神経が麻痺すると垂れ足になってしまう．

☐☐ ひきずり足歩行は〔11　　　　　〕神経麻痺によって起こる．

☐☐ 〔12　　　　　〕神経麻痺は松葉杖の誤った使用によって起こることがある．

☐☐ 脊髄神経の感覚神経による皮膚の支配領域の分布を〔13　　　　　〕という．

☐☐ 脊髄反射の代表的なものに〔14　　　　　〕反射がある．

⑨ 自律神経系の構造と機能

☐☐ 自律神経系はエネルギーを消費する反応を起こす〔1　　　　　〕神経系と，逆にエネルギーを保存するような働きの〔2　　　　　〕神経系からなる．

☐☐ 自律神経系は〔3　　　　　〕を支配している．

☐☐ 自律神経系は必ず〔4　　　　　〕を1つ介する．4の前の神経を〔5　　　　　〕線維，後ろの神経を〔6　　　　　〕線維という．

☐☐ 交感神経系の節前線維は脊髄の〔7　　　　　〕と〔8　　　　　〕から起始している．

☐☐ 交感神経系の節前線維の神経伝達物質は〔9　　　　　〕で，節後線維の伝達物質は〔10　　　　　〕である．節後線維からの伝達物質を受け取る効果器上の受容体には〔11　　　　　〕受容体と〔12　　　　　〕受容体がある．

☐☐ 副交感神経系の節前線維は〔13　　　　　〕と脊髄の〔14　　　　　〕領域から起始している．

☐☐ 副交感神経系の節前線維および節後線維の伝達物質は，いずれも〔15　　　　　〕である．

☐☐ 副交感神経系の節後線維から放出される，伝達物質を受け取る効果器上の受容体は〔16　　　　　〕受容体である．

☐☐ 自律神経系の節後線維にある受容体は〔17　　　　　〕受容体である．

☐☐ 汗腺を支配しているのは〔18　　　　　〕神経系のみである．

☐☐ 副腎髄質を支配しているのは〔19　　　　　〕神経系である．

13章
神経系

□□ 全身の血管を支配しているのは〔20　　　　　　〕神経系で，骨格筋の血管には〔21　　　　　〕受容体が，それ以外の血管には〔22　　　　　　〕受容体が多く存在している．

□□ 眼球の毛様体筋に働いて水晶体を厚くするのは〔23　　　　　　〕神経系である．

⑩ 生体のリズム

□□ 昼夜に依存したリズムを〔1　　　　　　　　　〕という．

□□ 意識レベルと関わっているのは脳内の〔2　　　　　　　　〕である．

□□ 意識レベルや睡眠の過程は〔3　　　　　〕を測定するとわかる．

□□ 意識障害の指標として〔4　　　　　　　　　　〕や〔5　　　　　　　　　　〕などがある．

□□ 覚醒時，脳波では〔6　　　　〕波がみられる．

□□ 脳波で安静・閉眼時に出現するのは〔7　　　　　〕波である．

□□ 睡眠のうち脳が休んでいる時期が〔8　　　　　　〕睡眠，急速眼球運動が起こる時期が〔9　　　　　　〕睡眠である．

！ 重要用語

□中枢神経系　　　　□末梢神経系　　　　□神経膠細胞

□ニューロン（神経細胞）　　□活動電位　　　　□シナプス

□神経伝達物質　　□白　質　　　　□灰白質　　　　□大　脳

□間　脳　　　　□脳　幹　　　　□小　脳　　　　□脊　髄

□髄　膜　　　　□脳脊髄液　　　　□体性神経系　　　　□自律神経系

□感覚神経　　　　□運動神経　　　　□混合神経　　　　□脳神経

□脊髄神経　　　　□神経叢　　　　□交感神経系　　　　□副交感神経系

□反射弓　　　　□後　根　　　　□前　根

◆ トレーニング ◆

① 正しいものには○を，誤っているものには×を記入しよう．

□□〔1〕 脳神経は中枢神経系の一部である．

□□〔2〕 求心性神経は運動神経である．

□□〔3〕 運動神経は体性神経系に属する．

□□〔4〕 神経系の働きの1つに統合機能がある．

□□〔5〕 内部環境の感覚情報は体性神経の中の感覚神経によって脳に伝えられる．

□□〔6〕 神経細胞は生後も分裂を続ける．

□□〔7〕 細胞内にはナトリウムイオン（Na$^+$）が多い．

□□〔8〕 神経インパルスを伝導するのは神経膠細胞である．

□□〔9〕 ニューロンが興奮するときに起こる一連の電位変化を再分極という．

□□〔10〕 有髄神経は無髄神経よりも伝導速度が速い．

□□〔11〕 絶対不応期でも強い刺激がくると細胞は興奮する．

□□〔12〕 ニューロンから次のニューロンへ情報を伝えるのはカリウムイオン（K$^+$）である．

□□〔13〕 反射において感覚系から運動系へ切り替える場所を反射弓という．

□□〔14〕 神経伝達物質は軸索終末部から放出される．

□□〔15〕 細胞内が静止状態よりさらに陰性になると，神経細胞は興奮しやすくなる．

□□〔16〕 自律神経系は中枢神経系に含まれる．

□□〔17〕 興奮していない細胞内は陰性である．

□□〔18〕 有髄神経には髄鞘がある．

□□〔19〕 ニューロンがほかのニューロンから情報を受け取る部位は細胞体である．

□□〔20〕 活動電位を起こすために必要な最小の刺激を最適刺激という．

□□〔21〕 シナプスを介した興奮伝達は両方向性に伝えられる．

13章

神経系

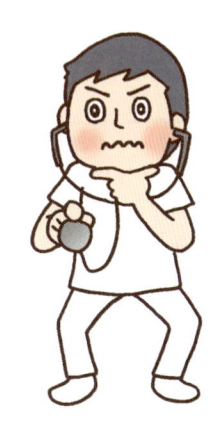

❷ 関係があるものを下の選択肢から選ぼう.

☐☐ 情報を次の神経細胞に伝える場所 〔1　　　　　　〕
☐☐ 神経細胞が興奮する一連の過程 〔2　　　　　　〕
☐☐ 触覚・圧覚・温度感覚・痛覚などを総称した感覚 〔3　　　　　　〕
☐☐ 血液脳関門を形成するなどの機能をもつ細胞 〔4　　　　　　〕
☐☐ 刺激がきたときに真っ先に移動する電解質 〔5　　　　　　〕
☐☐ 神経細胞の別名 〔6　　　　　　〕
☐☐ 軸索に髄鞘がある神経 〔7　　　　　　〕
☐☐ 神経細胞が刺激を受け取る部位 〔8　　　　　　〕
☐☐ 末梢神経においてニューロンを支持・保護する組織 〔9　　　　　　〕
☐☐ 反射弓において効果器に情報を伝える組織 〔10　　　　　　〕

選択肢	神経膠細胞　　運動神経　　活動電位　　樹状突起　　シナプス
	体性感覚　　ナトリウムイオン(Na$^+$)　　ニューロン　　固有感覚
	シュワン細胞　　有髄神経　　カリウムイオン（K$^+$）

❸ 空欄に適切な語を記入しよう.

●大脳皮質の機能局在

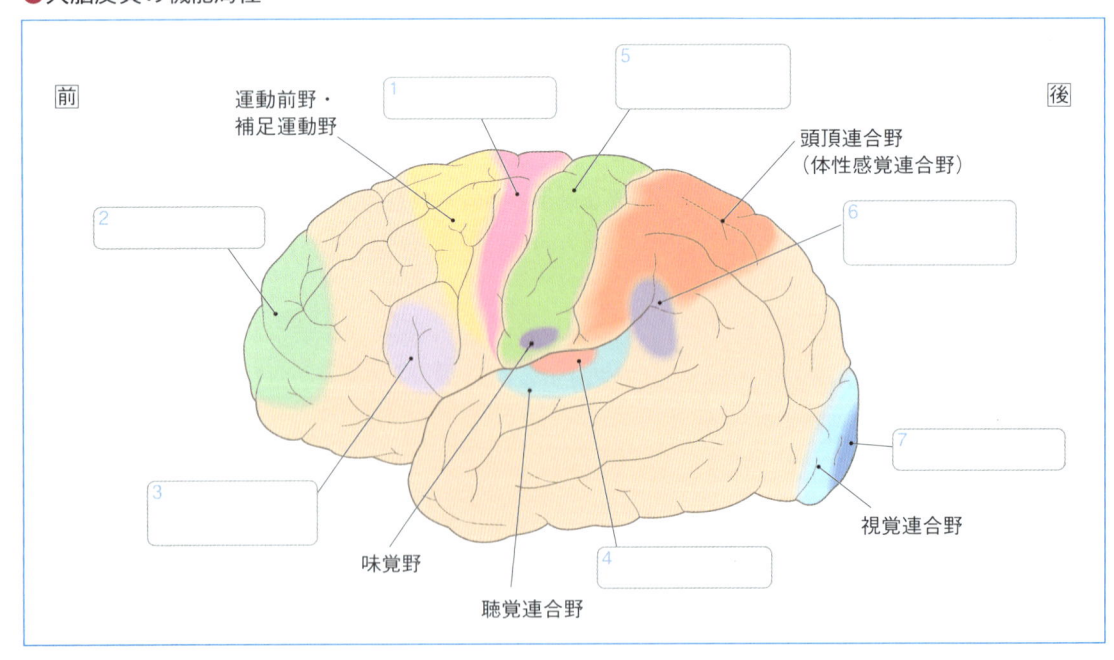

前　　運動前野・補足運動野　　〔1　〕　〔5　〕　　頭頂連合野（体性感覚連合野）　　後
〔2　〕　〔6　〕
味覚野　　聴覚連合野　　〔3　〕　〔4　〕　　〔7　〕　視覚連合野

☐☐ 図の1を出た神経線維は交叉して身体の反対側を支配し, 〔8　　　　　　〕を調節している.
☐☐ 図の3が障害されると 〔9　　　　　　〕となる.

☐☐ 図の5は〔10 〕や骨格筋からの感覚入力を受け取っている.

☐☐ 図の6が障害されると〔11 〕となる.

☐☐ 図の7は，眼の〔12 〕から情報を受け取っている.

☐☐ 以前の経験や学習に基づいて分析・解釈・統合する働きがあるのは〔13 〕である.

④ 正しいものには○を，誤っているものには×を記入しよう.

☐☐〔1 〕 灰白質（かいはくしつ）は有髄神経の集まりである.

☐☐〔2 〕 細胞体が集まったところを核という.

☐☐〔3 〕 大脳は1つの球からなっている.

☐☐〔4 〕 大脳皮質は大きく2つの領域（葉）に分けることができる.

☐☐〔5 〕 視覚野は頭頂葉に存在する.

☐☐〔6 〕 ウェルニッケ野が障害されると相手の話す言葉は理解できるが，話すことができなくなる.

☐☐〔7 〕 一次運動野は同側の随意運動を起こす.

☐☐〔8 〕 情報を分析・解釈・統合する部位が連合野である.

☐☐〔9 〕 パーキンソン病は大脳基底核のアセチルコリンが不足したために起こる.

☐☐〔10 〕 血漿浸透圧（けっしょう）の変化を感知するのは視床下部である.

☐☐〔11 〕 視床下部が障害されると呼吸停止が起こる.

☐☐〔12 〕 生物の基本的な本能行動に関わっている領域は大脳皮質である.

☐☐〔13 〕 視床でほとんどの感覚情報が中継されている.

☐☐〔14 〕 視床下部には排尿中枢や嘔吐中枢が存在する.

☐☐〔15 〕 延髄が障害されると摂食障害が起こる.

☐☐〔16 〕 立ち直り反射には中脳が重要な役割を果たしている.

☐☐〔17 〕 小脳には呼吸を調節する働きがある.

☐☐〔18 〕 脊髄の後角には感覚ニューロン軸索の終末が存在する.

☐☐〔19 〕 脊髄には頸膨大と腰膨大がある.

☐☐〔20 〕 髄膜の中で脳組織と接しているのはくも膜である.

☐☐〔21 〕 頭蓋骨が硬化する前の幼児期に，脳脊髄液が貯留した状態がハンチントン病である.

☐☐〔22 〕 各脳組織から集まってくる静脈血が血液脳関門を構成する.

☐☐〔23 〕 脳脊髄液が過剰になると頭蓋内圧は低下する.

☐☐〔24 〕 脊髄に入った感覚情報は灰白質を上行する.

☐☐〔25 〕 錐体路系は大脳皮質から延髄までの下行路をいう.

☐☐〔26 〕 錐体路系が障害されるとバビンスキー反射が消失する.

☐☐〔27 〕 錐体外路系には視床や大脳基底核が含まれる.

☐☐〔28 〕 錐体路系の中で出血や梗塞を起こしやすい部位は延髄錐体である.

☐☐〔29 〕 脊髄の頸部で切断されると四肢の麻痺が起こる.

☐☐〔30 〕 松果体から分泌されるホルモンはノルアドレナリンである.

13章
神経系

5 関係があるものを下の選択肢から選ぼう.

- ☐☐ 運動性失語症　〔¹　　　　　〕
- ☐☐ 読字不能症　〔²　　　　　〕
- ☐☐ 感覚性失語症　〔³　　　　　〕
- ☐☐ パーキンソン病　〔⁴　　　　　〕
- ☐☐ 体温調節中枢　〔⁵　　　　　〕
- ☐☐ 本能行動　〔⁶　　　　　〕
- ☐☐ 反対側の随意運動　〔⁷　　　　　〕
- ☐☐ ハンチントン病　〔⁸　　　　　〕
- ☐☐ サーカディアンリズム　〔⁹　　　　　〕
- ☐☐ 水分調節中枢　〔¹⁰　　　　　〕
- ☐☐ 推尺異常　〔¹¹　　　　　〕
- ☐☐ 腰椎穿刺（せんし）　〔¹²　　　　　〕
- ☐☐ 呼吸中枢　〔¹³　　　　　〕
- ☐☐ 意識レベル　〔¹⁴　　　　　〕
- ☐☐ 血液中の毒性物質を通さない　〔¹⁵　　　　　〕
- ☐☐ 皮質脊髄路　〔¹⁶　　　　　〕
- ☐☐ バビンスキー反射の出現　〔¹⁷　　　　　〕
- ☐☐ 項部硬直　〔¹⁸　　　　　〕
- ☐☐ 循環中枢　〔¹⁹　　　　　〕
- ☐☐ 対光反射　〔²⁰　　　　　〕

選択肢

脊髄　　延髄　　橋　　中脳　　視床　　視床下部
大脳基底核　　大脳辺縁系　　小脳　　大脳皮質　　前頭葉
頭頂葉　　側頭葉　　一次運動野　　視覚連合野　　脳幹
ウェルニッケ野　　ブローカ野　　メラトニン　　GABA　　血液脳関門
水頭症　　髄膜炎　　脊髄切断　　錐体路系　　錐体外路系
脊髄視床路　　脳室　　脳脊髄液　　※2回以上使う選択肢があります.

6 正しいものには○を，誤っているものには×を記入しよう.

- ☐☐〔¹　　〕脳神経は8対からなる.
- ☐☐〔²　　〕運動神経は内臓の筋肉を支配している.
- ☐☐〔³　　〕感覚神経は自律神経系に含まれる.
- ☐☐〔⁴　　〕運動神経はシナプスを介して骨格筋に情報を伝える.
- ☐☐〔⁵　　〕1本の末梢神経を覆っているのは神経周膜である.
- ☐☐〔⁶　　〕有髄線維のほうが無髄神経よりも情報の伝導は速い.

□□〔 7 〕 嗅神経は嗅覚を脳に伝える感覚神経である.

□□〔 8 〕 迷走神経は全身の血管を支配している.

□□〔 9 〕 視神経は眼の焦点調節に関わっている神経である.

□□〔 10 〕 頬部の感覚を脳に伝えるのは顔面神経である.

□□〔 11 〕 動眼神経は眼球運動に関わっている神経である.

□□〔 12 〕 歯の痛覚情報は顔面神経が脳に伝える.

□□〔 13 〕 外転神経は頸部の運動に関わる運動神経である.

□□〔 14 〕 内耳神経は聴覚の情報を脳に伝える感覚神経である.

□□〔 15 〕 味覚情報を脳に伝えるのは舌下神経である.

□□〔 16 〕 滑車神経は平衡感覚を脳に伝える感覚神経である.

□□〔 17 〕 舌の運動を司っているのは舌咽神経である.

□□〔 18 〕 内臓機能を調節しているのは副神経である.

□□〔 19 〕 ベル麻痺が起こるのは三叉神経が障害されたときである.

□□〔 20 〕 動眼神経の活動が高まると水晶体が厚くなる.

□□〔 21 〕 唾液の分泌に関わっているのは顔面神経である.

□□〔 22 〕 顔の表情は顔面神経によって支配されている.

□□〔 23 〕 脊髄神経は12対からなる.

□□〔 24 〕 松葉杖の使用によって麻痺が起こりやすいのは腋窩神経である.

□□〔 25 〕 橈骨神経が障害されるとわし手になる.

□□〔 26 〕 尺骨神経が障害されると下垂手になる.

□□〔 27 〕 総腓骨神経が障害されるとひきずり足歩行が起こる.

□□〔 28 〕 脛骨神経が障害されると垂れ足になる.

□□〔 29 〕 膝の屈曲に関わっているのは坐骨神経である.

□□〔 30 〕 横隔神経は胸髄から出て横隔膜に向かう.

□□〔 31 〕 脊髄神経の前根は運動情報を運ぶ.

□□〔 32 〕 副交感神経の節前線維からはアセチルコリンが分泌される.

□□〔 33 〕 交感神経の節前線維からはアドレナリンが分泌される.

□□〔 34 〕 運動神経の末端部からはセロトニンが分泌される.

□□〔 35 〕 効果器上にあるアセチルコリン受容体はムスカリン受容体である.

□□〔 36 〕 効果器上にあるアドレナリン受容体はニコチン受容体である.

□□〔 37 〕 骨格筋上にある受容体はニコチン受容体である.

□□〔 38 〕 交感神経系の一部は脳幹部から起始する.

□□〔 39 〕 副交感神経系の一部は仙髄から起始する.

□□〔 40 〕 交感神経系が興奮すると心拍数は増加する.

□□〔 41 〕 副交感神経系の活動が高まると瞳孔が収縮する.

□□〔 42 〕 交感神経系の活動が高まると血管が収縮する.

□□〔 43 〕 副交感神経系の活動が高まると消化管運動は抑制される.

13章

神経系

□□〔44　〕交感神経系の活動が高まると膵臓からのインスリン分泌が増加する.

□□〔45　〕外尿道括約筋は副交感神経系の活動亢進によって収縮する.

□□〔46　〕副交感神経系の活動が高まると副腎髄質ホルモンの分泌が高まる.

□□〔47　〕交感神経系の活動が高まると血糖値は低下する.

□□〔48　〕汗腺は交感神経系によって調節されている.

□□〔49　〕副交感神経系の活動が高まると気管支の平滑筋は収縮する.

7 関係があるものを下の選択肢から選ぼう.

□□　自律神経節前線維の神経伝達物質　〔1　　　〕

□□　運動神経から放出される神経伝達物質　〔2　　　〕

□□　胸腹部の内臓器官を調節する神経　〔3　　　〕

□□　顔面の表情筋を支配している神経　〔4　　　〕

□□　顔面の皮膚感覚を脳に伝える神経　〔5　　　〕

□□　眼球運動に関わっている神経（3つ）　〔6　　　〕〔7　　　〕
〔8　　　〕

□□　味覚情報を脳に伝える神経（2つ）　〔9　　　〕〔10　　　〕

□□　内耳神経が脳に伝える感覚（2つ）　〔11　　　〕〔12　　　〕

□□　縮瞳（瞳孔の縮小）を起こす神経　〔13　　　〕

□□　視覚の遠近調節に関わる神経　〔14　　　〕

□□　気管支平滑筋を弛緩させる神経　〔15　　　〕

□□　肝臓でのグリコーゲン分解を促進する神経　〔16　　　〕

□□　脊髄神経の感覚神経のそれぞれが支配している皮膚領域　〔17　　　〕

選 択 肢	交感神経　　　動眼神経　　　　外転神経　　　　顔面神経　　　　迷走神経
	三叉神経　　　舌咽神経　　　　滑車神経　　　　皮膚分節
	アセチルコリン　　　平衡感覚　　　聴覚　　　※2回以上使う選択肢があります.

8 正しいものには○を，誤っているものには×を記入しよう.

□□〔1　〕血中副腎皮質ホルモンは夕方に最高値となる.

□□〔2　〕心拍数は覚醒時に上昇する.

□□〔3　〕夢をみるのはノンレム睡眠のときである.

□□〔4　〕加齢にともない深い睡眠が減少する.

□□〔5　〕ジャパン・コーマ・スケールで，刺激を与えても覚醒しない状態はⅡである.

◆◆ 実力アップ ◆◆

1 情報を伝える細胞はどれか.　　　　　　　　　　　〔　　　　〕

1. 星状膠細胞
2. 上衣細胞
3. 神経細胞
4. 腺細胞

2 神経伝達物質でないのはどれか.　　　　　　　　　〔　　　　〕

1. βエンドルフィン
2. アドレナリン
3. アセチルコリン
4. グルカゴン

3 錐体路系で正しいのはどれか.　　　　　　　　　　〔　　　　〕

1. 大脳の運動皮質に始まる.
2. 大脳の基底核を経由する.
3. 脊髄の感覚神経に連絡する.
4. 大多数は脊髄で交叉する.

4 中枢神経系を保護する組織で正しいのはどれか.　　〔　　　　〕

1. 髄膜は外側から,硬膜,軟膜,くも膜である.
2. 脳脊髄液は脈絡叢でつくられる.
3. 脳脊髄液はリンパ管で吸収される.
4. 軟膜の下に脳脊髄液が充満している.

5 中枢神経系の脳組織とその主な働きとの組合せで正しいのはどれか.〔　　　　〕

1. 小　脳————————循環調節
2. 中　脳————————呼吸調節
3. 視　床————————水分調節
4. 頭頂葉————————感覚機能

6 姿勢の保持に関与するのはどれか．　　　　　　　　　　　　〔　　　〕

1. 橋
2. 小　脳
3. 後頭葉
4. 視床下部
5. 海　馬

7 髄鞘（ずいしょう）がある部位はどれか．　　　　　　　　　　　　〔　　　〕

1. ア
2. イ
3. ウ
4. エ

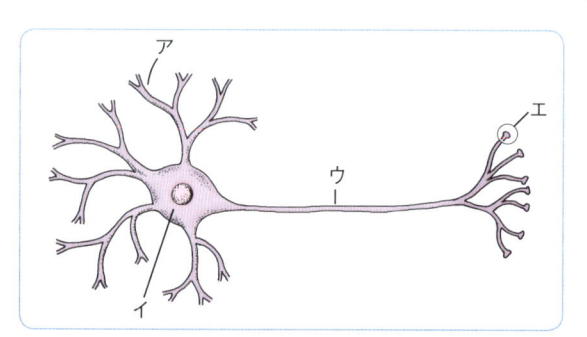

8 図は神経細胞の活動電位の時間経過を表している．主として細胞内から細胞外へK^+が流出することによって起こる現象はどの時点か．　〔　　　〕

1. ア
2. イ
3. ウ
4. エ

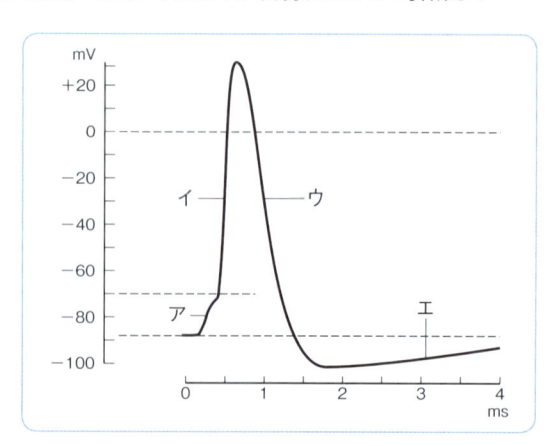

POINT!

●中枢神経系が障害されたとき，どうなるか考えよう．

9 閉眼に関与する神経はどれか． 〔　　　〕

1. 視神経
2. 三叉神経
3. 動眼神経
4. 顔面神経

10 大脳皮質の各部位と，障害されたときの症状との組合せで正しいのはどれか．〔　　　〕

1. 一次運動野————同側の運動麻痺
2. 体性感覚野————同側の感覚麻痺
3. ブローカ野————運動性失語症
4. 聴覚野————読字不能症

11 交通事故によって横隔膜の麻痺による呼吸障害が起こった．脊髄の〔　　　〕どのレベルが損傷していると考えられるか．

1. $C_3 - C_5$
2. $T_1 - T_3$
3. $T_5 - T_7$
4. $T_{10} - T_{12}$

12 意識レベルが低下している人に痛み刺激を与えると，払いのけるような動作をした．〔　　　〕ジャパン・コーマ・スケールの分類はどれか．

1. $\mathrm{II} - 20$
2. $\mathrm{II} - 30$
3. $\mathrm{III} - 100$
4. $\mathrm{III} - 300$

13章

神経系

13 重症筋無力症の障害部位はどれか．　〔　　　〕

1．ア
2．イ
3．ウ
4．エ

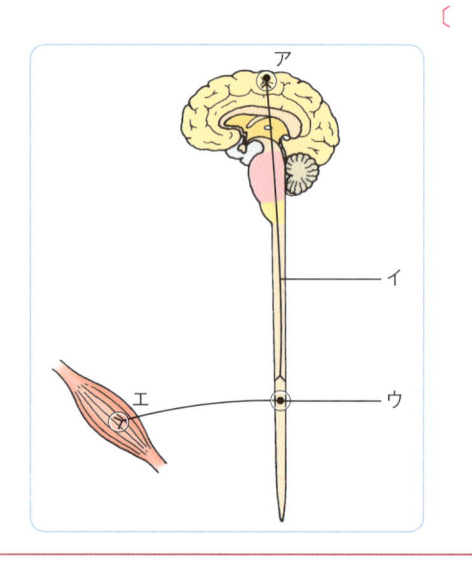

14 図でノルアドレナリンが神経伝達物質である部位はどれか．　〔　　　〕

1．ア
2．イ
3．ウ
4．エ

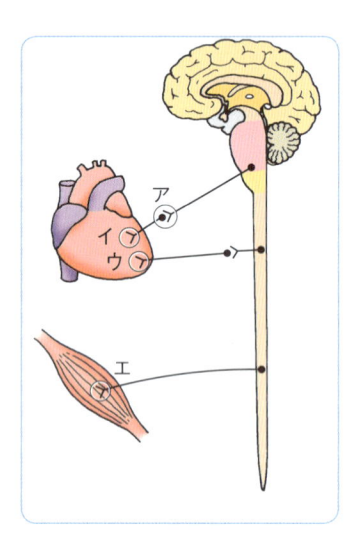

POINT!

● それぞれの末梢神経が障害されたらどうなるか考えよう.

15 「両眼を強く閉じて下さい」と言うと，図のような表情になった．　　〔　　　〕
異常のある神経はどれか.

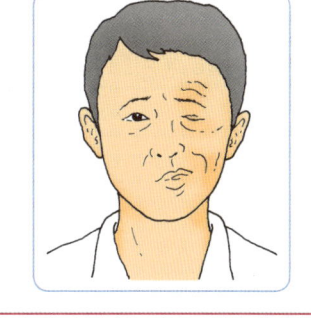

1. 動眼神経
2. 三叉神経
3. 外転神経
4. 顔面神経

16 ペンライトで右眼を照らした際，左眼は縮瞳がみられたが右眼は変わらなかった．〔　　　〕
どこが障害されていると考えられるか.

1. 右の視神経
2. 中脳
3. 右の動眼神経
4. 右眼球を支配する交感神経

17 図のような手になった．異常のある神経はどれか.　　　　　　　　　〔　　　〕

1. 腋窩神経
2. 正中神経
3. 尺骨神経
4. 橈骨神経

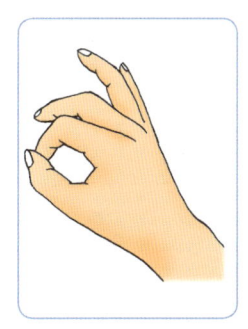

14章

感 覚 系

外部から情報を取り入れるしくみ

◆▶ ビジュアルチェック ◀◆

下図の空欄に適切な解剖学用語を記入しよう.

●特殊感覚

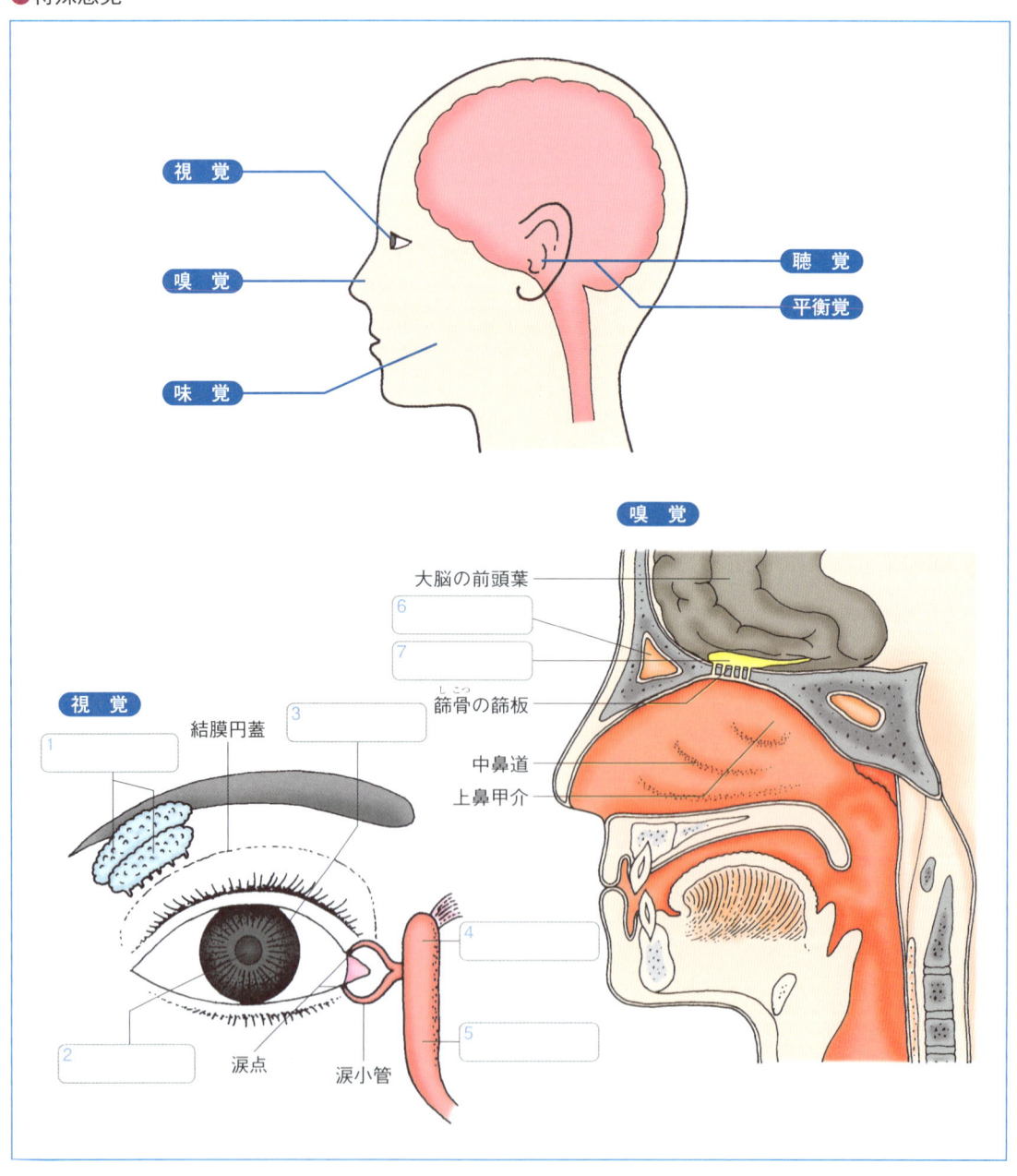

この章の学習ポイント

　ヒトは，自分を取り巻く外的環境と自己の内的環境を情報として受け入れ，それに対処して恒常性を維持しながら生きています．頭部にある目や耳などの特殊感覚の受容器では，外から迫りくる危険を早めに察知して回避できます．全身に分布する皮膚や筋肉などの体性感覚の受容器では，自分の身に生じた危険に気づかせて適切な処置をとらせることになります．

　感覚情報がどのような受容器で生じて脳や脊髄に伝えられるかを理解しましょう．

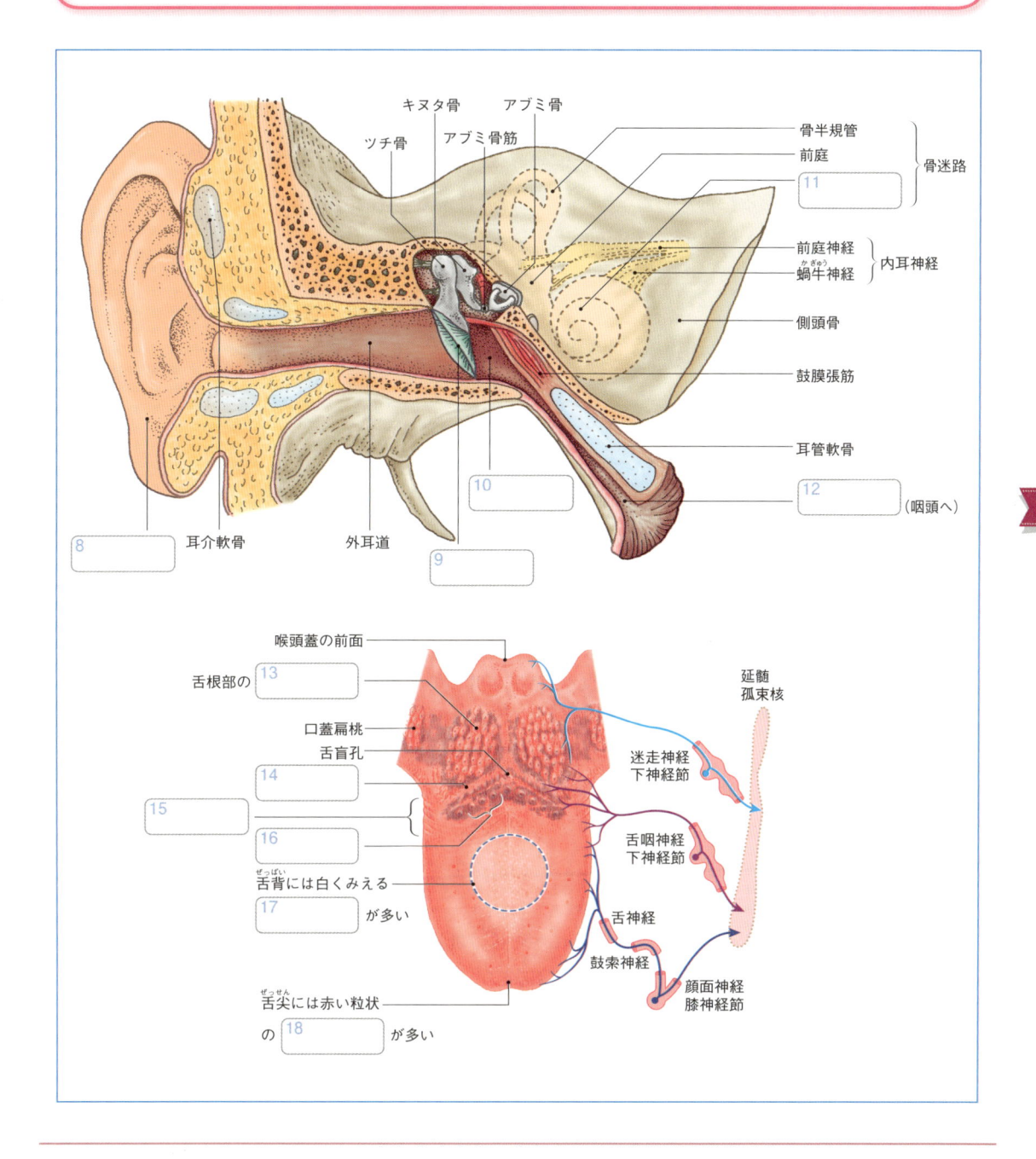

14章

感覚系

◆◆ 要点整理 ◆◆

次の〔　　〕内に適切な語を記入して文を完成させよう.

① 感覚の特徴

☐☐ 感覚器には刺激を受け取る〔¹　　　　〕が発達している.

☐☐ 感覚細胞の興奮はすべて〔²　　　　　〕に変換される.

☐☐ 感覚細胞の興奮を起こすのに最適の刺激を〔³　　　　〕という.

☐☐ 興奮を生じるのに必要な最小の刺激の強さを〔⁴　　　〕という.

☐☐ 刺激が強すぎると,組織を損傷する〔⁵　　　　〕となり,痛みを生じる.

☐☐ 同じ刺激が継続すると,感覚は次第に弱まり感覚の〔⁶　　　〕が生じる.

☐☐ 体の損傷を知らせる役割がある〔⁷　　　〕は最も順応が起こりにくい.

☐☐ 刺激を本来のものと違う形で感じることを〔⁸　　　〕と呼ぶ.

☐☐ 刺激が加わってないのに生じる感覚を〔⁹　　　〕と呼ぶ.

☐☐ 嗅覚以外の感覚は知覚伝導路を通って〔¹⁰　　　〕に入り,最終中継する.

☐☐ 大脳皮質の機能局在性は明瞭で〔¹¹　　　〕は後頭葉にある.

☐☐ 体性感覚野は頭頂葉の〔¹²　　　〕に位置する.

② 視　覚

☐☐ 眼球の〔¹　　　〕・水晶体は光の屈折系としてカメラのレンズに相当する.

☐☐ 最外層の眼球外膜は,角膜と〔²　　　〕からなる.

☐☐ 角膜上皮は〔³　　　〕から続く重層扁平上皮からなる.

☐☐ 角膜には血管はないが,〔⁴　　　　〕が密に分布して敏感である.

☐☐ 強膜から角膜への移行部では,〔⁵　　　　　〕が輪走する.

☐☐ 眼球中膜は,脈絡膜・毛様体・虹彩からなる血管膜で,〔⁶　　　〕とも呼ばれる.

☐☐ 毛様体には血管が豊富で,〔⁷　　　〕が発達している.

☐☐ 毛様体上皮は,〔⁸　　　〕に向けて眼房水を分泌する.

☐☐ 虹彩支質は,血管・神経に富み,眼の色に関わる〔⁹　　　〕も多い.

☐☐ 虹彩には,瞳孔を囲み輪走する〔¹⁰　　　　〕,放射状に走る瞳孔散大筋がある.

☐☐ 物体を注視すると,網膜の〔¹¹　　　〕に結像する.

☐☐ 2種類の視細胞の突起は,杆体および〔¹²　　　〕と呼ばれている.

☐☐ 網膜の〔¹³　　　〕に近づくにつれ,錐体の数が減り杆体のみが分布する.

☐☐ 眼球内膜の〔¹⁴　　　〕には視細胞がないため,光を感受できない.

☐☐ 眼球から出た視神経は〔¹⁵　　　〕で内側半分の線維が交差する.

☐☐ 眼房水は血管が分布していない水晶体や〔¹⁶　　　〕を養う.

☐☐ 眼房水の排出が悪くなると眼圧が亢進し〔¹⁷　　　〕となる.

□□ 水晶体は加齢に伴い白濁し〔18　　　　　〕と呼ばれて視力障害を起こす.

□□ 眼球内部の硝子体は,加齢に伴って液化し,〔19　　　　　〕をおこしやすい.

□□ 網膜中心動脈は,眼球壁の約1cm後方で〔20　　　　　〕の中心に入る終動脈である.

□□ 閉瞼は眼瞼にある眼輪筋が〔21　　　　　〕の支配で収縮して起こる.

□□ 眼瞼結膜と眼球結膜の境を〔22　　　　　〕と呼ぶ.

□□ 眼球結膜は細菌やウイルスによる感染で〔23　　　　　〕になりやすく,赤く充血する.

□□ 涙は導管により結膜円蓋に分泌され,眼球前面を潤して〔24　　　　　〕にたまる.

□□ 涙の成分には抗体や〔25　　　　　〕が含まれており,細菌の繁殖を防ぐ.

□□ 涙の分泌は顔面神経に由来する〔26　　　　　〕の支配で促進される.

□□ 外眼筋の外側直筋は〔27　　　　　〕に支配される.

□□ 開眼には,動眼神経支配の〔28　　　　　〕と交感神経支配の上瞼板筋が協働する.

□□ 視神経は視交叉で内側半分の線維が交差して,視床の〔29　　　　　〕に至る.

□□ 近くをみるときは,副交感神経支配の〔30　　　　　〕が収縮して水晶体は厚くなる.

□□ 虹彩は,光刺激に対して〔31　　　　　〕を起こし光量を調節する.

□□ 光量調節には,中脳の〔32　　　　　〕が中枢として反射的に働く.

□□ 薄暗い光では,〔33　　　　　〕が交感神経に支配されて散瞳を示す.

□□ 角膜反射の求心性経路は眼神経であり,遠心性経路は〔34　　　　　〕である.

□□ 赤と緑の弁別力が先天的に低下している色覚異常を〔35　　　　　〕という.

③ 聴覚と平衡覚

□□ 聴覚と平衡覚の感覚細胞はいずれも〔1　　　　　〕と呼ばれる.

□□ 聴覚と平衡覚は刺激で生じた神経インパルスを〔2　　　　　〕によって中枢に伝える.

□□ 外耳は耳介と外耳道からなり,音を集め〔3　　　　　〕を振動させる.

□□ 外耳道の軟骨部にはアポクリン汗腺の一種である〔4　　　　　〕が開口する.

□□ 耳小骨は,ツチ骨・〔5　　　　　〕・アブミ骨の3個である.

□□ アブミ骨底は内耳に連なる〔6　　　　　〕にはまり込んでいる.

□□ 伝音系の刺激の強さは〔7　　　　　〕とアブミ骨筋により調節される.

□□ 鼓膜張筋は〔8　　　　　〕に支配される.

□□ アブミ骨筋は〔9　　　　　〕に支配される.

□□ 耳管は〔10　　　　　〕の前壁から内下方に出て咽頭に開く管である.

□□ 内耳は〔11　　　　　〕の錐体にある.

□□ 骨迷路がつくる腔所に〔12　　　　　〕は収まっている.

□□ 骨迷路と膜迷路の間の外リンパ隙には〔13　　　　　〕が満ちている.

□□ 音の受容器は蝸牛管の〔14　　　　　〕である.

□□ 蝸牛の中で,外リンパ隙の前庭階と〔15　　　　　〕に挟まれて蝸牛管がある.

□□ 前庭階は〔16　　　　　〕で鼓室階に移行する.

□□ コルチ器では有毛細胞の聴毛に〔17　　　　　〕がかぶさっている.

14章
感覚系

- □□ コルチ器の有毛細胞は蝸牛軸にある〔18　　　　　　　〕の双極細胞とシナプスをつくる.
- □□ 平衡覚の受容器は球形嚢や卵形嚢と呼ばれる〔19　　　　　〕である.
- □□ 3つの半規管の〔20　　　　　　〕は回転運動の加速度を感受できる.

4 化学的感覚（嗅覚と味覚）

- □□ 嗅覚は嗅上皮の中にある〔1　　　　　〕で受容される.
- □□ 嗅細胞の基底部から出る突起が無髄の〔2　　　　　〕である.
- □□ 嗅覚は同じにおいが続くと比較的早く〔3　　　　　〕する.
- □□ 味覚は〔4　　　　　〕で感受される.
- □□ 味細胞は舌の〔5　　　　　　〕から新生される.
- □□ 味細胞は味覚線維とシナプスをなし，情報を延髄の〔6　　　　　〕に伝える.
- □□ 嗅覚の適合刺激は揮発性の〔7　　　　　〕である.
- □□ 嗅覚の感度は個人差があり，複雑なにおいを嗅ぎ分ける〔8　　　　　〕は生後に獲得される.
- □□ 嗅上皮は鼻腔の呼吸上皮と同様に〔9　　　　　　〕からなる.
- □□ 舌乳頭で味蕾がみられないのは〔10　　　　　〕だけである.
- □□ 舌の前2/3の味覚は〔11　　　　　〕によって延髄の孤束核に伝えられる.

5 体性感覚と内臓感覚

- □□ 皮膚の感覚神経は分節的に配列しており，これを〔1　　　　　〕と呼ぶ.
- □□ 臓器の痛みは，皮膚に〔2　　　　　〕と呼ぶ痛みや知覚異常を生じることがある.
- □□ 真皮の〔3　　　　　〕には触覚小体（マイスネル小体）がある.
- □□ 圧覚は真皮から皮下組織に分布する〔4　　　　　　〕が感受する.
- □□ 痛覚は，表皮の中まで侵入する〔5　　　　　　〕で受容される.
- □□ 体性感覚には，皮膚感覚に対して，筋・腱・関節における〔6　　　　　〕がある.
- □□ 深部感覚は筋の〔7　　　　　〕や腱紡錘で感受される.
- □□ 体性感覚は視床で最終中継され，大脳皮質の〔8　　　　　〕へ投射される.
- □□ 顔面の皮膚感覚は，〔9　　　　　〕の3枝により脳幹と脊髄に伝えられる.
- □□ 内臓感覚の情報の大部分は脳幹や脊髄で〔10　　　　　　〕を起こす.
- □□ 尿量400mL以上で，排尿筋の収縮と膀胱括約筋の弛緩による〔11　　　　　〕が生じる.
- □□ 内臓と皮膚の痛覚は，求心性線維が入る同じ脊髄分節の部位で〔12　　　　　〕を生じることもある.

◆◆ トレーニング ◆◆

① **正しいものには○を，誤っているものには×を記入しよう.**

□□〔¹　〕 適合刺激であれば受容器はいつも興奮を生じる.
□□〔²　〕 侵害刺激である痛みは最も順応しにくい.
□□〔³　〕 誰もいない静かな部屋の中にいて話し声が聞えるのを幻聴という.
□□〔⁴　〕 過敏症は閾値（いきち）よりも低い値で受容器に興奮を生じる.
□□〔⁵　〕 体性感覚野は中心溝の前の中心前回に位置する.

② **関係があるものを下の選択肢から選ぼう.**

□□ 視覚の適合刺激　　　　　　　　　　　　〔¹　　　〕
□□ 皮膚知覚の適合刺激　　　　　　　　　　〔²　　　〕
□□ 視床を経由しないで投射される感覚　　　〔³　　　〕
□□ 左足を欠く人が左足に感じる痛み　　　　〔⁴　　　〕
□□ 実物や現実と違って感じる感覚　　　　　〔⁵　　　〕

選 択 肢	音　　光　　温度　　味覚　　嗅覚　　聴覚　　平衡覚
	錯覚　　幻覚

③ **正しいものには○を，誤っているものには×を記入しよう.**

□□〔¹　〕 毛様体筋の収縮で水晶体は薄くなり，遠くに焦点が合う.
□□〔²　〕 加齢により水晶体の弾力性が低下すると近くがみえにくくなる.
□□〔³　〕 近視は網膜の前方で結像するため凹レンズで矯正する.
□□〔⁴　〕 遠視は網膜の後方で結像するため凸レンズで矯正する.
□□〔⁵　〕 対光反射は通常一方の眼に光を当てると，同側の瞳孔だけが縮瞳を起こす.
□□〔⁶　〕 輻輳（ふくそう）反射では，両眼球の内転・縮瞳・水晶体の厚さ増大が同時に生じる.
□□〔⁷　〕 色覚は杆体の集中する網膜の黄斑（おうはん）が感度がよい.
□□〔⁸　〕 錐体の外節には感光物質ヨードプシンが含まれている.
□□〔⁹　〕 毛様体や虹彩の上皮は広義の網膜の一部ではあるが視細胞はない.
□□〔¹⁰〕 網膜中心動脈は視神経円板から眼球内に入り，網膜を内側から養う.
□□〔¹¹〕 角膜には血管が豊富である.
□□〔¹²〕 メラニン色素の多い眼球の血管膜は，臨床的にぶどう膜と呼ばれる.
□□〔¹³〕 瞳孔を囲んで輪走する虹彩の平滑筋は瞳孔括約筋である.
□□〔¹⁴〕 視神経は，視交叉で網膜の内（鼻）側半からの神経線維が交差する.

□□〔15　〕眼房水は毛様体上皮から前眼房へと分泌される.

□□〔16　〕眼房水が排出されるシュレム管は強膜から角膜への移行部を輪走する.

□□〔17　〕眼瞼にはマイボーム腺があり，眼瞼後縁に皮脂を分泌する.

□□〔18　〕涙は涙小管に吸引され，涙囊に集められて，鼻涙管から下鼻道に流れる.

□□〔19　〕外眼筋の上斜筋は滑車神経に支配される.

□□〔20　〕色覚の遺伝子はX染色体上にあり，男性より女性に色覚異常が多い.

4 関係があるものを下の選択肢から選ぼう.

□□　虹彩が瞳孔の径を変えて行う調節　　　　　　　〔1　　　　　　〕

□□　眼球の内転・縮瞳・水晶体の厚さ増大の協調運動　〔2　　　　　　〕

□□　角膜を刺激すると生じるまばたき　　　　　　　〔3　　　　　　〕

□□　水晶体の弾力性と毛様体筋の収縮力による調節　　〔4　　　　　　〕

□□　網膜の後ろに結像する屈折異常　　　　　　　　〔5　　　　　　〕

□□　右眼に光を当てて生じる両眼の縮瞳　　　　　　〔6　　　　　　〕

□□　眼軸が通常より長くて起こる屈折異常　　　　　〔7　　　　　　〕

選択肢	共感性反射	対光反射	輻輳反射	間接対光反射
	角膜反射	近視　　遠視	正視	遠近調節　　明順応

5 次の部位は眼球壁のどこに相当するか，線で結ぼう.

□□　血管の少ない結合組織　・

□□　血管に富む組織　　　　・

□□　角　膜　　　　　　　　・　　　　　・内　層

□□　視細胞がある層　　　　・

□□　虹彩・毛様体の上皮　　・　　　　　・中　層

□□　虹彩・毛様体の支質　　・

□□　メラニンが多い上皮　　・　　　　　・外　層

□□　血管と色素細胞の多い組織・

❻ 関係があるものを下の選択肢から選ぼう.

☐☐ 網膜の最内層に接するもの 〔1　　　　〕

☐☐ 毛様体上皮がつくり分泌する液 〔2　　　　〕

☐☐ 最も鮮明な像がみえる部位 〔3　　　　〕

☐☐ 網膜の辺縁部（鋸状縁付近）に分布する 〔4　　　　〕
　　　　きょじょうえん

☐☐ 3種類の感光物質を含むもの 〔5　　　　〕

選択肢	眼房水　　黄斑　　杆体　　硝子体　　錐体　　中心窩 毛様体　　チン小体　　虹彩

❼ 正しいものには○を，誤っているものには×を記入しよう.

☐☐〔1　　　〕顔面神経に支配されるアブミ骨筋は，衝撃音から内耳を保護する.

☐☐〔2　　　〕耳管は咽頭に開口し，鼓室の内圧を調節する.

☐☐〔3　　　〕前庭階や鼓室階には，内リンパが満ちている.

☐☐〔4　　　〕蝸牛の基底回転のコルチ器では低音を，蝸牛頂では高音を感受する.

☐☐〔5　　　〕骨迷路の中央部を占める前庭には球形嚢と卵形嚢が収まる.

❽ 関係があるものを下の選択肢から選ぼう.

☐☐ 鼓膜に付着する耳小骨 〔1　　　　〕

☐☐ 外リンパ隙を満たす液 〔2　　　　〕

☐☐ 血管条から蝸牛管に分泌される液 〔3　　　　〕

☐☐ 耳管を囲んで発達したリンパ小節 〔4　　　　〕

☐☐ 鼓室階に伝わった進行波が吸収される部位 〔5　　　　〕

☐☐ 垂直・水平方向の運動を感受する平衡覚受容器 〔6　　　　〕

☐☐ 回転運動の加速度を感受する平衡覚受容器 〔7　　　　〕

☐☐ 音の受容器 〔8　　　　〕

☐☐ 蝸牛軸にあり，音を伝える蝸牛神経の起始 〔9　　　　〕

☐☐ 平衡覚を伝える前庭神経の双極細胞が位置する部位 〔10　　　　〕

選択肢	内耳　　耳管扁桃　　鼓室　　蝸牛窓　　ツチ骨　　キヌタ骨 アブミ骨　　外リンパ　　内リンパ　　球形嚢　　卵形嚢 前庭窓　　ラセン神経節　　内耳道底　　平衡斑　　膨大部稜 コルチ器

14章

感覚系

9 正しいものには○を，誤っているものには×を記入しよう．

☐☐ 〔1 〕 嗅覚や味覚は自律神経系の機能・情動・本能行動に深く関与する．

☐☐ 〔2 〕 嗅覚を伝える嗅神経は短いが有髄神経である．

☐☐ 〔3 〕 味蕾の味細胞は嗅細胞と同様に神経細胞由来である．

☐☐ 〔4 〕 味蕾は葉状乳頭に最も多く分布する．

☐☐ 〔5 〕 顔面神経・舌咽神経・迷走神経の中の味覚線維は孤束核に入る．

☐☐ 〔6 〕 孤束核からの情報の一部は，他の神経核を介して咀嚼運動・唾液分泌などに影響する．

☐☐ 〔7 〕 嗅細胞の興奮を伝える嗅神経は，嗅球でシナプスをなして終わる．

☐☐ 〔8 〕 嗅球は頭蓋腔内の前頭葉下面に存在する．

☐☐ 〔9 〕 嗅部の固有層にある嗅腺は，嗅物質を溶かす粘液を分泌する．

☐☐ 〔10 〕 嗅覚情報は，視床を経由して大脳皮質に投射される．

10 関係があるものを下の選択肢から選ぼう．

☐☐ 神経細胞由来の感覚受容細胞　〔1 　　　　　〕

☐☐ 重層扁平上皮由来の感覚受容細胞　〔2 　　　　　〕

☐☐ 舌の前2/3の味覚を伝える神経　〔3 　　　　　〕

☐☐ 舌の後1/3の味覚を伝える神経　〔4 　　　　　〕

☐☐ 咽頭壁や喉頭蓋の味覚を伝える神経　〔5 　　　　　〕

選 択 肢	味細胞　　　基底細胞　　　嗅細胞　　　支持細胞　　　迷走神経
	嗅神経　　　舌咽神経　　　顔面神経

11 正しいものには○を，誤っているものには×を記入しよう．

☐☐ 〔1 〕 体性感覚には皮膚感覚と深部感覚がある．

☐☐ 〔2 〕 皮膚感覚の受容器は真皮と皮下組織に限局している．

☐☐ 〔3 〕 内臓と皮膚からの求心性線維が同じ脊髄分節に入力する場合，関連痛が生じる．

☐☐ 〔4 〕 ヒスタミンやセロトニンは自由神経終末を刺激して痛みを生じる．

☐☐ 〔5 〕 β-エンドルフィンは発痛物質といわれている．

⑫ 関係があるものを下の選択肢から選ぼう.

☐☐ 筋の固有知覚の受容器は〔1　　　　　　　　〕である.

☐☐ 発痛物質としては〔2　　　　　　　　〕がよく知られている.

☐☐ 脳内で発見されたβ-エンドルフィンやエンケファリンは〔3　　　　　　　　　　〕と呼ばれる.

☐☐ 内臓感覚の大部分は〔4　　　　　　　　〕や脊髄に入り，自律神経反射を生じる.

☐☐ 内臓痛覚は伸展拡張・〔5　　　　　　　　　〕・発痛物質などで生じる.

選 択 肢	筋紡錘　　ヒスタミン　　内因性鎮痛物質　　腱紡錘　　脳幹
	大脳　　小脳　　血行障害

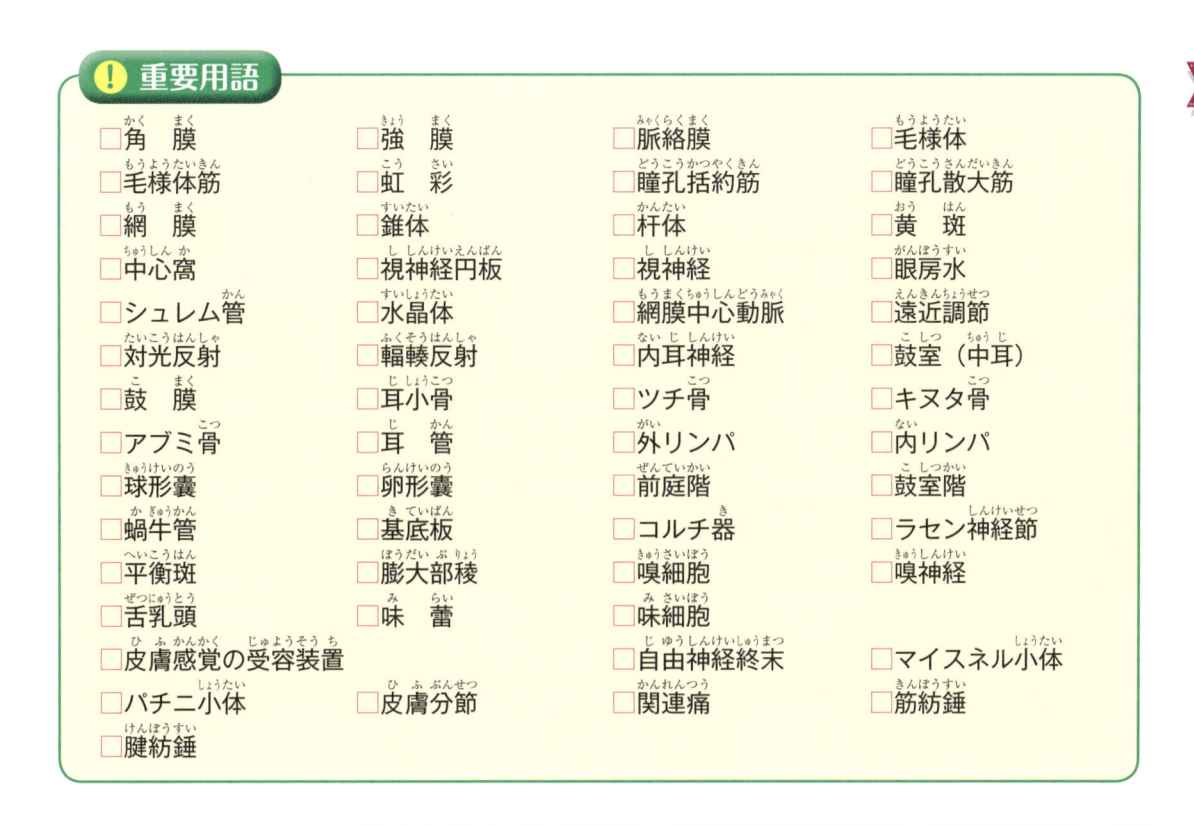

⚠ 重要用語

☐角膜　☐強膜　☐脈絡膜　☐毛様体
☐毛様体筋　☐虹彩　☐瞳孔括約筋　☐瞳孔散大筋
☐網膜　☐錐体　☐杆体　☐黄斑
☐中心窩　☐視神経円板　☐視神経　☐眼房水
☐シュレム管　☐水晶体　☐網膜中心動脈　☐遠近調節
☐対光反射　☐輻輳反射　☐内耳神経　☐鼓室（中耳）
☐鼓膜　☐耳小骨　☐ツチ骨　☐キヌタ骨
☐アブミ骨　☐耳管　☐外リンパ　☐内リンパ
☐球形嚢　☐卵形嚢　☐前庭階　☐鼓室階
☐蝸牛管　☐基底板　☐コルチ器　☐ラセン神経節
☐平衡斑　☐膨大部稜　☐嗅細胞　☐嗅神経
☐舌乳頭　☐味蕾　☐味細胞
☐皮膚感覚の受容装置　☐自由神経終末　☐マイスネル小体
☐パチニ小体　☐皮膚分節　☐関連痛　☐筋紡錘
☐腱紡錘

14章

感覚系

1 視細胞が存在するのはどれか.　〔　　　〕

1. 角　膜
2. 強　膜
3. 網　膜
4. 結　膜

2 縮瞳を起こすのはどれか.　〔　　　〕

1. 副交感神経に支配される瞳孔散大筋の収縮
2. 副交感神経に支配される瞳孔括約筋の収縮
3. 交感神経に支配される瞳孔散大筋の収縮
4. 交感神経に支配される瞳孔括約筋の収縮

3 眼圧の亢進に関わるのはどれか.　〔　　　〕

1. 眼房水の分泌減少
2. 硝子体の増大
3. 硝子体のゼリー状化
4. 眼房水の貯留

4 チン小帯で誤っているのはどれか.　〔　　　〕

1. 毛様体突起に水晶体をつるす線維である.
2. 弾力性に富み，伸びる線維である.
3. チン小帯が引っ張られると水晶体の厚さは減じる.
4. 毛様体筋が収縮するとチン小帯は緩む.

5 老視でみられる変化はどれか.　〔　　　〕

1. 水晶体の硬化
2. 毛様体筋の収縮力亢進
3. 水晶体の厚さ増大
4. 網膜の前方での結像

● 視覚に関わる反射は重要である．眼球にはどういう反射があるか，眼球のどの部位が関与して反射が生じるか説明できるように勉強しよう．

6 網膜中心動脈で正しいのはどれか． 〔　　　〕

1. 眼底検査で観察できる．
2. 黄斑の中央から眼球内に入る．
3. 眼球の血管膜に分布する．
4. 網膜の最外層から内方に向かう．

7 動眼神経で支配されるのはどれか． 〔　　　〕

1. 上斜筋
2. 外側直筋
3. 上眼瞼挙筋
4. 上瞼板筋

8 対光反射の中枢はどれか． 〔　　　〕

1. 大脳の後頭葉
2. 中脳の動眼神経副核
3. 視床の外側膝状体
4. 延髄の網様体

9 輻輳反射はどれか． 〔　　　〕

1. 眼球の内寄せ＋散瞳＋水晶体厚さ増大
2. 縮瞳＋水晶体の扁平化
3. 眼球の内寄せ＋縮瞳＋水晶体厚さ増大
4. 散瞳＋水晶体厚さ増大

10 涙腺について誤っているのはどれか． 〔　　　〕

1. 涙腺は副交感神経の支配で分泌が促進される．
2. 涙腺の導管は結膜円蓋に開く．
3. 涙の成分には抗体やリゾチームが含まれる．
4. 涙腺は粘液も混じる混合腺である．

14章

感覚系

11 眼球で正しいのはどれか． 〔　　　　〕

1．網膜の錐体は色彩を感じる受容器である．
2．視覚中枢は頭頂葉にある．
3．視交叉の損傷で内側半盲となる．
4．眼神経は眼球運動を支配する．

12 交感神経興奮で起こる反応はどれか． 〔　　　　〕

1．遠近調節
2．散　瞳
3．涙の分泌促進
4．眼瞼下垂

13 老化と関係が薄い異常はどれか． 〔　　　　〕

1．白内障
2．眼圧亢進
3．色覚異常
4．視野狭窄

14 注視時に結像する部位はどれか． 〔　　　　〕

1．鋸状縁 _{きょじょうえん}
2．中心窩 _{ちゅうしんか}
3．視神経円板
4．強　膜

15 杆体に含まれる感光物質はどれか． 〔　　　　〕

1．ロドプシン
2．メラニン
3．ヨードプシン
4．リゾチーム

POINT!

●⑯網膜は，視神経円板から眼球内に入る網膜中心動脈の枝により内側から養われる．網膜の最外層である色素上皮層は脈絡膜内で分岐する短後毛様体動脈で養われる．

16 網膜の色素上皮層で誤っているのはどれか． 〔　　　〕

1. 明所で感光物質が分解されると色素上皮細胞が外節の先端から処理する．
2. 暗所でのロドプシンの再合成には関与していない．
3. メラニンを含むため散乱光を吸収する．
4. 色素上皮層と錐体・杆体層は剝離することがある．

17 眼球の血管系で誤っているのはどれか． 〔　　　〕

1. 毛様体血管系と網膜血管系に分けられる．
2. すべて内頸動脈から分岐する眼動脈の枝である．
3. 毛様体血管系の一部は網膜の色素上皮層を養う．
4. 網膜中心動脈は網膜の最外層から内方へ分岐して網膜を養う．

18 眼球運動で誤っているのはどれか． 〔　　　〕

1. 眼球を真上に上転するとき：上直筋と下斜筋が共働する．
2. 眼球をまっすぐ下転するとき：下直筋と上斜筋が共働する．
3. 右方の物をみるとき：右眼の内側直筋と左眼の外側直筋が同時に働く．
4. 近くの物をみるとき：両眼の内側直筋が同時に働く．

19 内耳神経で誤っているのはどれか． 〔　　　〕

1. 第Ⅷ脳神経である．
2. 前庭神経と蝸牛神経を合わせた呼び名である．
3. ラセン神経節と前庭神経節の双極性細胞由来の神経線維である．
4. 平衡覚と聴覚に関する遠心性神経である．

20 難聴で誤っているのはどれか． 〔　　　〕

1. 鼓膜の損傷は伝音性難聴を生じる．
2. 高齢者では高音域が難聴になることが多い．
3. 耳小骨の消失は感音性難聴を生じる．
4. コルチ器の損傷は感音性難聴を生じる．

14章

感覚系

21 平衡斑で誤っているのはどれか． 〔　　　　〕

1. 前庭の膜迷路に位置する．
2. 平衡斑は平衡覚の受容器である．
3. 平衡砂膜は平衡斑の有毛細胞の基底膜である．
4. 平衡砂は頭部の傾きで移動し，有毛細胞の毛を倒して興奮を起こす．

22 膨大部稜で誤っているのはどれか． 〔　　　　〕

1. 膜半規管の平衡覚受容器である．
2. 膨大部稜は3つあり，膜半規管が卵形嚢に開口する部位にみられる．
3. 有毛細胞の感覚小毛は小帽内の細管に侵入している．
4. 外リンパの動きで膨大部稜の小帽が倒されて回転運動を感受する．

23 音の伝導で誤っているのはどれか． 〔　　　　〕

1. 音は内耳で感受される．
2. 音は空気伝導（気導）と骨伝導（骨導）で感受される．
3. 気導で伝わる音の振動は耳小骨により拡大される．
4. 侵害刺激となる大きい音では鼓膜張筋やアブミ骨筋を緩める．

24 コルチ器で誤っているのはどれか． 〔　　　　〕

1. コルチ器は蝸牛管にある聴覚受容器である．
2. コルチ器の感覚細胞である外有毛細胞の数はどの部位でも同じである．
3. 有毛細胞はラセン神経節にある神経細胞の終末とシナプスをつくる．
4. 外リンパの波動で基底板が揺れると，有毛細胞の聴毛が蓋膜に当たって刺激される．

25 蝸牛管で誤っているのはどれか． 〔　　　　〕

1. 蝸牛管は蝸牛と呼ばれる骨迷路の中の膜迷路である．
2. 蝸牛軸を通る断面では蝸牛管は三角形であり，外リンパを満たしている．
3. 蝸牛管の外側壁はラセン靱帯と血管条がつくる．
4. 蝸牛管の底辺をなすラセン膜は部位により長さが違う．

POINT!

●嗅覚や味覚では，化学物質が感覚細胞を刺激して興奮を起こす．嗅覚と味覚の受容器について整理しておこう．

26 鼻腔粘膜の嗅部はどのような特徴をみせるか． 〔　　　〕

1. 多列線毛上皮が厚く，赤みをおびてみえる．
2. 多列線毛上皮が厚く，黄色みをおびてみえる．
3. 重層扁平上皮が厚く，赤みをおびてみえる．
4. 重層扁平上皮が厚く，黄色みをおびてみえる．

27 嗅神経について誤っているのはどれか． 〔　　　〕

1. 嗅神経は上鼻甲介を覆う粘膜から多く生じる．
2. 嗅神経は嗅細胞の基底部から出る突起である．
3. 嗅神経は篩骨の篩板を通過するときは有髄線維である．
4. 嗅神経の神経終末は嗅球でシナプスを形成する．

28 嗅覚について正しいのはどれか． 〔　　　〕

1. 嗅覚も他の感覚情報と同様に視床で中継して大脳皮質に達する．
2. 嗅皮質とは辺縁系の一部であり，自律神経機能と深くかかわる．
3. 一次嗅覚野は頭頂部の新皮質にあり，精神活動とかかわる．
4. 複雑な臭いの識別能力は出生時にすでに獲得されている．

14章
感覚系

29 味蕾について誤りはどれか． 〔　　　〕

1. 味蕾の数が多いのは有郭乳頭である．
2. 亜鉛不足になると味蕾の機能は低下する．
3. 舌全体の味蕾の数は加齢とともに減少する．
4. 舌尖部の味蕾は主として葉状乳頭にみられる．

30 味覚について誤りはどれか． 〔　　　〕

1. 味覚を感受する味細胞は舌を覆う重層扁平上皮から分化する．
2. 4つの基本味（塩味・甘味・酸味・苦味）の混合でうま味を感じる．
3. 舌表面だけでなく口蓋・喉頭蓋などの粘膜でも味覚を感じる．
4. 舌根部の味覚は舌咽神経によって延髄の孤束核に伝えられる．

31 皮膚の感覚受容器で誤っているのはどれか． 〔　　　〕

1. マイスネル小体は皮下組織に分布する．
2. 表皮まで侵入する自由神経終末は痛覚を感受する．
3. パチニ小体は真皮から皮下組織にかけて分布する．
4. マイスネル小体やパチニ小体は触覚や圧覚を感受する．

32 体温調節中枢はどれか． 〔　　　〕

1. 腋窩の皮膚
2. 大脳皮質
3. 口腔粘膜
4. 視床下部

33 皮膚感覚で誤っているのはどれか． 〔　　　〕

1. 下肢前面の皮膚感覚は，腰神経叢をなす脊髄神経により伝えられる．
2. 下肢後面の皮膚感覚は，仙骨神経叢をなす脊髄神経により伝えられる．
3. 上肢の皮膚感覚は，脊髄神経の腕神経叢をなす枝で伝えられる．
4. 顔面の皮膚感覚は，顔面神経により伝えられる．

34 深部感覚で誤っているのはどれか． 〔　　　〕

1. 筋紡錘は筋の状態を知らせる深部感覚の受容器である．
2. 外力により筋が伸張されると，その筋の筋紡錘はインパルスを停止する．
3. 自己の位置や運動は深部感覚・皮膚感覚・平衡覚・視覚を総合して感じる．
4. 膝蓋腱反射には大腿四頭筋の筋紡錘が関わる．

35 内臓感覚で誤っているのはどれか． 〔　　　〕

1. 空腹感・渇き・悪心・尿意・便意は，臓器感覚と呼ばれる．
2. 狭心症の関連痛は，左側の胸部，肩，上腕内側部に痛みが放散する．
3. うずく痛みは血行障害・炎症・痙縮・異常拡張などにより生じる．
4. 臓器感覚は自律神経を経て後頭葉に達し，情動行動を引き起こす．

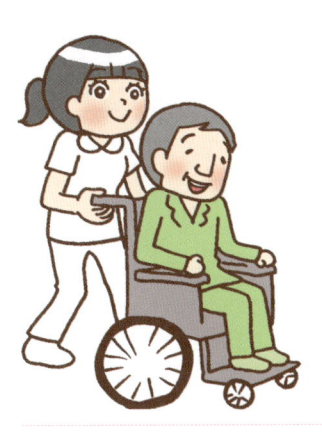

memo

14章
感覚系

◆▶ ビジュアルチェック ◀◆

下図の空欄に適切な解剖学用語を記入しよう．

●免疫の対象となる抗原（異物）

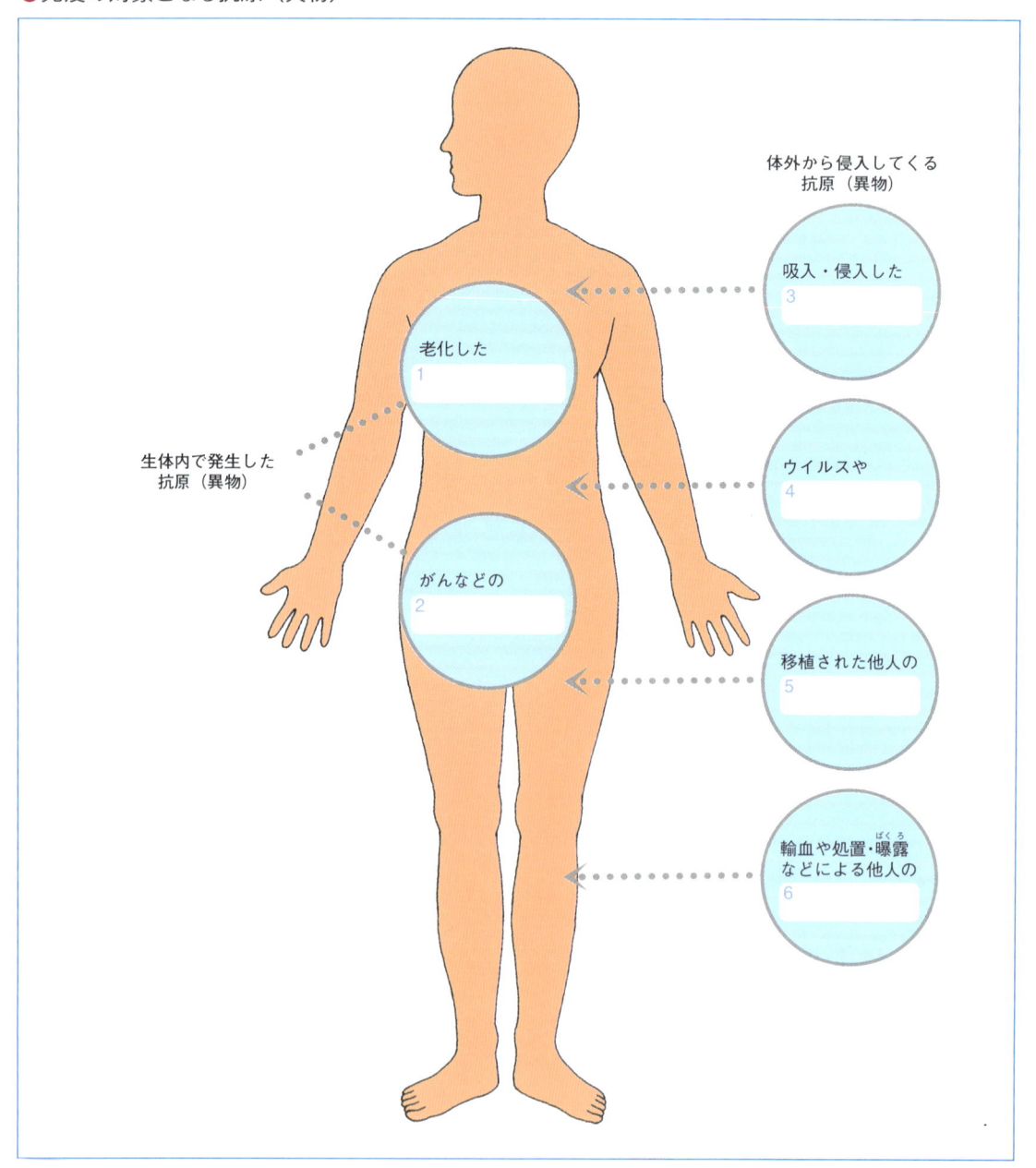

体外から侵入してくる
抗原（異物）

吸入・侵入した
3

老化した
1

生体内で発生した
抗原（異物）

ウイルスや
4

がんなどの
2

移植された他人の
5

輸血や処置・曝露（ばくろ）
などによる他人の
6

この章の学習ポイント

　私たちの周囲には，さまざまな微生物や病原物質が存在します．しかし，私たちが普段，それらを意識することなく健康に生活できるのは，微生物や病原物質を常に除去している免疫系という生体防御のシステムがあるからです．一方で，この免疫系が過剰に働くと，アレルギーや自己免疫疾患を発症してしまいます．免疫系の仕組みについて学びましょう．

●自然免疫系から獲得免疫系へ

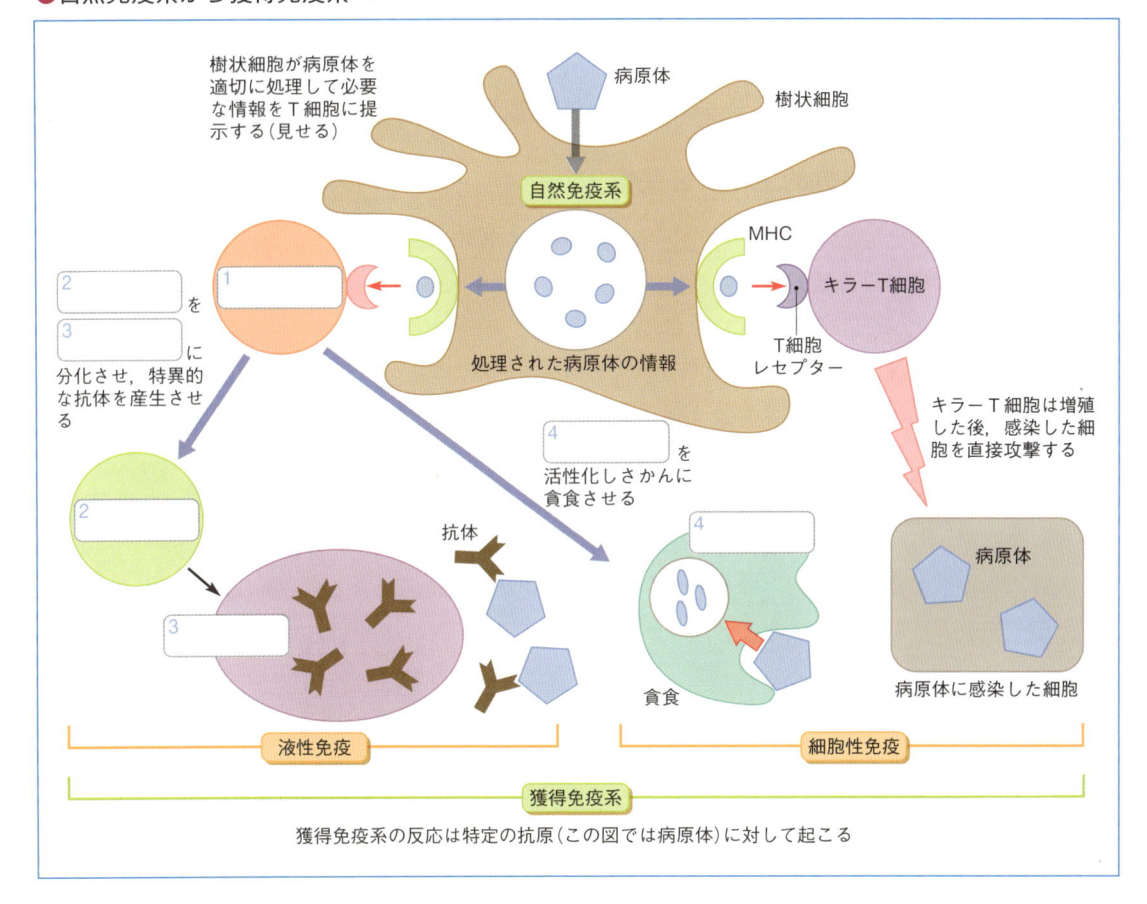

樹状細胞が病原体を適切に処理して必要な情報をT細胞に提示する（見せる）

病原体

樹状細胞

自然免疫系

MHC

キラーT細胞

T細胞レセプター

処理された病原体の情報

2　　を
3　　に
分化させ，特異的な抗体を産生させる

4　　を
活性化しさかんに貪食させる

キラーT細胞は増殖した後，感染した細胞を直接攻撃する

抗体

貪食

病原体

病原体に感染した細胞

液性免疫

細胞性免疫

獲得免疫系

獲得免疫系の反応は特定の抗原（この図では病原体）に対して起こる

15章

免疫系

◆ 要点整理 ◆

次の〔　〕内に適切な語を記入して文を完成させよう.

❶ 自然免疫機構：非特異的生体防御機構

☐☐ 自然免疫機構は，生まれつき備わっている免疫機構（先天性の免疫機構）で，抗原（異物）が体内に侵入したときに迅速に対応する. ただし，どのような異物が侵入したかは記憶されておらず，異物への攻撃は〔¹　　　　　〕な，つまり無差別な攻撃となる.

☐☐ 自然免疫機構は，〔²　　　　　〕，〔³　　　　　〕，〔⁴　　　　　　　〕，好酸球，好塩基球，肥満細胞，NK（ナチュラルキラー）細胞などが関与する.

❷ 獲得免疫機構：特異的生体防御機構

☐☐ 獲得免疫機構は〔¹　　　　　〕な生体防御機構であり，外界からの抗原（異物）の侵入を経験した後に獲得する後天性の免疫機構である. 抗原をねらい打ちにして攻撃することができ，自然免疫に比べて，非常に強力である.

☐☐ 特異的生体防御機構には，主に〔²　　　　　〕と〔³　　　　　〕が関与する

☐☐ 特異的生体防御機構のデメリットは，新しい抗原に侵入されてから，免疫反応が起きるまでに〔⁴　　　　　〕がかかることである.

☐☐ 獲得免疫系で働く細胞は，抗原を認識して結合して作用するために，その抗原に特異的な受容体（〔⁵　　　　　〕）をもっている.

☐☐ 獲得免疫系で働く細胞は，それぞれ1種類の抗原だけに反応できる. 1個の獲得免疫系の細胞が，複数の抗原に反応することはない. これを〔⁶　　　　　〕という.

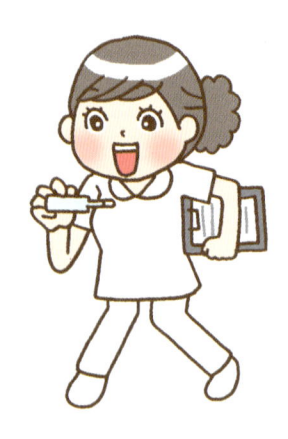

◆ トレーニング ◆

1 正しいものには○を，誤っているものには×を記入しよう．

□□〔1〕 リンパ球の一部をT細胞に分化させる組織である胸腺は，年齢とともに大きくなる．

□□〔2〕 ヒトの体内にある細胞のうち，MHCクラスⅠという，その人特有の「しるし」をもつ細胞は，白血球だけである．

□□〔3〕 ヘルパーT細胞は，B細胞の形質細胞への分化を助け，マクロファージを活性化する．

□□〔4〕 キラーT細胞や食細胞による免疫反応を液性免疫，抗体による免疫反応を細胞性免疫という．

□□〔5〕 体内に侵入した異物を感知して警報を出すシステムとして，食細胞が活性化し，サイトカインを放出する方法がある．

□□〔6〕 抗原に抗体と補体が結合し，食細胞の貪食がより活発になる現象をオプソニン化という．

□□〔7〕 免疫グロブリンは，それぞれ性質の異なる3つのクラスに分類される．

□□〔8〕 免疫グロブリンのうち，IgEはⅠ型アレルギー反応に関わり，花粉症やアナフィラキシーショックなどを引き起こす．

□□〔9〕 免疫グロブリンのうち，IgGはⅡ型アレルギーとⅢ型アレルギーの両方に関与する．

□□〔10〕 金属アレルギーや接触性皮膚炎などのⅣ型アレルギーは，主にB細胞が活性化されて起こる．

2 最も関係があるものを下の選択肢から選ぼう．

□□ 母親由来の新生児の免疫において重要な働きをする抗体 〔1〕

□□ 免疫における自己寛容の破綻 〔2〕

□□ ある病気に一度かかると同じ病気にはかかりにくくなること 〔3〕

□□ 抗体が抗原に結合したときに，血液中のタンパク質分子群が活性化し抗原を攻撃すること 〔4〕

□□ T細胞への抗原（非自己）の情報提示 〔5〕

選択肢	IgG　　IgD　　クラススイッチ　　自己免疫疾患　　オプソニン化
	免疫記憶　　補体活性化　　樹状細胞　　DNA

15章
免疫系

◆▶ 実力アップ ◀◆

1 マクロファージで誤っているのはどれか.　　　　　　　　　〔　　　〕

　1. リンパ球が成長してマクロファージとなる.
　2. マクロファージは自然免疫に関係している.
　3. マクロファージは細菌を直接攻撃して食べてしまう.
　4. マクロファージは細胞性免疫に関係している.

2 抗体を産生するのはどれか.　　　　　　　　　　　　　　〔　　　〕

　1. NK細胞
　2. T細胞
　3. 肥満細胞
　4. 形質細胞
　5. マクロファージ

3 貪食を行う細胞はどれか. 2つ選べ.　　　　　　　　　　〔　　　〕

　1. 単　球
　2. 赤血球
　3. 好中球
　4. Tリンパ球
　5. 巨核球

4 抗原と抗体について誤っているのはどれか.　　　　　　　〔　　　〕

　1. 外界の物質だけでなく自らの体内の成分も抗原となる.
　2. 抗原に抗体が直接結合して無力化することができる.
　3. 獲得免疫系が反応すると特定の抗体が増殖する.
　4. NK細胞は抗体を使って抗原の毒素を中和する.

POINT!

●免疫グロブリンには，IgM，IgG，IgA，IgE，IgDがあり，それぞれ異なった特徴がある．各免疫グロブリンの特徴を整理しておこう．

5 免疫グロブリンで誤っているのはどれか．2つ選べ． 〔　　　　〕

1. 寄生虫症ではIgEが増加する．
2. IgMの構造は五量体である．
3. IgGは胎盤通過性がある．
4. 感染が起こると最初にIgAが産生される．
5. IgDは二量体である．

15章

免疫系

! 重要用語

□抗 原　　□抗 体　　□顆粒球　　□単 球
□リンパ球　　□好塩基球　　□好中球　　□好酸球
□ヘルパーT細胞　　□キラーT細胞　　□B細胞
□NK（ナチュラルキラー）細胞　　□マクロファージ　　□形質細胞
□食細胞　　□貪 食　　□補 体　　□オプソニン化
□自然免疫　　□獲得免疫　　□細胞性免疫
□液性免疫（体液性免疫）　　□自 己　　□非自己
□抗原レセプター　　□抗原特異性　　□免疫グロブリン　　□アレルギー
□自己免疫疾患

引用・参考文献

林正健二編. 人体の構造と機能①：解剖生理学. 第 4 版. メディカ出版, 2016, (ナーシング・グラフィカ).

※本書掲載の図表は上記文献より引用転載した (「ビジュアルチェック」として空欄を設けるなど一部改変を含む).

索　引

◆50音順◆

あ

アクチンフィラメント　22，23，25，152
アセチルコリン　152，163，170
アデノシン三リン酸　22，23，25，73，152
アブミ骨（→耳小骨）
アポクリン腺　40，43
アミノ酸　89
アルブミン　54
アレルギー　195

い

胃　14，36，37，80，82，83，86，87，116
胃　液　86，87
胃底腺　86
陰　茎　131，133
陰茎海綿体　131，133
インターロイキン　53
咽　頭　36，37，70，71，72，74，80，81，86
陰　嚢　131，133

う

ウィリス動脈輪　（→大脳動脈輪）
運動神経　166，170

え

永久歯　85
液性免疫　195
エクリン腺　40，42
エストロゲン　132，134
エリスロポエチン　53
遠近調節　182
嚥　下　81，86

お

黄体形成ホルモン　114，131
横紋筋　38，151，152

か

外殻温度　41
外呼吸　73
灰白質　160，167
回　腸　80，87
概日リズム　41，164，168
外尿道括約筋　99，102，103
解剖学　12

下位ホルモン　115
海綿質　143
外リンパ　179，183
カウパー腺　（→尿道球腺）
蝸牛管　179
核　20，23，27
角　化　39，40
核小体　20
核心温度　41
獲得免疫系　195
角　膜　178，179，182
下垂体　114，115，116
滑　液　34，37
滑液鞘　37
滑液包　37
活動電位　25，152，160，166
滑　膜　34，37
顆粒球系幹細胞　53
カルシトニン　112，116
換　気　73
間質細胞　131，133
冠状動脈　62
肝小葉　87
関　節　37，141，142，144，152，153，154
汗　腺　38，39，40，41，163
肝　臓　14，80，83，87，100，170
杆　体　178，183
間　脳　161
眼房水　178，183
関連痛　180

き

気　管　36，70，71，72，74
起　始　152，183
基礎体温　41
キヌタ骨　（→耳小骨）
球形嚢　180
嗅細胞　180
吸　収　82，88，89
嗅神経　180
胸　腔　13，14，24，36
強　縮　152
胸　水　36
胸　腺　112，117
胸　膜　36
強　膜　178

巨核球系幹細胞　53
キラーT細胞　195
筋　25，150，151，152，153，154
筋組織　25
筋紡錘　180
筋　膜　37，38

く

空　腸　80，87
グロブリン　54
クロマチン　（→染色質）

け

毛　38，39，40
形質細胞　24，53，195
血圧に影響を与える因子　64
血　液　52，53
血管の調節機構　64
結合組織　21，24，37，38，39
血　漿　54
血小板　53
血　清　54
結　腸　80
血　餅　54
解　熱　42
ケラチン　38，39，40
腱　14，37，152，153，180
腱紡錘　180
減数分裂　24，27

こ

効果器　13，73，160，166
交感神経系　163，164
口　腔　36，37，70，80，81，82，85，86
抗　原　194
抗原特異性　196
抗原レセプター　196
虹　彩　176，178，179，182
甲状腺　112，116
甲状腺ホルモン　112，118
好中球　53，55，196
喉　頭　36，70，71，72，74，81，86
呼　吸　73，86
呼吸中枢　73，161，168
鼓　室　177，179
鼓室階　179，183

骨格筋　25，150，151，152，153，167
骨髄系幹細胞　53
骨髄造血　53
骨組織　25
骨端軟骨　143
骨盤腔　14
骨盤底筋群　102
骨　膜　25，143
鼓　膜　177，179，183
ゴルジ装置　20，22，27
コルチ器　179，180，183
コロニー刺激因子　53

さ

サーカディアンリズム　（→概日リズム）
細気管支　74
再吸収　101
サイトカイン　39，45，53，54
細胞外液　101
細胞骨格　22
細胞性呼吸　73
細胞性免疫　195
細胞内液　101
細胞膜　20，22，27
細胞内小器官　20，22
酸塩基平衡　72

し

耳　管　36，72，177，179，183
子　宮　36，130，132
糸球体　100
糸球体嚢　100
刺激伝導系　63
思春期　132，133
視床下部　42，114，115，116，161，168
耳小骨　177，179，183
視神経　178，179
視神経円板　178
脂　腺　38，39，40
自然免疫系　195
舌　71，81，82，180
シナプス　159，160，163，166，180
シナプス間隙　152
集合管　98，100，101
自由神経終末　180
重炭酸イオン　77

十二指腸　36，80，82，87，88
絨　毛　87
主気管支　70，73，74
受動輸送　23
受容器　13，73，160，178
受容体　23，115，160，163，164
シュレム管　178
上位ホルモン　115
漿　液　36
消　化　80，82，85，87，88，89
消化管　34，112，116
松果体　118
小　脳　159，161，168
上皮小体　112
上皮組織　24
小胞体　20，22，27
漿　膜　34，36
静脈血　63
食事誘発性産生反応（→特異動的作用）
食　道　36，37，80，81，82，83
食　欲　85
ショ糖　88
自律神経系　37，163，164
腎　盂（→腎盤）
心　筋　25，151，152
神経膠細胞　166
神経細胞（→ニューロン）
神経叢　163
神経組織　25
神経伝達物質　160，163，170
腎　臓　98，99，113，117
靱　帯　144
腎単位　100
浸　透　23
心　嚢　36
心嚢液　36
心嚢膜　36
腎　杯　100，102
腎　盤　98
真　皮　35，37，38，39，40，180
腎皮質　100
腎　門　100

す

膵　液　88
膵　管　36，80，88

水晶体　164，178，179，182
膵　臓　36，80，88
錐　体　178，183
髄　膜　34，37，160
スクロース（→ショ糖）

せ

精　液　133
精　管　36，131，133
精　子　133
精子形成　133
精　巣　36，112，114，131，133
精巣上体　131，133
声　帯　71
精　嚢　36，131，133
生理学　12
赤芽球系幹細胞　53
脊　髄　14，158，159，160，161，162，163，168，180，185
脊髄神経　158，163，170
脊髄反射　152
脊柱管　14
脊　椎　140
赤血球　53，54
舌乳頭　180
腺　24，38，39，40，41
染色質　23
染色体　23
前庭階　179
前立腺　36，99，131，133

そ

咀　嚼　85
咀嚼筋　85

た

体　液　101
対光反射　179，182
体細胞分裂　23，24，27
胎児循環　64
大十二指腸乳頭　87
体循環　62
大　腸　36，80，89
大　脳　84，161，166，168，180
大脳動脈輪　63
唾液腺　80，85

多能性幹細胞 53
単 球 21，22，196
胆 汁 87，88
胆汁塩酸 87
胆 囊 36，80，87

ち

緻密質 141
中心窩 178，183
中心子 23
中枢神経系 158，160，161，162
中性脂肪 88
腸 液 87
直 腸 14，80，84

つ

ツチ骨（→耳小骨）
爪 35，40

て

停 止 152
テストステロン 112，133，135
デンプン 88

と

頭蓋腔 14
瞳孔括約筋 178
瞳孔散大筋 178，179
動脈血 63
特異動的作用 44
トリグリセリド（→中性脂肪）
トロンボポエチン 53

な

内呼吸 73
内 耳（→鼓室）
内耳神経 177，179
内分泌腺（→内分泌器官）
内分泌器官 112，113，115，117
内リンパ 183
ナトリウムポンプ 23
軟 骨 25，144
軟骨組織 25，144

に

乳 歯 85
乳 糖 88
ニューロン 25，159，160，166
尿 管 14，36，98，99，100，102，103，132
尿細管 100，101
尿失禁 102，132
尿 道 36，98，99，102，103
尿道海綿体 131
尿道球腺 131，133
尿 閉 101

ね

ネフロン 100
粘 膜 34，36，37

の

脳 幹 161，163，168，180，185
脳神経 158，162
脳脊髄液 160，161
能動輸送 23

は

歯 14，80，85
肺 14，36，41，70，72，73
肺循環 62
排便反射 84
肺 胞 71，73，74
白 質 160
パチニ小体 180
発 汗 39，42
白血球 53，54
発 熱 42
反 射 160
反射弓 165

ひ

皮下組織 35，37，38，39，40
鼻 腔 36，70，72，74，81，86
微絨毛 87
微生物 195
皮 膚 34，35，37，38，39，167，180
皮膚分節 163，170，180
標的細胞 24，115
表 皮 35，37，38，39，40

表皮細胞　37，38，39
ビリルビン　38，83，87
貧　血　37

ふ

フィードバック機構　13，115
不感蒸泄　41
腹　腔　13，14，24，36
副交感神経系　163，179
副甲状腺（→上皮小体）
副　腎　14，98，113
副腎髄質　113，116
副腎皮質　113，114，115，116，133
腹　水　36
輻輳反射　182
腹　膜　36，70，99
プロゲステロン　41，132，134
分　娩　130
噴　門　83，86

へ

平滑筋　25，40，151，152
平衡斑　180，183
ヘモグロビン　38，55，74
ヘルパーT細胞　195

ほ

膀　胱　14，36，98，99，101，102，103
膨大部稜　180，183
乏　尿　101
ボーマン嚢（→糸球体嚢）
骨　140，141，142，143
ホメオスタシス　13，161
ホルモン　24，112，113，114，115，116

ま

マイスネル小体　180
マクロファージ　21，53，54，195，196
末梢神経系　158，162

み

ミオシンフィラメント　22，23
味細胞　180，184
ミセル　88
ミトコンドリア　20，22，27
脈絡膜　178

味　蕾　180

む

無　尿　101

め

メラニン細胞　38
メラニン色素　38，39
免疫　194

も

盲　腸　80，89
網　膜　167，181
網膜中心動脈　179
毛様体　178，181
毛様体筋　164，178，179
門脈系　61，63，64

ゆ

幽　門　83
幽門腺　86

よ

葉気管支　74

ら

ライディッヒ細胞（→間質細胞）
ラクトース（→乳糖）
ラセン神経節　180，183
卵　管　36，130
卵形嚢　180
ランゲルハンス細胞　39
ランゲルハンス島　113
卵　巣　14，113，114，130，132
卵胞刺激ホルモン　114，131，132，133

り

リソソーム　20，22
リボソーム　20，22，27
リンパ球　21，53，65
リンパ系幹細胞　53

れ

レプチン　85

ろ

濾　過　52. 101

A-Z

ATP（→アデノシン三リン酸）
B細胞　53. 55. 195. 196
CSF（→コロニー刺激因子）
EPO（→エリスロポエチン）
FSH（→卵胞刺激ホルモン）
IL（→インターロイキン）
LH（→黄体形成ホルモン）
TPO（→トロンボポエチン）
T細胞　53. 195. 196

本書は，小社刊行の書籍，『G supple イメージできる 解剖生理学』改訂 2 版（2009年刊行）を加筆・修正したものです．

装幀・デザイン ・・・・・・・・・・・・・・・ (株)くとうてん
図版・解剖図イラストレーション ・・・ (有)デザインスタジオEX／ (有)彩考／浅野 仁志
イラストカット ・・・・・・・・・・・・・ 藤井 昌子
編集協力 ・・・・・・・・・・・・・・・・ (有)アドバンス

ナーシング・サプリ
イメージできる 解剖生理学
2016年 1 月10日発行　第 1 版第 1 刷©
2017年10月20日発行　第 1 版第 3 刷

編　集　ナーシング・サプリ編集委員会
　　　　林 正 健二
発行者　長谷川 素美
発行所　株式会社メディカ出版
　　　　〒532-8588
　　　　大阪市淀川区宮原 3 － 4 － 30
　　　　ニッセイ新大阪ビル16F
　　　　http://www.medica.co.jp/
印刷・製本　株式会社 廣済堂

ISBN978-4-8404-5752-1　　　　　　　　　　　　　　　　Printed and bound in Japan

当社出版物に関する各種お問い合わせ先（受付時間：平日 9 ：00 ～ 17：00）
●編集内容については、編集局 06-6398-5048
●ご注文・不良品（乱丁・落丁）については、お客様センター 0120-276-591
●付属の CD-ROM、DVD、ダウンロードの動作不具合などについては、デジタル助っ人サービス 0120-276-592

「ナーシング・グラフィカ」で学ぶ、自信

看護学の新スタンダード

NURSINGGRAPHICUS

独自の視点で構成する
「これからの看護師」を育てるテキスト

人体の構造と機能
① 解剖生理学
② 臨床生化学

疾病の成り立ち
① 病態生理学
② 臨床薬理学
③ 臨床微生物・医動物
④ 臨床栄養学

健康の回復と看護
① 呼吸機能障害／循環機能障害
② 栄養代謝機能障害
③ 造血機能障害／免疫機能障害
④ 脳・神経機能障害／感覚機能障害
⑤ 運動機能障害
⑥ 内部環境調節機能障害
　　／性・生殖機能障害
⑦ 疾病と治療

健康支援と社会保障
① 健康と社会・生活
② 公衆衛生
③ 社会福祉と社会保障
④ 医療関係法規

基礎看護学
① 看護学概論
② ヘルスアセスメント
③ 基礎看護技術
④ 看護研究
⑤ 臨床看護総論

成人看護学
① 成人看護学概論
② 健康危機状況／セルフケアの再獲得
③ セルフマネジメント
④ 周術期看護
⑤ リハビリテーション看護
⑥ 緩和ケア

老年看護学
① 高齢者の健康と障害
② 高齢者看護の実践

小児看護学
① 小児の発達と看護
② 小児看護技術
③ 小児の疾患と看護

母性看護学
① 母性看護実践の基本
② 母性看護技術

精神看護学
① 情緒発達と精神看護の基本
② 精神障害と看護の実践

在宅看護論
① 地域療養を支えるケア
② 在宅療養を支える技術

看護の統合と実践
① 看護管理
② 医療安全
③ 災害看護

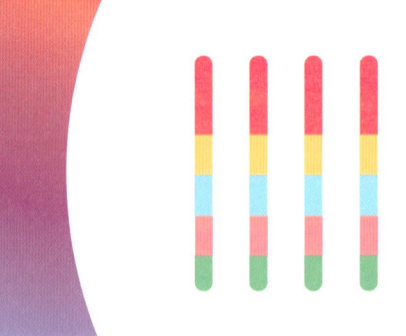

グラフィカカード 解剖生理学

メディカ出版編集部 編

［作り方］

- ●ミシン目に沿って切り離しましょう.
- ●ページ順に並べましょう.
- ●パンチ穴にカードリングなどを通せば, 小冊子ができあがります.
- ●下の方に, 基本的な確認問題を付けています. ウラに答えがあるので,
- ●問題カード集として繰り返し解いてみましょう.

［使い方］

- ●難しい語句にはルビをふっているので, 声に出して読んでみましょう.
- ●ポケットサイズのカードなので, 通学途中や実習先に持参して利用しましょう.

グラフィカカード 解剖生理学

ナーシング・グラフィカ
NURSINGRAPHICUS
〈人体の構造と機能①〉

解剖生理学

人体の解剖を, 全体の概観から各器官系へと, 順序立てて確実に学習できる, フルカラーの看護基礎教育テキストです. さらに, 生理, 病理につながる臨床場面を意識して, 疾病や障害についても触れています. 人体の構造と機能を基礎から, かつ総合的に学べるテキストです.

A4変型判　432頁　カラー　本体4,800円＋税
ISBN978-8-4404-5374-5　第4版 2016年1月刊行

MC メディカ出版

凡例

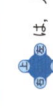 は, 人体の方向を示しています.

循環器系

① 心臓の位置

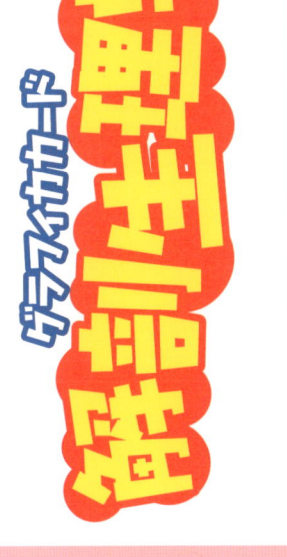

- 大動脈
- 肺動脈
- 心尖(部)
- 鎖骨
- 肺
- 横隔膜
- 胃

心臓と他臓器との位置関係を示した図.
心基部は第2肋間にあり, 心尖(部)は左の第5肋間に位置する.

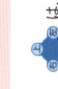

Q 1

心基部・心尖の位置は第2肋間・第5肋間のそれぞれどっち?

Q 2

全身からの静脈血が戻る心臓の部位は右心房・右心室・左心房・左心室のどれ?

CONTENTS

循環器系●体のすみずみまで血液を送るしくみ
心臓の位置 3／心臓の内面 4／人体の主要な動脈 5
人体の主要な静脈 6／血管の構造 7／脈拍を触れる部位 8 ‥‥**3**

呼吸器系●酸素を取り入れて二酸化炭素を排出するしくみ
呼吸器系各器官の構造 9／鼻腔と鼻中隔 10／副鼻腔 10
気管と気管支 11／肺胞とその断面図 12 ‥‥**9**

消化器系●食物を摂取して消化・吸収し排出するしくみ
消化器系各器官の構造 13／咽頭と喉頭 13
小腸 16／大腸 16／肝臓 17／胆嚢 17／膵臓 18
食道 14／胃 15 ‥‥**13**

泌尿器系●尿をつくるしくみ
泌尿器系の構造 19／膀胱と尿道 20／腎臓の位置 18
腎臓の前頭面 21／ネフロンのしくみ 22 ‥‥**19**

内分泌系●内部の環境を整えるしくみ
内分泌器官とホルモンの種類① 23
内分泌器官とホルモンの種類② 24 ‥‥**23**

生殖器系●子孫を残すしくみ
女性生殖器 25／男性生殖器 26 ‥‥**25**

骨　格　系●体を支えるしくみ
全身の骨格と主な関節部（前面）27
全身の骨格と主な関節部（背面）28 ‥‥**27**

筋　　　系●体を動かすしくみ
全身の骨格筋（前面）29／全身の骨格筋（背面）30 ‥‥**29**

神　経　系●情報を収集して判断し、伝達するしくみ
大脳溝と大脳の表面 31／脳の内部（矢状面）31
交感神経節・副交感神経節と主な支配臓器 32 ‥‥**31**

◆グラフィックカード引用文献
林正健二編 人体の構造と機能①解剖生理学，第4版，メディカ出版，2016．（ナーシング・グラフィ
カ）．一部改変

循環器系

② 心臓の内面

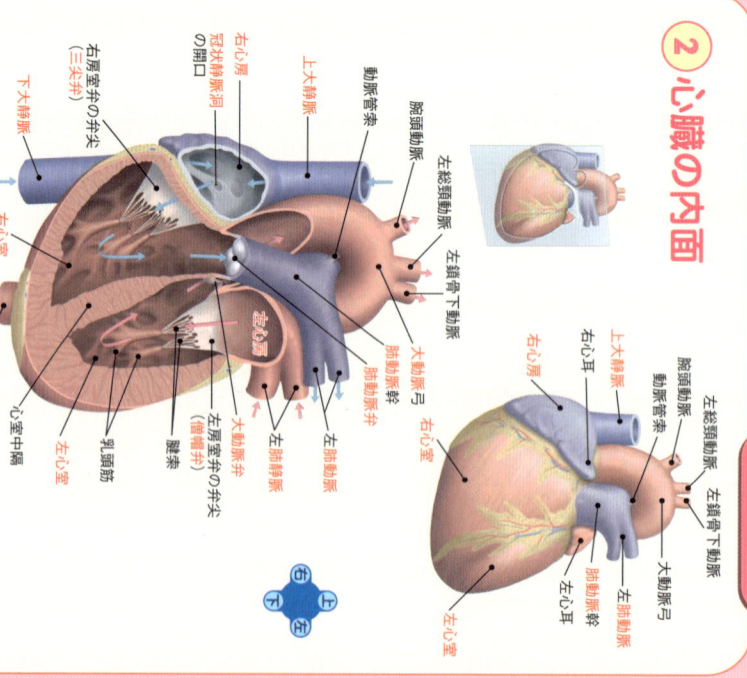

a. 右心系：全身の静脈から戻った静脈血は、上大静脈・下大静脈・冠状静脈洞で右心房に入る。右心房は右心房から三尖弁を通して血液を受け入れ、肺動脈弁を通って肺動脈に血液を送り出す。

b. 左心系：肺を循環した血液は、4本の肺静脈に集合して左心房に戻る。左心房は僧帽弁を通った血液を受け入れ、大動脈弁を通して血液を大動脈へ拍出する。

心基部の位置－第2肋間
心尖の位置－（左の）第5肋間

右心房

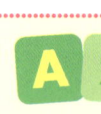

③ 人体の主要な動脈

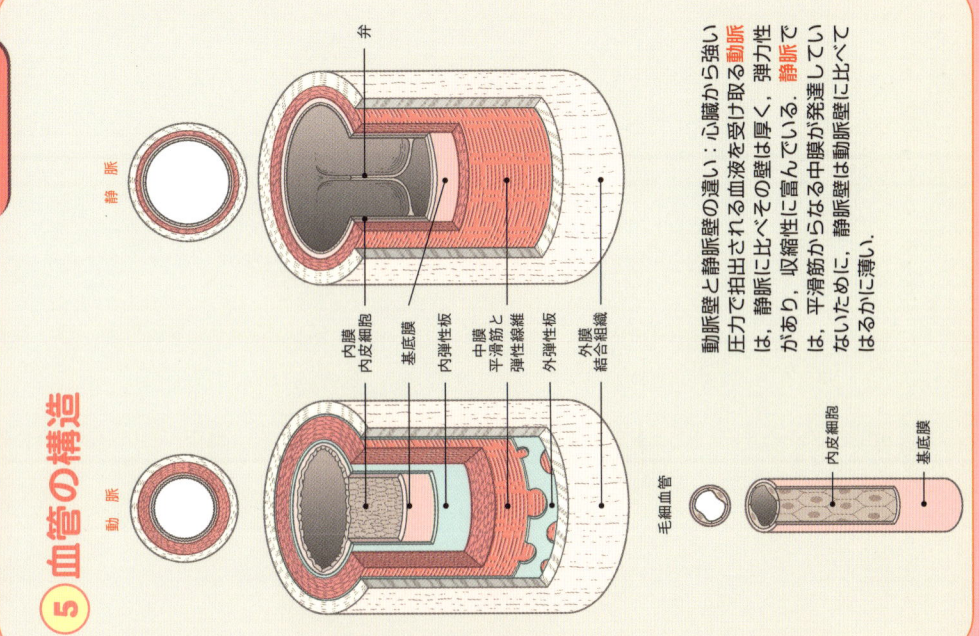

外頸動脈（右）
総頸動脈（左）
鎖骨下動脈（左）
大動脈弓
胸大動脈
肺動脈（左）
腹腔動脈
脾動脈
腎動脈（左）
腹大動脈
下腸間膜動脈
総腸骨動脈
外腸骨動脈
大腿動脈

膝窩動脈
前脛骨動脈
腓骨動脈
後脛骨動脈
足背動脈

内頸動脈（右）
椎骨動脈（右）
総頸動脈（右）
鎖骨下動脈（右）
腕頭動脈
腋窩動脈
肺動脈（右）
上行大動脈
上腕動脈
総肝動脈
腹腔動脈
上腸間膜動脈
内腸間膜動脈
橈骨動脈
尺骨動脈
手の動脈弓

心臓　肝臓

動脈は、心臓から出ていく血液を通す血管である。
大動脈と、全身の主要な動脈を示す。

---

⑤ 血管の構造

静脈
動脈
毛細血管

弁
内膜 内皮細胞
基底膜
内弾性板
中膜 平滑筋と 弾性線維
外弾性板
外膜 結合組織

内皮細胞
基底膜

動脈壁と静脈壁の違い：心臓から強い圧力で拍出される血液を受け取る動脈は、静脈に比べてその壁は厚く、弾力性があり、収縮性に富んでいる。静脈では、平滑筋からなる中膜が発達していないために、静脈壁は動脈壁に比べてはるかに薄い。

Q 3

動脈・静脈・毛細血管のうち，三層構造でないのはどれ？

Q 4

脈拍測定しやすい動脈を八つあげよう．

④ 人体の主要な静脈

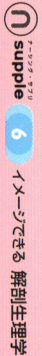

内頸静脈（右）
腕頭静脈（右）
鎖骨下静脈（右）
腋窩静脈（右）
肺静脈（右）
横隔膜
上腕頭静脈
門脈
下大静脈
上腸間膜静脈
橈骨静脈
尺骨静脈
伏在裂孔
手の静脈弓

大伏在静脈

小伏在静脈

外頸静脈（右）
内頸静脈（左）
左腕頭静脈（左）
腕頭静脈（左）
鎖骨下静脈（左）
鎖骨下静脈角
上大静脈
肺静脈（左）
肝静脈
脾静脈
下腸間膜静脈
総腸骨静脈
内腸骨静脈
外腸骨静脈

大腿静脈
膝窩静脈
前脛骨静脈
腓骨静脈
後脛骨静脈

心臓

右 上 左 下

静脈は、心臓に血液を戻す血管である。大静脈と、全身の主要な静脈を示す。

⑥ 脈拍を触れる部位

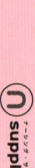

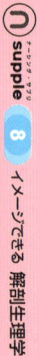

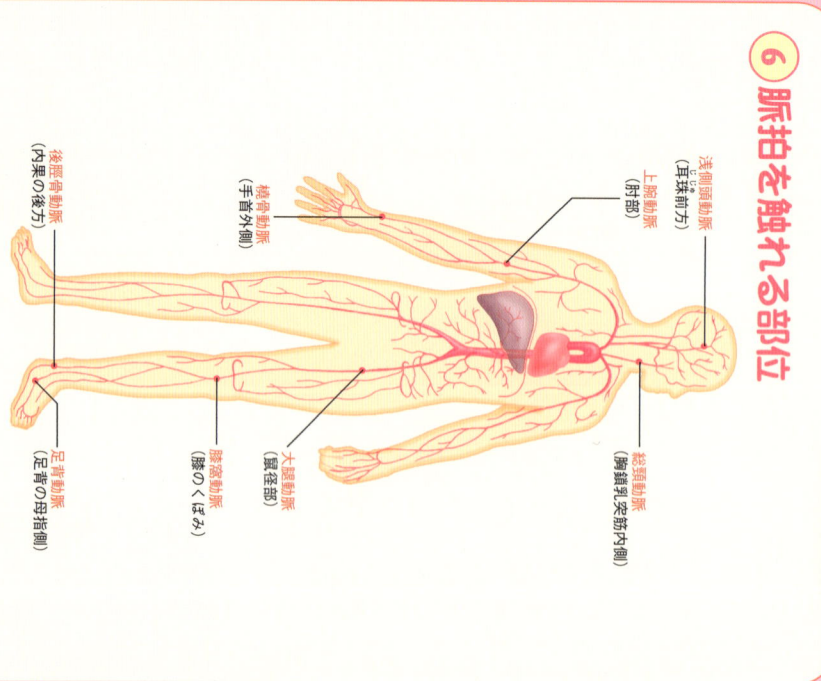

浅側頭動脈（耳珠前方）
上腕動脈（肘部）
橈骨動脈（手首外側）
総頸動脈（胸鎖乳突筋内側）
後脛骨動脈（内果の後方）
大腿動脈（鼠径部）
膝窩動脈（膝のくぼみ）
足背動脈（足背の母指側）

動脈のうち、浅側頭動脈・総頸動脈・上腕動脈・橈骨動脈・大腿動脈・膝窩動脈・足背動脈・後脛骨動脈は、皮下の浅いところを通っている。特に図でマークした部分（●）では脈拍を測定しやすい。

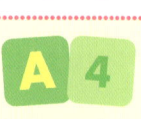

A 4

① 浅側頭動脈　② 総頸動脈　③ 上腕動脈
④ 橈骨動脈　⑤ 大腿動脈　⑥ 膝窩動脈
⑦ 後脛骨動脈　⑧ 足背動脈

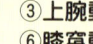

A 3

毛細血管

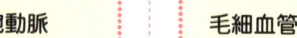

① 呼吸器系器官の構造

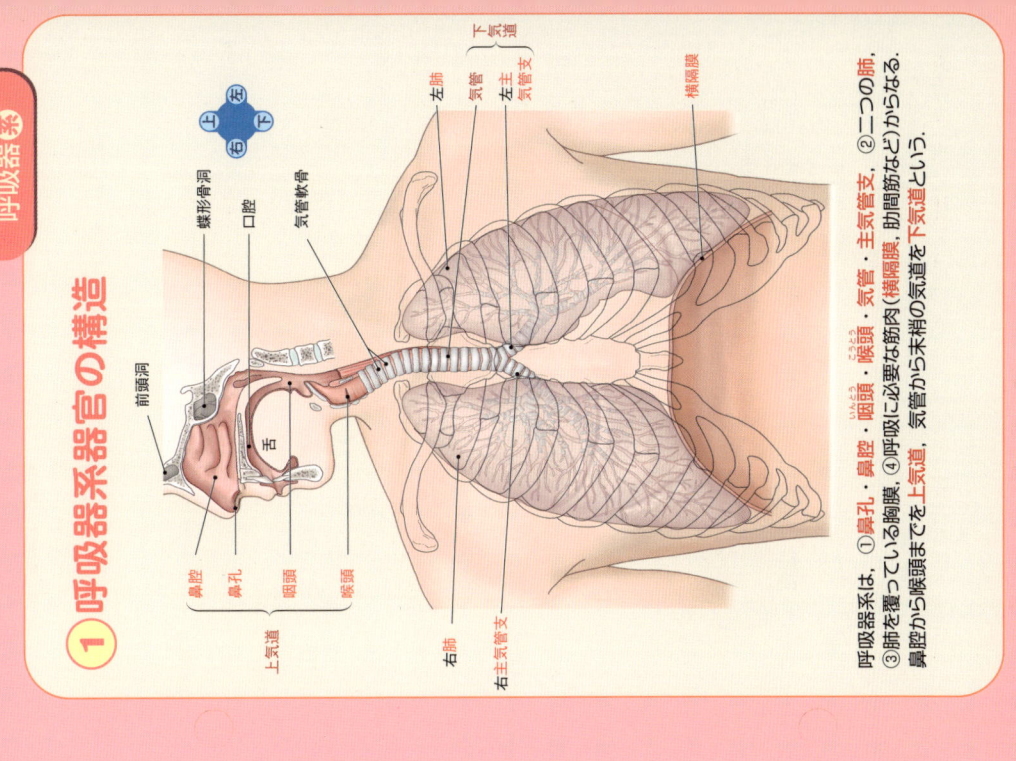

呼吸器系は、①鼻孔・鼻腔・咽頭・喉頭・気管・主気管支、②二つの肺、③肺を覆っている胸膜、④呼吸に必要な筋肉（横隔膜、肋間筋など）からなる。鼻腔から喉頭までを上気道、気管から末梢の気道を下気道という。

---

④ 気管と気管支

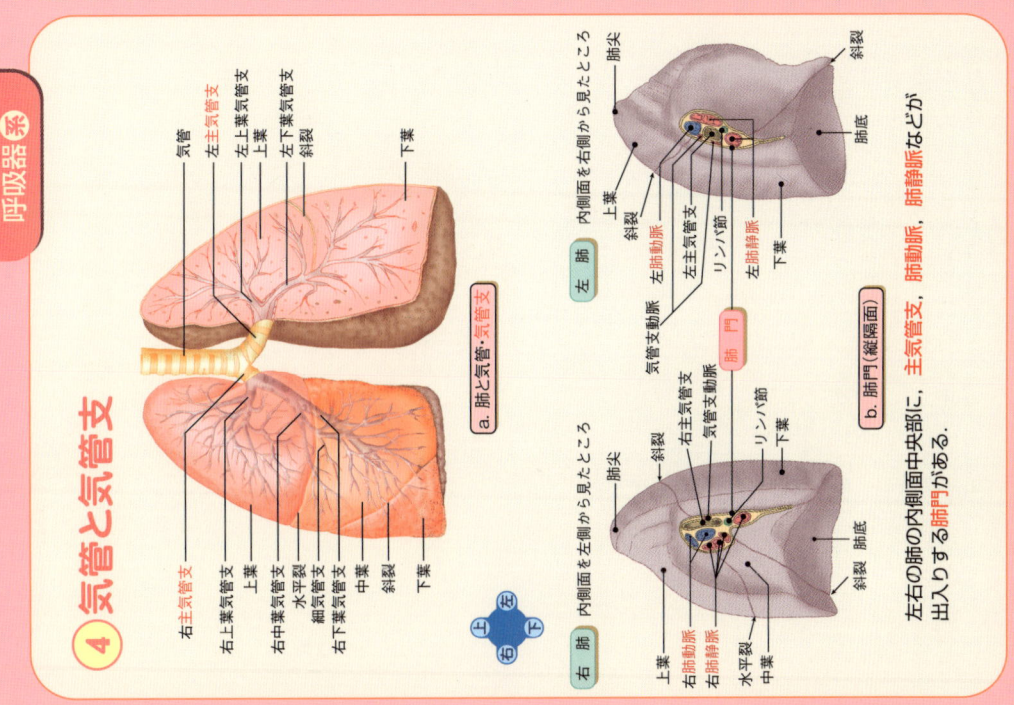

a. 肺と気管・気管支

左　肺

肺門（縦隔面）

右　肺

b. 肺門（縦隔面）

左右の肺の内側面中央部に、主気管支、肺動脈、肺静脈などが出入りする肺門がある。

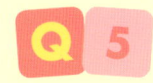

三葉に分かれているのは右肺・左肺のどっち？

肺胞で交換されるガスを二つあげよう。

② 鼻腔と鼻中隔

鼻腔は鼻中隔によって左右に仕切られている。鼻中隔前下方部はキーゼルバッハ部位と呼ばれ、粘膜は薄く、毛細血管網をつくっており、鼻出血の好発部位である。

前頭洞　嗅部（嗅裂）　鼻中隔　鼻前庭　キーゼルバッハ部位　嗅球　嗅糸　篩骨篩板　嗅神経　蝶形骨洞

③ 副鼻腔

副鼻腔は、鼻腔周囲の骨内部にある空洞で、鼻腔に通じている。
①上顎洞、②前頭洞、③篩骨洞、④蝶形骨洞の四つがある。

前面　側面　前頭洞　篩骨洞　蝶形骨洞　上顎洞

---

⑤ 肺胞とその断面図

呼吸細気管支は分岐を繰り返して終末細気管支で終わる。ガス交換の場である肺胞で終わる。呼吸細気管支、肺胞管に分かれ、肺胞の表面には肺動静脈の毛細血管が密に張り巡らされている。呼吸細気管支、肺胞管に達した酸素は肺胞壁をへて毛細血管（肺静脈）内の赤血球中のヘモグロビンと結合するとともに、末梢から運ばれてきた毛細血管（肺動脈）中の二酸化炭素は肺胞壁をへて肺胞腔に達し、呼気として体外に排出される。

肺胞嚢　二酸化炭素(CO₂)　肺動脈　呼吸細気管支　肺静脈　肺胞管　酸素(O₂)　毛細血管　静脈　肺胞腔　毛細血管　リンパ管　動脈　血管周囲腔　肺胞腔　間質腔

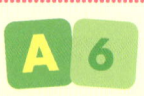

A 6

①酸素
②二酸化炭素（炭酸ガス）

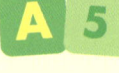

A 5

右肺（左肺より容積が大きい）

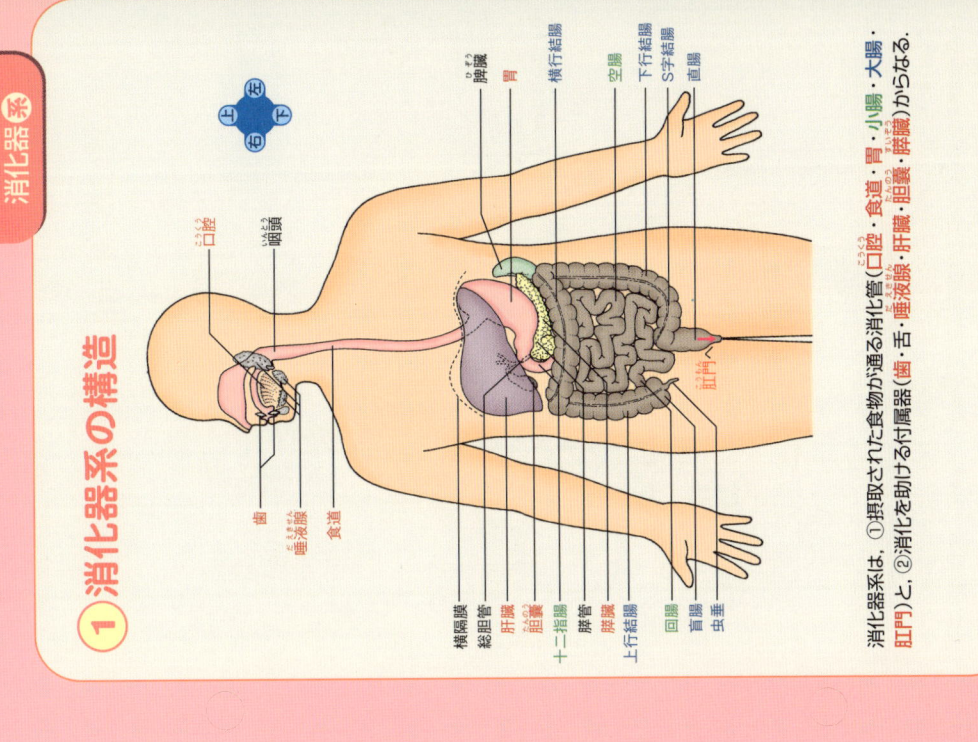

消化器系

① 消化器系の構造

口腔　咽頭　歯　唾液腺　食道

膵臓　胃　横行結腸　空腸　下行結腸　S字結腸　直腸

横隔膜　総胆管　肝臓　胆嚢　十二指腸　膵臓　上行結腸　回腸　盲腸　虫垂

肛門

消化器系は、①摂取された食物が通る消化管（口腔・食道・胃・小腸・大腸・肛門）と、②消化を助ける付属器（歯・舌・唾液腺・肝臓・胆嚢・膵臓）からなる。

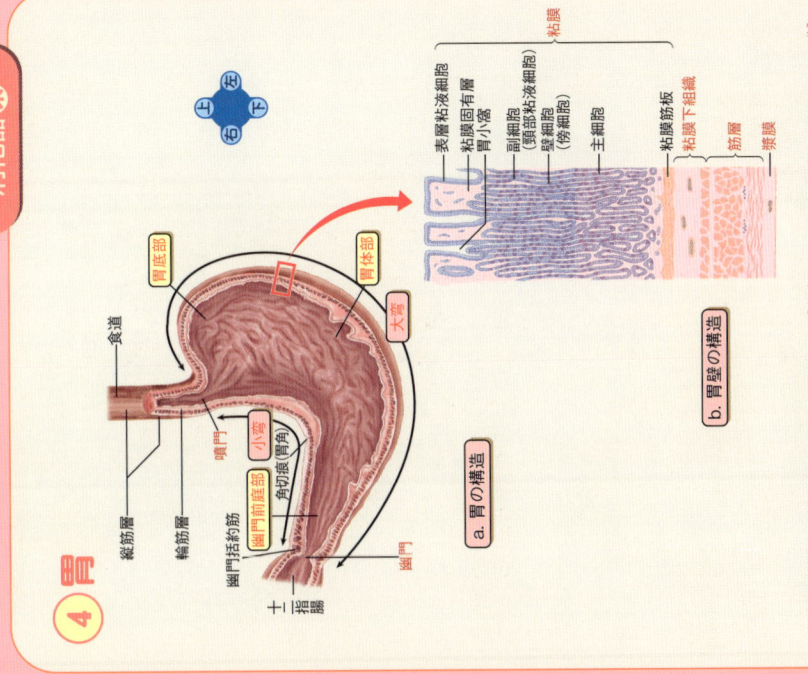

消化器系

④ 胃

食道　噴門　幽門前庭部　角切痕（胃角）　幽門括約筋　幽門　十二指腸　縦筋層　輪筋層　胃底部　胃体部　大弯　小弯（胃角）

a. 胃の構造

粘膜

表層粘液細胞　粘膜固有層　胃小窩　副細胞（頸部粘液細胞）　壁細胞（傍細胞）　主細胞　粘膜筋板　粘膜下組織　筋層　漿膜

b. 胃壁の構造

a. 胃の構造：食道に続く胃の入り口を噴門、十二指腸に続く胃の出口を幽門という。胃の長さ（噴門から幽門まで）は約25cm。胃の凸状に弯曲した表面を大弯、凹状の弯曲の表面を小弯という。
胃は①胃底部（噴門の高さを越えて上方に膨隆する部分）、②胃体部、③幽門前庭部（角切痕から幽門までの部分）に区分される。
b. 胃壁の構造：胃壁は表面から粘膜、粘膜下組織、筋層、漿膜で構成される。

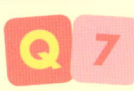

Q 7

食道の生理的狭窄部を3つあげよう.

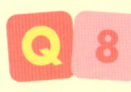

Q 8

小腸・大腸の区分をそれぞれ述べよう.

② 咽頭と喉頭

口腔と鼻腔の後部にある咽頭は、消化器系の通路（口腔→咽頭→食道）と呼吸器系の通路（鼻腔→咽頭→気管）を兼ねており、食物と空気の通路を切り替える働きをする。咽頭の前面には、気道となる喉頭がある。

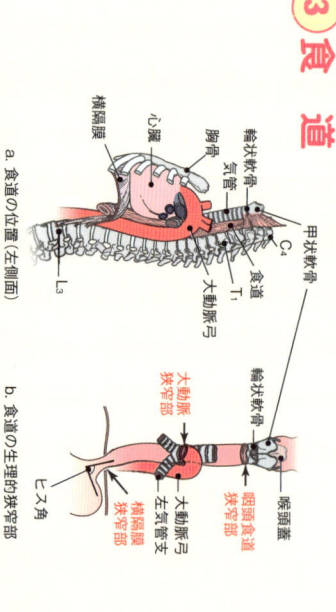

③ 食道

食道には①咽頭に続く咽頭食道狭窄部、②大動脈弓と気管支に圧迫される大動脈狭窄部、③横隔膜狭窄部の生理的狭窄部が三つある。食塊の停滞や食道癌の発生などの問題が起こりやすい。

a. 食道の位置（左側面）
輪状軟骨・気管・胸骨・心臓・横隔膜・大動脈弓・食道・甲状軟骨
C_4　T_1　L_3

b. 食道の生理的狭窄部
大動脈狭窄部・輪状軟骨・喉頭蓋・咽頭食道狭窄部・横隔膜狭窄部・大動脈弓と左気管支・ヒス角

---

⑤ 小 腸

小腸は、幽門に続く（直径3〜4cm、長さ6〜7m（縦走筋が収縮した状態では3〜4m）の長く軟らかい管状の器官である。明確な境界はないが、十二指腸・空腸・回腸に区分される。

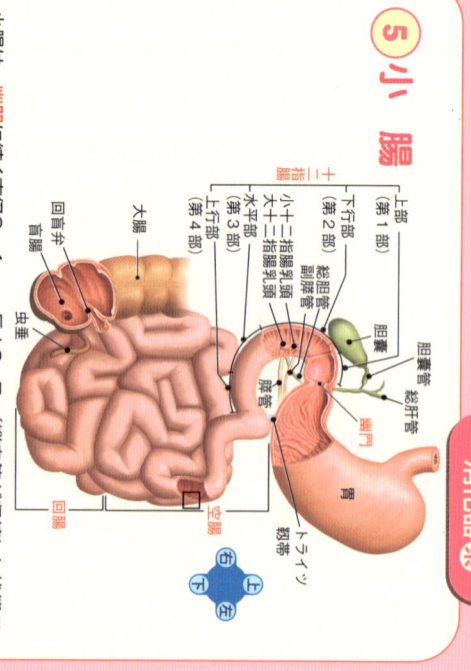

⑥ 大 腸

大腸は、回盲弁から肛門までの約1.5mの管状の器官である。盲腸・上行結腸・横行結腸・下行結腸・S状結腸・直腸に区分される。

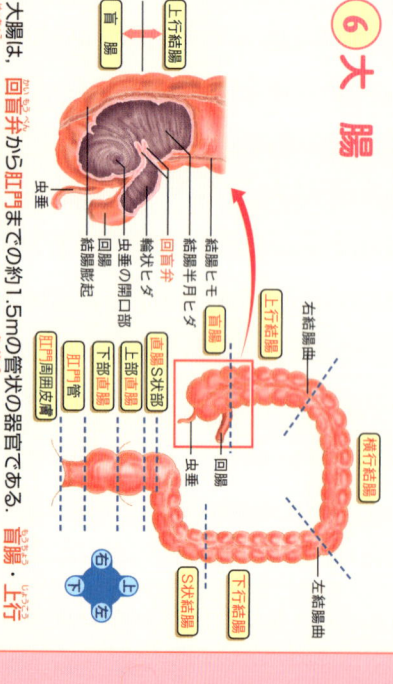

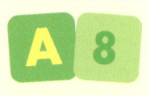

A 8

小腸－十二指腸・空腸・回腸
大腸－盲腸・上行結腸・横行結腸・下行結腸・S状結腸・直腸

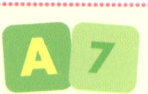

A 7

第1狭窄部－食道の起始部
第2狭窄部－気管分岐部
第3狭窄部－横隔膜貫通部

7 肝臓

肝鎌状間膜（肝円索）によって右葉と左葉に区分される。肝臓の下面には、血管（固有肝動脈と門脈）やリンパ管、総肝管、胆管、神経が通る出入口があり、肝門と呼ばれる。

右葉・肝鎌状間膜・左葉・横隔膜・胆嚢窩・固有肝動脈・門脈・肝門・総肝管

8 胆嚢

胆嚢は、肝臓の下面のくぼみ（胆嚢窩）に位置する洋ナスのような形をした壁の薄い袋である。長さ3～4cmの胆嚢管によって総肝管につながり、総胆管となって主膵管と合流し、大十二指腸乳頭（ファーター乳頭）に開口する。

右肝管・左肝管・総肝管・総胆管・副膵管・主膵管・膵臓・胆嚢管・胆嚢・小十二指腸乳頭・大十二指腸乳頭・膨大部・総胆管

① 泌尿器系の構造

集合管・乳頭管・腎盤（腎盂）・尿管・膀胱・副腎（右）・腎臓（右）・下大静脈・腹大動脈・尿管（右）・前立腺・尿道

泌尿器系は、左右一対の腎臓と尿管、および膀胱と尿道で構成されている。そのうち、腎臓は泌尿器系の中心で、血液中から老廃物を濾過している。普通は左腎が右腎のやや上方にある。

Q 9

肝門に出入りしていないのは肝動脈・肝静脈・門脈・総肝管のうちどれ？

Q 10

両側尿管口と内尿道口で形成される三角形を何という？

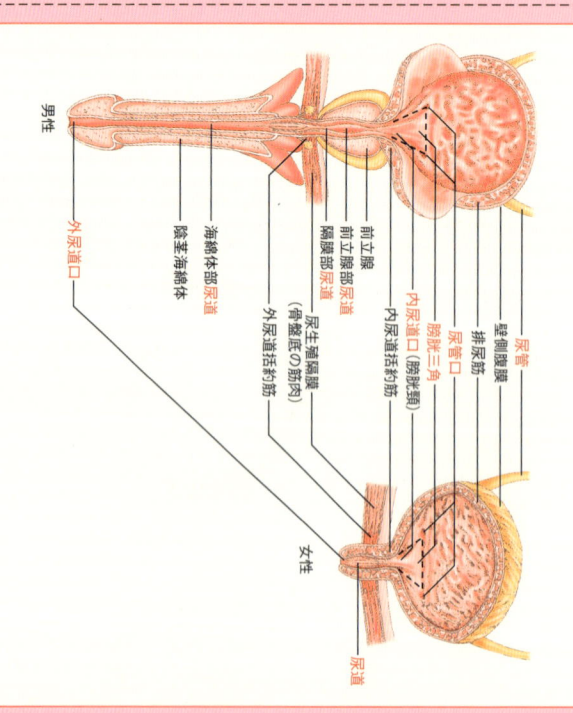

⑨ 膵臓

消化器系

膵臓の右側は十二指腸下行部に密着し、後面を走行する上腸間膜静脈より左側は膵体部、その先のほうは膵尾部と呼ぶ。食物の消化に関与する外分泌腺は、腺房細胞が数個集まって房状になった腺房と、それに続く導管細胞で囲まれた導管で形成される。消化酵素は腺房細胞でつくられ、導管に分泌される。

膵臓の右側は十二指腸下行部に密着し、後面を走行する上腸間膜静脈より左側は膵体部、その先のほうは膵尾部を膵頭部といい、上腸間膜静脈より左側は膵体部、その先のほうは膵尾部と呼ぶ。

肝臓／胆嚢／総胆管／副膵管／小十二指腸乳頭／十二指腸／膵頭部／膵体部／膵尾部／脾臓／下大静脈／上腸間膜動脈／主膵管／上腸間膜静脈／大十二指腸乳頭（ファーター乳頭）／十二指腸／総胆管括約筋／胆膵管膨大部／副膵管／膵管／膵頭部

膵島（ランゲルハンス島）／B細胞／A細胞／導管細胞／導管／腺房細胞／腺房中心細胞／腺房（外分泌腺）

② 膀胱と尿道

泌尿器系

尿管の膀胱内開口部を尿管口といい、底部正中より約1.5cm外側に位置する。両側尿管口と内尿道口（膀胱と尿道の境）で形成される三角形を膀胱三角と呼ぶ。排尿時、この部が漏斗状となり、円滑な排尿と関係する。男性に比べ女性の尿道は短く、直線的である。そのため、女性では外尿道口から逆行性に細菌が尿道や膀胱に侵入しやすく、膀胱炎を起こしやすい。

男性／外尿道口／海綿体部尿道／陰茎海綿体／尿管／壁側腹膜／尿管口／尿生殖隔膜（骨盤底の筋膜）／外尿道括約筋／膜性部尿道／前立腺部尿道／内尿道口（膀胱頸）／前立腺／尿道三角（膀胱三角）／尿道／女性

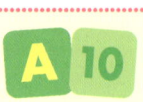

A 10

膀胱三角

A 9

肝静脈

① 内分泌臓器とホルモンの種類①

視床下部
副腎皮質刺激ホルモン放出ホルモン
成長ホルモン放出ホルモン
黄体形成ホルモン放出ホルモン
甲状腺刺激ホルモン放出ホルモン
成長ホルモン放出抑制ホルモン
ソマトスタチン

下垂体後葉
バソプレシン
オキシトシン

上皮小体
(甲状腺の裏側)
パラソルモン

胸腺
チモシン

精巣
(睾丸)
テストステロン

松果体
メラトニン

甲状腺
カルシトニン
チロキシン
(サイロキシン)
トリヨードチロニン
(トリヨードサイロニン)

消化管
セクレチン
ガストリン
コレシストキニン

赤字：ペプチドホルモン
緑字：ステロイドホルモン
青字：アミン・アミノ酸

内分泌臓器から血流を介して運ばれ，標的細胞に作用するものがホルモンの古典的概念である．これらのホルモンは化学構造から①**ペプチドホルモン**，②**ステロイドホルモン**，③**アミン・アミノ酸**の3群に分けられる．

---

③ 腎臓の位置

肩甲骨
横隔膜
左腎臓
肘
右腎臓
第11胸椎（T₁₁）
肋骨脊柱角
（CVA）
第3腰椎
（L₃）
尿管
膀胱

臨床では**肋骨脊柱角**（costovertebral angle：CVA）という名称がついている．肘の高さの背中側に**腎臓**はある．

④ 腎臓の前頭面

ウラへ

小葉間静脈
小葉間動脈
腎被膜
腎錐体
腎杯
腎柱
腎動脈
腎静脈
皮質
髄質
腎盤
（腎盂）
腎乳頭
尿管
脂肪被膜
葉間動脈
葉間静脈

腎臓は，最外側の**皮質**，その内側の**髄質**，最内側の腔所である**腎盤**（**腎盂**）の三つに大きく分かれる．
髄質のうち，円錐状の部分を**腎錐体**，腎錐体と腎錐体の間を**腎柱**，腎錐体の腎盤側を**腎乳頭**と呼ぶ．
腎盤の腎乳頭と接する部分は**腎杯**という．

Q 11
腎小体を構成するのは何と何？

Q 12
膵島から分泌される代表的なホルモンを3つあげよう．

⑤ ネフロンのしくみ

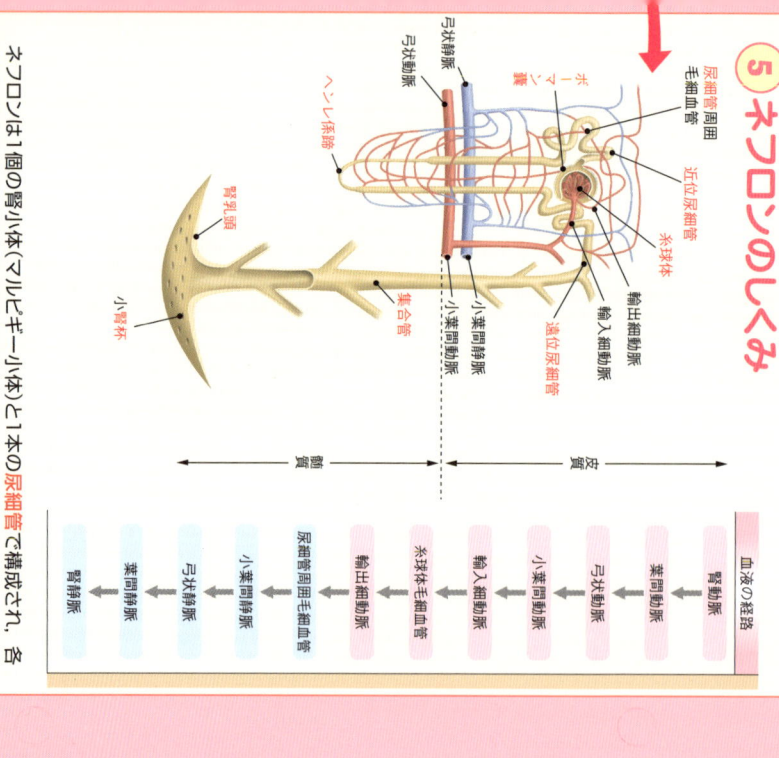

尿細管周囲毛細血管
近位尿細管
糸球体
輸入細動脈
遠位尿細管
弓状静脈
弓状動脈
ボーマン嚢
ヘンレ係蹄
腎乳頭
小葉間動脈
集合管
小腎杯

皮質 / 髄質

血液の経路：
腎動脈 → 葉間動脈 → 弓状動脈 → 小葉間動脈 → 輸入細動脈 → 糸球体毛細血管 → 輸出細動脈 → 尿細管周囲毛細血管 → 小葉間静脈 → 弓状静脈 → 葉間静脈 → 腎静脈

ネフロンは1個の腎小体（マルピギー小体）と1本の尿細管で構成され、腎臓の基本単位となるため、腎単位ともいう。腎小体は糸球体とそれを包みこむボーマン嚢（糸球体嚢）に分かれる。近位尿細管・ヘンレ係蹄を経て遠位尿細管は、尿細管周囲毛細血管という構造の末端にあり、合流して集合管となって腎乳頭の開口部から腎杯に達する。

② 内分泌臓器とホルモンの種類②

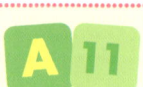

心房性ナトリウム利尿ペプチド / 心臓
副腎皮質 アルドステロン コルチゾール デヒドロエピアンドロステロン
膵臓（ランゲルハンス島）インスリン グルカゴン ソマトスタチン
腎臓 エリスロポエチン レニン
卵巣 エストロゲン 黄体ホルモン
副腎髄質 アドレナリン ノルアドレナリン

上下左右

赤字：ペプチドホルモン
緑字：ステロイドホルモン
青字：アミン・アミノ酸

内分泌臓器はホルモンという情報伝達物質を分泌し、生体を調整・制御している。しかも、これらのホルモンのいくつかはお互いにフィードバック機構によって連係して作用している。最近の研究で内分泌臓器以外からも情報伝達物質が出されていることがわかり、ホルモンの概念も新しくなった。

A 12

インスリン, グルカゴン, ソマトスタチン, 膵ポリペプチド(PP)から3つ.

A 11

①糸球体
②糸球体嚢(ボーマン嚢)

① 女性生殖器

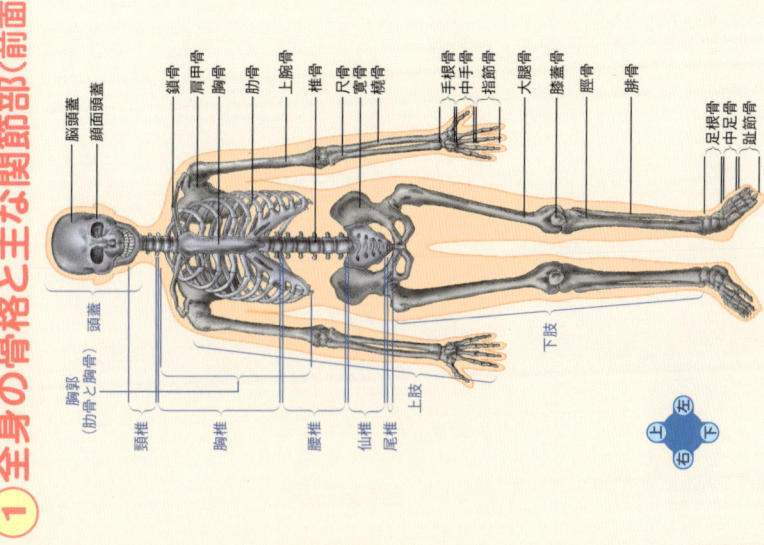

ダグラス窩
（直腸子宮窩）
子宮
後腟円蓋
子宮頸部
腟
直腸
肛門
卵管采
卵巣提索
（骨盤漏斗靱帯）
卵巣
卵管
子宮
会陰
固有卵巣索
（卵巣固有靱帯）
恥骨（結合）
尿道
膀胱
陰核
小陰唇
大陰唇

女性生殖器は、卵巣・卵管・子宮・腟・外陰部で構成される。
卵巣は子宮の左右に一つずつあり、子宮と固有卵巣索、腹壁とは卵巣提索によりつながっている。
卵管は約10cmの筋性の管状構造をもった器官で、子宮底部の左右から卵巣の側方へ走っている。
子宮は洋ナシに似た厚い壁をもつ筋性臓器で、直腸と膀胱の間に位置している。
腟は、内生殖器と外生殖器をつなぐ約7〜9cmの管状器官である。

---

① 全身の骨格と主な関節部（前面）

脳頭蓋
頭面頭蓋
鎖骨
肩甲骨
胸骨
肋骨
上腕骨
椎骨
尺骨
寛骨
橈骨
手根骨
中手骨
指節骨
大腿骨
膝蓋骨
脛骨
腓骨
足根骨
中足骨
趾節骨

胸郭
（肋骨と胸骨）
頸椎
胸椎
腰椎
仙椎
尾椎
頭蓋
上肢
下肢

骨は、体の基本構造を形成しており、体を支えている。
そのほか、外部の衝撃からの保護、造血作用、カルシウム代謝など、さまざまな働きをしている。

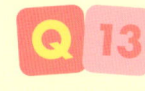

Q 13

卵子・精子をつくる臓器はそれぞれ何？

Q 14

肘関節を構成している骨を3つあげよう．

② 男性生殖器

精子をつくる精巣の上部にあるのが精巣上体で、そこから精管を経て精子が体外に導かれる。精管に付随して精嚢・前立腺・尿道球腺などがある。これらと外生殖器(陰茎・陰嚢)を男性生殖器という。

恥骨結合
陰茎海綿体
尿道海綿体
陰茎亀頭
陰茎結合
包皮
外尿道口
陰茎
精巣
膀胱
尿管
精管
精巣上体
尿道球腺(カウパー腺)
肛門
射精管
前立腺
精嚢
直腸

---

② 全身の骨格と主な関節部(背面)

骨同士が連結する部分を関節と呼ぶ。全身の各関節が滑らかに動くことによって、人体は、はじめてしなやかな運動が可能となる。

上 下 左 右

頭蓋
鎖骨
肩甲骨
上腕骨
肋骨
椎骨
尺骨
橈骨
寛骨
手根骨
中手骨
指節骨
大腿骨
腓骨
脛骨

肩関節
肘関節
股関節
手関節
膝関節
足関節

A 14

①上腕骨
②橈骨
③尺骨

A 13

卵子ー卵巣
精子ー精巣

① 全身の骨格筋（前面）

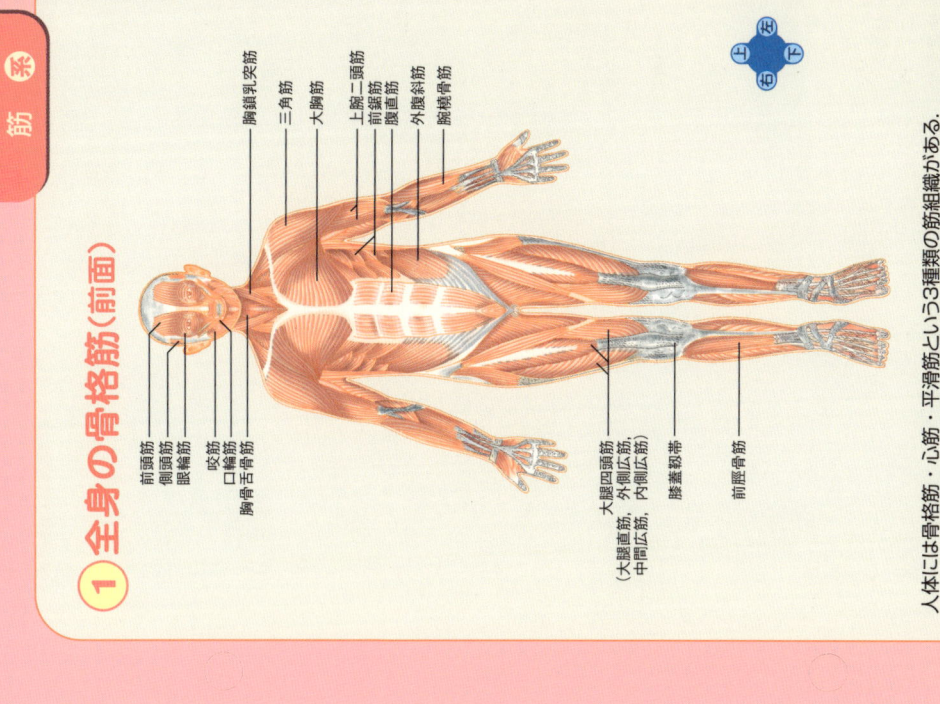

前頭筋
側頭筋
眼輪筋
口輪筋
胸骨舌骨筋

胸鎖乳突筋
三角筋
大胸筋
上腕二頭筋
前鋸筋
腹直筋
外腹斜筋
腕橈骨筋

大腿四頭筋
（大腿直筋、
外側広筋、
中間広筋、内側広筋）
膝蓋靱帯
前脛骨筋

人体には骨格筋・心筋・平滑筋という3種類の筋組織がある。そのうち、約400の骨格筋は名前のとおり骨に付着しており、体の動きや姿勢の保持、内臓の保護などに関係する。

① 大脳溝と大脳の表面

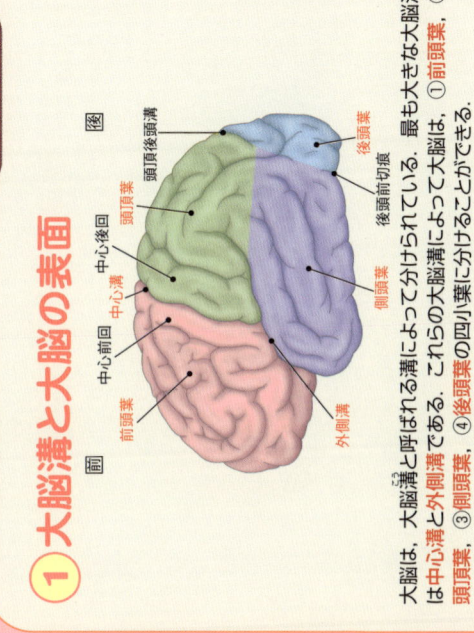

後
前
中心溝
中心後回
頭頂葉
頭頂後頭溝
後頭葉
中心前回
前頭葉
後頭前切痕
側頭葉
外側溝

大脳は、大脳溝と呼ばれる溝によって分けられている。最も大きな大脳溝は中心溝と外側溝である。これらの大脳溝によって大脳は、①前頭葉、②頭頂葉、③側頭葉、④後頭葉の四小葉に分けることができる。

② 脳の内部（矢状面）

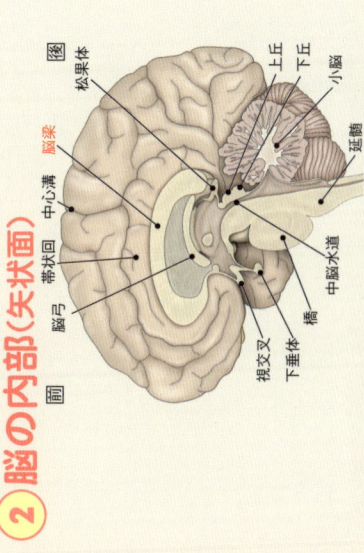

後
前
中心溝
帯状回
脳梁
脳弓
松果体
上丘
下丘
小脳
延髄
中脳水道
橋
中脳蓋
下垂体
視交叉

大脳は大脳縦裂によって右・左二つの半球に分けられている。それぞれ別々の脳であるが、脳梁と呼ばれる大きな神経線維によってつながり、互いに連絡し合っている。

Q 15

肩関節を取りかこみ、腕を外転する筋は何？

Q 16

心拍数減少、血圧低下、消化管運動亢進へと働く自律神経系は交感神経系・副交感神経系のどっち？

② 全身の骨格筋（背面）

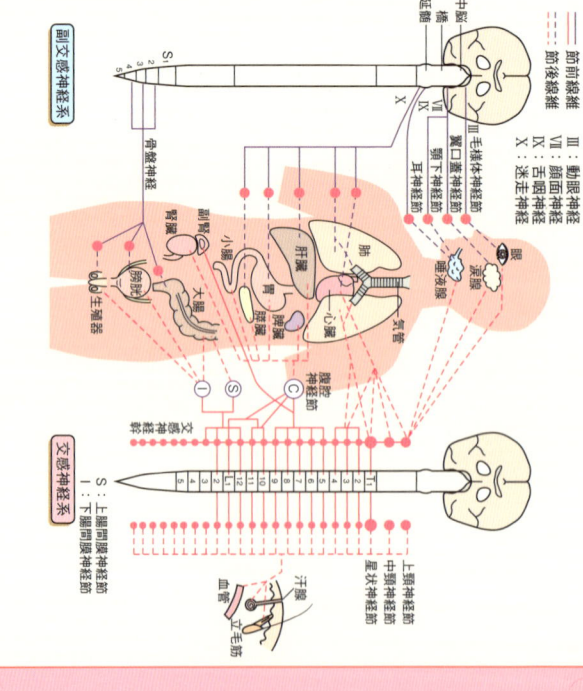

後頭筋
頭板状筋
僧帽筋
三角筋
上腕三頭筋
広背筋
中殿筋
大殿筋

大腿二頭筋
半腱様筋
腓腹筋
ヒラメ筋
アキレス腱
（踵骨腱）

骨は骨格筋が収縮することによって運動する。そのため、骨格筋を能動的運動器、骨を受動的運動器という。

③ 交感神経節・副交感神経節と主な支配臓器

副交感神経系

＝＝＝ 節前線維
＝＝＝ 節後線維

Ⅲ：動眼神経
Ⅶ：顔面神経
Ⅸ：舌咽神経
Ⅹ：迷走神経

中脳
橋
延髄

毛様体神経節
翼口蓋神経節
顎下神経節
耳神経節
迷走神経

涙腺
眼
唾液腺
心臓
気管
肺
胃
肝臓
膵臓
小腸
腎臓
副腎
大腸
膀胱

交感神経系

上頸部神経節
中頸神経節
下頸神経節

交感神経幹

汗腺
血管
立毛筋

自律神経系の交感神経系、副交感神経系は逆方向に働くことが多い。
交感神経系は、エネルギーを消費する反応系で、心拍数を増やし、血圧を高め、消化管の運動を抑制する。
副交感神経系は、エネルギーを保存するように働き、心拍数は減り、血圧は下がり、消化管の運動が盛んになる。
両者のバランスは体内の恒常性を維持する上で重要な役割を果たしている。

A 16

副交感神経系

A 15

三角筋

1章　看護の土台となる解剖生理学
(p.10～19)

■ビジュアルチェック
解剖学的正常位と人体の名称 (p.10～11)

1　上腕　2　肘窩　3　前腕　4　手掌
5　大腿　6　下腿　7　鼠径部　8　臍部
9　恥骨部　10　腓腹　11　踵　12　項
13　手背　14　膝窩　15　足根

■要点整理
❶解剖学・生理学とは (p.12)

1　解剖　2　生理　3　病理　4　系統
5　局所　6　組織　7　機能　8　器官

❷解剖学的用語 (p.12～13)

1　前　2　伸ば（伸展）　3　前　4　上肢
5　手　6　足　7　上腕　8　前腕
9　上肢　10　大腿　11　下腿　12　下肢
13　体幹　14　頸　15　項　16　肘窩
17　膝窩　18　腓腹　19　殿部　20　頭
21　足　22　前方　23　後方　24　正中
25　深浅　26　近位　27　遠位
28　矢状　29　正中矢状　30　前頭(冠状)
31　水平　32　垂直　33　CT
34　縦隔　35　胸郭　36　横隔膜
37　組織　38　上皮組織　39　支持組織
40　筋組織　41　神経組織　42　器官
43　器官系
※38～41は順不同.

❸ホメオスタシスとフィードバック機構 (p.13)

1　神経　2　内分泌　3　受容器
4　調節中枢　5　遠心路　6　効果器
7　受容器　8　調節中枢　9　効果器
10　状態（恒常性）
※1・2は順不同.

■トレーニング
❶ (p.14)

1　とうがい（ずがい）　2　そくとう
3　こう（うなじ）　4　にゅうぼう
5　にゅうとう　6　さい　7　そけい
8　えいん　9　えきか　10　しゅこん
11　しゅはい　12　しゅしょう

13　だいたい　14　しつがい　15　かたい
16　がいか　17　ないか　18　そくこん
19　そくはい　20　ひふく　21　でん
注 医学用語は原則として「音読み」である.

❷ (p.14)

1　脳　2　脊髄　3　肺　4　心臓　5　胃
6　腸　7　肝臓または脾臓　8　直腸
9　膀胱　10　生殖器（子宮，卵巣など）
※3・4，5～7，8～10は順不同.
注 十二指腸は後腹壁の壁側腹膜より後方にあるので，厳密にいうと腹腔外にある．このように腹膜の後方にある器官を腹膜後器官といい，十二指腸以外に膵臓，腎臓，副腎，尿管や腹大動脈，下大静脈，交感神経幹も含まれる.

❸ (p.14)

1　外皮系　2　骨格系　3　筋系
4　感覚系　5　内分泌系　6　循環器系
7　免疫系　8　呼吸器系　9　消化器系
10　泌尿器系　11　生殖器系

■実力アップ (p.15～19)

1　1
2　2
3　3　頬骨は眼窩の側壁を構成する.
4　4　正確にいうとくも膜下腔である.
5　1　縦隔とは，左右の肺に挟まれた空間.
6　3
7　2
8　4
9　1　胆嚢は，右上腹部のほとんどを占めている肝臓の胆嚢窩にある.
10　4　横隔膜の左下に位置する胃は左上腹部の大部分を占める.
11　3　下腹部とは，臍から恥骨結合部に至る部分.
12　2
13　3
14　4
15　1
16　2　橈骨は尺骨の外側にあり，近位部（上）で上腕骨と肘関節をつくる．上腕骨は

上方で肩甲骨と肩関節をつくる.

17 1 下図の上部が前方（腹側）で，下部が
後方（背側）である.

●肺門部の水平断（下から）

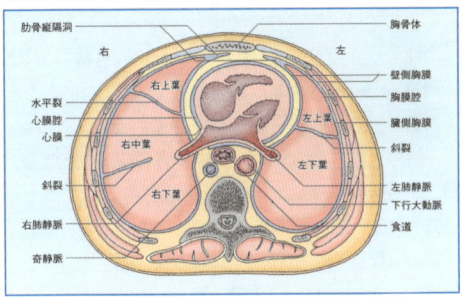

18 3 〔第95回看護師国家試験問題〕

19 1

20 4 〔第92回看護師国家試験問題〕

21 3

22 1 外部環境が変わっても生体内の内部環
境を一定に保つ作用がホメオスタシス
である.

23 3

24 2

25 4

2章　細胞と組織 (p.20～32)

■ビジュアルチェック

一般的な細胞にみられる細胞内小器官 (p.20)

1　ゴルジ装置　2　ミトコンドリア
3　粗面小胞体　4　滑面小胞体
5　リソソーム　6　細胞膜
7　細線維（フィラメント）
8　グリコーゲン　9　核（核膜と染色質）

結合組織 (p.21)

1　疎性　2　密性　3　細網　4　脂肪

■要点整理

❶細胞の構造 (p.22～23)

1　10～30　2　卵細胞　3　炭素
4　酸素　5　水素　6　窒素　7　細胞膜
8　細胞質　9　ミトコンドリア
10　リボソーム　11　粗面小胞体
12　滑面小胞体　13　ゴルジ装置
14　リソソーム　15　ATP　16　膜間腔
17　基質腔　18　リボソーム
19　物質の細胞内輸送　20　リボソーム
21　滑面小胞体　22　粗面小胞体
23　滑面小胞体　24　リボソーム

25　リボソーム　26　ゴルジ装置
27　濃縮　28　加工　29　糖
30　加水分解酵素　31　白血球
32　マクロファージ（単球）
33　マイクロフィラメント
34　中間径フィラメント
35　微細管（微小管）
36　アクチンフィラメント
37　微細管（微小管）　38　リン脂質分子
39　イオンチャネル　40　担体
41　溶質ポンプ　42　受容体
43　デオキシリボ核酸（DNA）
44　メッセンジャーRNA（mRNA）
45　染色質（クロマチン）　46　DNA
47　染色体
※3～6，9～14，16・17，27・28，
31・32，39～42は順不同.

❷細胞の機能 (p.23～24)

1　ファゴサイトーシス（食作用）または貪食
2　受動　3　能動　4　ATP
5　ナトリウムイオン（Na$^+$）
6　カリウムイオン（K$^+$）　7　浸透
8　高い　9　等張液　10　高張液
11　低張液　12　破裂　13　血漿
14　生理的食塩水　15　5　16　46
17　2　18　染色分体　19　X
20　分割溝　21　DNA　22　DNA
23　2　24　4　25　2　26　核膜
27　S期　28　分裂間期
29　減数分裂あるいは成熟分裂
30　精子細胞　31　卵細胞　32　2
33　1　34　23　35　4　36　精子細胞
37　1　38　成熟卵子　39　3
40　極体
※30・31は順不同.

❸上皮組織 (p.24)

1　消化管　2　呼吸器の管系
3　泌尿器の管系　4　血管　5　胸腔
6　腹腔　7　心膜腔　8　単層扁平上皮
9　単層立方上皮　10　単層円柱上皮
11　多列線毛上皮　12　重層扁平上皮
13　重層立方上皮　14　重層円柱上皮
15　移行上皮　16　被蓋上皮
17　腺上皮　18　吸収上皮
19　感覚上皮　20　呼吸上皮　21　血液
22　低分子　23　外　24　内
25　ホルモン　26　血液（循環）

※1〜4, 5〜7, 8〜15, 16〜20は順不同.

❹支持組織 (p.24〜25)

1 浮腫 2 形質細胞 3 線維芽細胞
4 弾性線維 5 膠原線維 6 硝子軟骨
7 弾性軟骨 8 線維軟骨 9 骨細胞
10 骨芽細胞 11 破骨細胞
12 ハバース層板 13 骨細胞 14 骨膜
15 リン 16 カルシウム
17 炭酸カルシウム 18 マグネシウム塩
19 プロテオグリカン

※15〜18は順不同.

❺筋組織 (p.25)

1 アクチン 2 ミオシン 3 骨格筋
4 平滑筋 5 心筋 6 骨格筋
7 平滑筋 8 心筋 9 平滑筋
10 心筋

※1・2, 3〜5, 7・8は順不同.

❻神経組織 (p.25)

1 神経細胞（ニューロン）
2 グリア細胞（神経膠細胞） 3 活動電位
4 化学物質 5 ATP 6 タンパク合成

■**トレーニング**

❶ (p.26)

1 × イオンや水をほとんど通さないが, 脂溶性物質はよく通す.
2 ○
3 × エネルギーを必要としない.
4 × 細胞外にナトリウムイオンを汲み出し, カリウムイオンを細胞内に取り込む.
5 ○
6 × アクチンフィラメントはマイクロフィラメントである.
7 ○
8 ○
9 ○
10 ○
11 ○
12 × 精巣の間細胞や卵巣の黄体細胞では滑面小胞体が, 膵臓の外分泌細胞では粗面小胞体がよく発達している.
13 × 粗面小胞体のリボソームも遊離リボソームもRNAを含んでいる.
14 × ヒストンとDNAのタンパク質の複合体である染色質が存在するのは核である.
15 × リボソームはタンパク質合成の場であ

り, RNAを含む.

16 ○
17 ○
18 × 一次リソソームはまだ分解・消化作用を営んでいない.
19 ○
20 ○

❷ (p.27)

1 核 2 ミトコンドリア 3 リボソーム
4 粗面小胞体 5 ゴルジ装置

❸ (p.27)

1 リン脂質 2 水溶性物質
3 脂溶性物質 4 低分子量のガス
5 等張液

※3・4は順不同.

❹ (p.27)

1 体細胞分裂 2 減数分裂
3 減数分裂 4 減数分裂

❺ (p.28)

1 DNAの複製 2 中心子 3 2
4 核膜の消失 5 娘染色体
6 娘染色体 7 核膜

細胞分裂

1 中心体 2 染色体 3 極間微細管
4 動原体微細管 5 核膜
6 アクチン・ミオシンのベルト

❻ (p.29)

1 × 食道の粘膜は重層扁平上皮である.
2 ○
3 ○
4 ○
5 × エクリン汗腺は全身に分布し, アポクリン汗腺は腋窩や乳腺に集まっている.
6 × 分泌の種類中, エクリン分泌とアポクリン分泌があり, 乳腺はアポクリン分泌として発達したものである.
7 ○
8 ○
9 × 分泌物を血中に放出する腺を内分泌腺という.
10 ○
11 × ホルモンは血液循環によって標的細胞まで送られる.
12 ○
13 × 骨組織は破骨細胞によって壊され, 骨芽細胞の分裂でつくり直される.
14 × 骨細胞は骨小腔内にあるが, ここから

無数の突起を放射状に出している.

15 ○
16 ○
17 ○
18 × 骨格筋の再生能は低い.
19 ○
20 ○
21 ○
22 × 平滑筋は損傷を受けても治癒過程で容易に再生する.
23 × 神経細胞は大量のエネルギーを消費する.
24 × 神経組織は，神経細胞とそれを支持するグリア細胞からなる.
25 ○
26 ○
27 ○
28 ○

■実力アップ (p.30～32)

1 2
2 4 1．関与する．2．リボソームが付着している．3．筋細胞には筋小胞体と呼ばれるカルシウムを含んだ袋があり，刺激が加わると細胞質にカルシウムを放出する．ほとんどの細胞がこのような小胞体をもつわけではない.
3 2 デオキシリボ核酸はDNAのことであり，細胞膜に存在しない.
4 3 拡散，浸透，食作用（ファゴサイトーシス）はいずれも細胞膜の物質輸送である．ATPの産生は，細胞内小器官であるミトコンドリアで行われる．細胞はATPを分解することでエネルギーを得る.
5 4 ナトリウムイオンは，細胞膜にあるナトリウム－カリウムポンプでATP（エネルギー）を使って能動輸送される.
6 1 1．ミトコンドリアには，クエン酸回路を動かすための酵素も電子伝達系の酸化反応を行う酵素も存在する.
7 4 リソソームは核ではなく細胞質にある.
8 4 DNAではアデニンと結合するのはチミンである．ちなみにRNAではチミンはなくウラシルに置き換わっている.
9 3 1．染色体数は46本，常染色体は44本である．2．生殖細胞の第2分裂後，

ヒト女性の配偶子は4個形成され，1個の巨大な成熟卵子と3個の小さな極体を生じる．4．染色体を引っぱるのは動原体微細管である.
10 2 2．染色分体が分かれず，2本の染色分体をもったまま両極に分かれるため，染色体数はこの時点で半減している.
11 2 リボソームは，RNAの遺伝情報に従って，タンパク合成を行う場所である．〔第104回看護師国家試験類似問題〕
12 4 1．気管の上皮は多列線毛上皮である．線毛の運動により吸気に混入した異物を排出する．2．漿膜の上皮は単層扁平上皮である．3．脂肪組織は毛細血管から栄養を受けている.
13 2 線維軟骨では基質のコンドロイチン硫酸の量は少ない.
14 2 結合組織の細胞成分で普遍的にみられるのは線維芽細胞である．このほか，形質細胞，肥満細胞，マクロファージ，白血球などがある.
15 3 1．核小体は，主としてRNAと塩基性タンパクからなる球体である．2．外分泌腺は導管を経て体表や管腔に分泌物を放出するが，内分泌腺は直接あるいは間接的に血中に分泌物を放出する．4．硝子軟骨は弾力性に乏しい.

3章 皮膚と膜 (p.34～51)

■ビジュアルチェック

粘膜の構造 (p.34)

1 粘膜上皮　2 粘膜筋板
3 粘膜固有層　4 粘膜下組織　5 筋層

膜の種類 (p.34)

1 皮膚　2 粘膜　3 漿膜　4 滑膜
5 髄膜　6 滑膜　7 髄膜
※1～3，4・5は順不同.

皮膚の構造 (p.35)

1 表皮　2 真皮　3 外皮　4 皮下組織
5 筋層

爪の構造 (p.35)

1 爪母　2 爪根　3 爪体　4 爪床

■要点整理

❶漿 膜 (p.36)

1 腹腔　2 胸腔　3 心嚢　4 門
5 間膜　6 大網　7 間膜　8 漿液

9 腹水 10 胸水 11 心囊液
12 消化管蠕動 13 呼吸運動
14 心拍動 15 こすれ 16 癒着し
17 小さい
※1～3，4・5，9～11，15・16は順不同．

❷粘 膜 (p.36～37)

1 眼 2 中耳 3 呼吸器 4 消化器
5 泌尿生殖器 6 結膜 7 副鼻腔
8 喉頭 9 食道 10 大腸 11 尿管
12 膀胱 13 尿道 14 精管
15 前立腺 16 卵管 17 子宮
18 腟 19 鼻涙管 20 耳管
21 咽頭 22 胆道 23 十二指腸
24 眼 25 鼻孔 26 口
27 尿道や腟 28 肛門 29 扁平
30 円柱 31 粘液 32 血管
33 ピンク 34 重層扁平上皮
35 血管 36 白っぽい 37 血管
38 赤 39 角膜 40 黄疸 41 貧血
42 結合組織 43 肉芽 44 滑らかに
45 自律神経系 46 内分泌系
※1～5，24～28，45・46は順不同．

❸結合組織性の膜 (p.37)

1 関節腔 2 上皮 3 滑液 4 滑液
5 滑液鞘 6 硬膜 7 くも膜 8 軟膜

❹皮膚の構造 (p.37～38)

1 表皮 2 真皮 3 表皮細胞
4 角質層 5 線維性結合組織 6 血管
7 皮下組織 8 角化重層扁平 9 角質層
10 淡明層 11 顆粒層 12 有棘層
13 基底層 14 基底層 15 角質層
16 角質層 17 淡明層 18 毛
19 脂腺 20 ケラチン 21 垢
22 30～40 23 乳頭層 24 網様層
25 乳頭層 26 真皮乳頭 27 網様層
28 皮下組織 29 毛根 30 汗腺
31 皮下組織 32 筋膜 33 顔面
34 頸部 35 メラニン色素
36 メラニン細胞 37 メラニン色素
38 亢進 39 カロテン色素 40 黄疸
41 ビリルビン色素 42 紅斑 43 紫斑
44 紅斑 45 紫斑 46 蒼白
47 チアノーゼ
※1・2，18・19，23・24，29・30，
　33・34は順不同．

❺皮膚の機能 (p.38～39)

1 物理的刺激 2 化学的刺激

3 病原微生物 4 弱酸性
5 メラニン色素 6 ランゲルハンス細胞
7 マクロファージ 8 線維性結合組織
9 角質層 10 血流 11 発汗
12 壊死 13 潰瘍 14 減少
15 発赤 16 紅斑 17 数日
18 水疱 19 びらん 20 2～4週間
21 壊死 22 切除 23 植皮手術
24 メラニン
※10・11，15・16，18・19，22・23は
　順不同．

❻皮膚の付属器 (p.39～41)

1 表皮 2 毛包 3 毛包 4 毛根
5 毛幹 6 0.2 7 毛球 8 表皮
9 毛髄質 10 毛皮質 11 毛小皮
12 メラニン 13 口唇 14 手掌
15 足底 16 硬毛 17 頭髪
18 睫毛 19 脂腺 20 立毛筋
21 毛包受容器 22 脂腺 23 皮脂
24 交感神経系 25 平滑筋 26 鳥肌
27 皮脂 28 柵状感覚受容器
29 表皮 30 ケラチン 31 爪体
32 爪根 33 爪郭 34 爪母
35 表皮 36 ケラチン 37 0.1
38 爪半月 39 爪母 40 爪床
41 白 42 2秒 43 赤（またはピンク）
44 2秒 45 ショック
46 暗赤（または紫） 47 チアノーゼ
48 手掌 49 足底 50 口唇
51 鼻翼 52 陰部 53 皮脂
54 エクリン腺 55 汗腺 56 導管
57 塩化ナトリウム 58 尿素 59 尿酸
60 弱酸性 61 交感神経系
62 アポクリン腺 63 アポクリン腺
64 脂肪酸 65 タンパク質
※13～15，19～21，48・49，50・51，
　58・59，64・65は順不同．

❼体温の分布 (p.41)

1 核心温度 2 外殻温度 3 直腸
4 鼓膜 5 直腸 6 口腔 7 腋窩
8 腋窩 9 鼓膜 10 低く 11 高く
12 24 13 概日リズム（サーカディアン
リズム） 14 基礎体温 15 月経
16 卵胞 17 低温 18 黄体
19 プロゲステロン 20 亢進 21 上昇
22 高温
※3・4，5～7は順不同．

❽熱の出納 (p.41〜42)

1　熱　**2**　食事誘発性産熱反応（特異動的作用）　**3**　タンパク質　**4**　低下　**5**　骨格

6　ふるえ　**7**　拮抗　**8**　非ふるえ

9　骨格　**10**　褐色脂肪　**11**　気道

12　不感蒸泄　**13**　皮膚　**14**　肺

15　発汗　**16**　汗腺　**17**　エクリン

18　手掌　**19**　温熱　**20**　コリン

21　エクリン　**22**　精神　**23**　足底

24　腋窩　**25**　味覚　**26**　顔面

※23・24は順不同.

❾体温調節 (p.42)

1　温度　**2**　皮膚　**3**　視床下部

4　視索前核（視索前野）　**5**　核心

6　拡張　**7**　増加　**8**　体温調節

9　セットポイント（設定温度）　**10**　脳出血

11　脳腫瘍　**12**　機械　**13**　化学

14　外因　**15**　マクロファージ　**16**　内因

17　プロスタグランジンE$_2$

18　ヒステリー　**19**　精神　**20**　発熱物質

21　体温調節　**22**　設定　**23**　上昇

24　低下　**25**　悪寒

26　視索前核（視索前野）　**27**　収縮

28　青白く　**29**　ふるえ　**30**　増加

31　上昇　**32**　体温調節　**33**　設定

34　上昇　**35**　低下　**36**　拡張

37　良く　**38**　発汗　**39**　放熱

※10・11は順不同.

■トレーニング

❶

体内の膜 (p.43)

1　○

2　×　心臓の表面は心膜で包まれている.

3　×　肺の表面は胸膜で包まれている.

4　○

5　○

6　×　分子量の小さい水や電解質は腹腔と血液とで容易に移行し，腹膜透析に利用される.

7　×　粘膜は，眼・中耳・呼吸器・消化器・泌尿生殖器の内面を覆っている.

8　×　心臓の表面は心膜と呼ばれる漿膜に覆われている.

9　×　気管の内面は粘膜で覆われており，肺の外表面は胸膜と呼ばれる漿膜で覆われている.

10　○

11　○

12　×　粘膜上皮層には血管は分布していない.

13　×　滑膜は関節腔内面を包んでいる. 脳と脊髄は髄膜で覆われている.

14　×　関節腔内の滑膜には上皮細胞がなく，結合組織系の膜に分類される.

15　×　滑液は関節腔内や滑液包にあって，骨や腱の動きを潤滑にしている. 胸腔内の液体は胸水と呼ばれる.

16　○

皮膚 (p.43)

17　×　メラニン色素は，表皮の基底層近くに多くみられるメラニン細胞で産生される.

18　×　メラニン色素が増加すると皮膚の色は濃くなる.

19　○

20　×　皮膚と粘膜とは，眼・鼻・口・尿道や腔・肛門で移行している.

21　×　皮膚の表皮層には血管は分布しておらず，血管が分布しているのは真皮層や皮下組織である.

22　×　表皮細胞から構成されているのは表皮層である. 真皮は，結合組織や線維芽細胞から構成されており，真皮の深さに毛包や汗腺が陥入している.

23　×　角質層の表面は，脂腺や汗腺からの分泌液で湿潤して弱酸性環境に維持されている. 極端に乾燥したり弱酸性環境が破綻したりすると，皮膚が荒れたり保護機能が働かなくなったりする.

24　○

25　○

26　×　アポクリン腺は，眼瞼，腋窩，乳房や会陰部に多く分布する.

体熱産生と体温 (p.43〜44)

27　○

28　×　皮膚などのような体表面に近い部分の温度は，環境の変化による影響を受けやすい.

29　○

30　×　口腔温（舌下温）は直腸温より約0.5℃低く，腋窩温は約0.8℃低い.

31　○

32　×　体温は午前2〜4時頃（夜中から明け方）に最も低くなり，午後2〜6時頃

にかけて最も高くなるが，その差は1℃以内である．

33 ○
34 ○
35 × 基礎体温の高温相では，黄体ホルモン（プロゲステロン）の影響によって代謝が亢進している．
36 × 食物として摂取したエネルギーの約80％は熱として失われ，体のエネルギー産生に用いられる割合は約20％に過ぎない．
37 × 食事誘発性産熱反応（特異動的作用）は三大栄養素の中で，特にタンパク質を摂取したときに顕著にみられ，約30％である．それに対して，糖質では約6％，脂質では約4％である．
38 ○
39 ○
40 × 発汗によって水分が蒸発する現象は可感蒸泄という．不感蒸泄とは，皮膚，肺や気道粘膜から無自覚的に水分が蒸発する現象のことである．
41 ○
42 × エクリン腺はコリン作動性線維の交感神経節後線維によって支配されている．
43 × 精神性発汗は精神的な緊張によって起こる発汗で，外界の温度と無関係に起こる．
44 × 末梢の温度受容器は皮膚に存在し，中枢の温度受容器は視床下部（視索前核または視索前野）に存在する．
45 ○
46 ○
47 × 体温上昇時には，熱放散の速度を亢進するために皮膚血管を拡張させ，血液量を増加させ，発汗量が増加する．
48 ○
49 ○
50 × 発熱時には体温調節中枢の設定温度が上昇するために相対的に外気温が低下したように感じられ，悪寒を生じる．
51 ○

❷ (p.45)

1 放射 2 伝導 3 対流
4 蒸発性熱放散

❸ (p.45)

1 脳出血 2 脳腫瘍 3 頭蓋骨骨折

4 サイトカイン
5 プロスタグランジンE_2（PGE_2）
6 ヒステリー 7 神経症
※1〜3，4・5，6・7は順不同．

■実力アップ (p.46〜51)

1 1
2 1 人体の膜には，上皮性と結合組織性の膜がある．皮膚，粘膜，漿膜は上皮性の膜である．漿膜とは，胸膜，腹膜，心膜などである．髄膜，結膜，滑膜は，結合組織性の膜である．
3 1 耳は鼓膜で皮膚と粘膜に隔てられている．皮膚の付属器である爪はケラチンからなり，粘膜ではない．鼠径はもものつけねのこと．
4 2 正常の気道粘膜は粘液で覆われている．血液が気道にあれば出血など病的状態である．
5 2 中耳の内面は粘膜で覆われており，外耳の内面は皮膚で覆われている．
6 2
7 2 腎盂の内面は粘膜で覆われており，外面は腹膜で覆われている．
8 3 関節腔内面は滑膜と呼ばれる結合組織性の膜で覆われている．
9 4
10 2 ケラチンは疎水性のタンパク質である．皮膚では表皮細胞で産生され，角質層・毛・爪などとなり，透明〜白っぽくみえる．
11 2 血管は，皮膚の真皮層や皮下組織に分布している．
12 3 紅斑は拡張した毛細血管からなり，圧迫により血液が押し出されると赤みは消退する．
13 3 紫斑は皮下出血が皮膚表面から透見されたもので，圧迫しても色は消退しない．
14 3 皮膚の脂腺から皮脂が分泌されるが，高齢になると，分泌量は減っていく．
〔第104回看護師国家試験類似問題〕
15 2 真皮に血管網が分布しており，皮膚表面から熱を放出する役割をもっており，体温の調節にかかわっている．
16 1 水疱は，表皮内や表皮下に液体貯留が発生して起こる．代表的な原因にⅡ度熱傷がある．

17 2 毛の断面は，毛髄質・毛皮質・毛小皮からなる．

18 1 立毛筋は，交感神経系の刺激で収縮する平滑筋である．

19 3 爪は，爪母で分裂した表皮細胞が角化してケラチンとなったものである．

20 2 爪下の皮膚は，通常ピンク色を呈している．血液の酸素飽和度の低下や，末梢循環障害によって爪床の血液が暗赤色になると，爪の上からは紫色のチアノーゼとして観察される．

21 1 発汗は，主に交感神経系の支配を受けて調節されている．

22 1 口腔温（舌下温）は直腸温より約0.5℃低く，腋窩温は約0.8℃低い．

🌸 測定部位による温度差

> 直腸温＞口腔温＞腋窩温
>
> 直腸温－口腔温＝0.4〜0.6℃
> 直腸温－腋窩温＝0.8〜0.9℃
> 口腔温－腋窩温＝0.2〜0.3℃（臥床時）
> 　　　　　　　　0.3〜0.5℃（起座時）

23 3 1日のうちで体温が最高になる時期は，代謝が亢進している午後2時〜午後6時頃である．

24 3 生後約120日で体温は安定し，2歳頃から生理的な日内変動がみられるようになる．

25 2 排卵期および黄体期には黄体ホルモン（プロゲステロン）の影響によって代謝が亢進し，その結果，体温も上昇する．

26 4 1日の不感蒸泄量は，皮膚から500〜700mL，肺から150〜450mLの蒸発があるといわれ，合計すると800〜1,000mLになる．

27 3 体温調節中枢は視床下部に存在する．

28 3 ふるえとは，骨格筋を収縮させることで熱を発生させ，体温を上げる反応である．
〔第104回看護師国家試験類似問題〕

4章 血 液 (p.52〜57)

■ビジュアルチェック

血液の主な働き (p.52)

1 酸素（O_2）　2 二酸化炭素（CO_2）
3 栄養素　4 代謝産物　5 排出
6 腎動脈　7 腎静脈　8 尿管

9 ホルモン　10 体温　11 生体防御

骨髄造血と血液の分化・成熟 (p.53)

1 多能性幹細胞　2 網赤血球　3 好中球
4 白血球　5 マクロファージ　6 血小板
7 Tリンパ球（T細胞）　8 白血球
9 形質細胞　10 形質細胞

■要点整理

❶血液とその成分 (p.54)

1 8　2 血漿　3 ヘマトクリット
4 45　5 骨髄　6 G-CSF　7 血清
8 血餅　9 アルブミン　10 グロブリン
11 ABO　12 Rh
※9・10，11・12は順不同．

❷血液とその機能 (p.54)

1 鉄　2 貪食　3 ヒスタミン
4 即時型アレルギー　5 抗原
6 マクロファージ　7 肝臓

■トレーニング

❶ (p.55)

1 ○
2 × 減少でなく増加．
3 × グロブリンでなくアルブミン．
4 ○
5 ○
6 × 血液中にどのくらいの酸素が溶けているか，その濃度を血液中における圧力として，Torr（mmHg）で表したもの．
7 × ヘモグロビン100個当たりいくつが酸素と結合しているか，％で示したもの．
8 ○
9 ○
10 × フィブリノゲンからつくられたフィブリンが，フィブリン血栓を形成する．

❷ (p.55)

1 好中球　2 好酸球　3 好塩基球
4 脾臓　5 ビリルビン
6 グルクロン酸抱合　7 フィブリン
8 プラスミン　9 プラスミノゲン
※1〜3，4〜6，7〜9は順不同．

■実力アップ (p.56〜57)

1 1，4 赤血球は，中央がくぼんだ円盤状である．血小板は通常，直径2〜4μmである．リンパ球は全白血球の20〜40％を占める．

2　3　HLA（human histocompatibility leukocyte antigen）とは，ヒト組織適合性白血球抗原のことである．臓器移植などの場合，HLAが不適合だと，GVHDになる可能性が高い．EDTAは採取した血液が固まらないようにする抗凝固剤である．EPOは，赤血球の産生を促進するエリスロポエチンのことである．vWFはフォン・ウィレブランド因子のことである．血小板の止血作用に関わる．

3　1　A型の人の赤血球表面にはA抗原，血漿中には抗B抗体が存在する．B型の人の赤血球表面にはB抗原，血漿中には抗A抗体が存在する．

4　4　人体において，同化・異化はエネルギー代謝に関わる言葉である．ホールデン効果は血液の二酸化炭素の運搬に，ボーア効果は血液中の二酸化炭素濃度と水素イオン濃度が酸素解離曲線に与える影響に，それぞれ関わる言葉である．

5　2　第Ⅱ，Ⅶ，Ⅸ，Ⅹ因子がビタミンK依存性である．ビタミンKが不足すると，これらの凝固因子も不足し，出血傾向が強くなる．Ⅰ〜Ⅷまである凝固因子のうち，Ⅵはそもそも欠番である．

6　3，5　プロトロンビン時間（PT）と活性化部分トロンボプラスチン時間（APTT）が，血液の凝固機能を調べる検査である．凝固反応カスケードの異常をみる際に有用である．

5章　循環器系 (p.58〜69)

■ビジュアルチェック

人体の主要な動脈 (p.58)

1　総頸動脈（右）　2　腕頭動脈
3　上腕動脈　4　橈骨動脈　5　尺骨動脈
6　外頸動脈（右）　7　大動脈弓
8　総腸骨動脈　9　大腿動脈
10　膝窩動脈　11　後脛骨動脈
12　足背動脈

人体の主要な静脈 (p.59)

1　内頸静脈（右）　2　鎖骨下静脈（右）
3　門脈　4　下大静脈　5　大伏在静脈
6　小伏在静脈　7　外頸静脈（右）

8　左静脈角　9　上大静脈

血管の構造 (p.60)

1　内膜　2　基底膜　3　内弾性板
4　中膜　5　外弾性板　6　外膜　7　弁
8　内皮細胞　9　基底膜

大動脈と大動脈弓 (p.60)

1　右椎骨動脈　2　右鎖骨下動脈
3　大動脈弓　4　右腎動脈
5　上腸間膜動脈　6　左鎖骨下動脈
7　下腸間膜動脈　8　外腸骨動脈
9　内腸骨動脈　10　右総頸動脈
11　腕頭動脈　12　左総頸動脈

門脈系 (p.61)

1　肝静脈　2　門脈　3　上腸間膜静脈
4　下腸間膜静脈

成人における血圧の分類 (p.61)

1　Ⅰ度　2　Ⅱ度　3　120　4　120
5　180　6　80　7　80　8　110

■要点整理

❶心臓の構造 (p.62)

1　心筋　2　握りこぶし　3　心基部
4　2　5　心尖（部）　6　左　7　5
8　中層　9　心房　10　心室　11　心房
12　心室　13　出口　14　弁
15　三尖弁　16　僧帽弁　17　心房
18　心室　19　腱索　20　中隔
21　体循環　22　肺循環　23　右心室
24　左心房　25　肺　26　低
27　肺動脈　28　二酸化炭素　29　酸素
30　高　31　肺静脈　32　体
33　左心室　34　冠状動脈
35　冠状動脈　36　後壁　37　下壁
38　冠状動脈　39　前下行枝（前室間枝）
40　左回旋枝　41　前壁　42　心尖部
※11・12，39・40，41・42は順不同．

❷心臓の機能 (p.63)

1　刺激伝導系　2　洞房結節　3　房室結節
4　房室束（ヒス束）　5　左脚　6　右脚
7　プルキンエ線維
8　房室弁（右：三尖弁，左：僧帽弁）
9　動脈弁（右：肺動脈弁，左：大動脈弁）
10　心拍出量（CO）　11　リットル（L/min）
12　1回拍出量（SV）　13　心拍数（HR）
14　副交感神経（迷走神経）　15　交感神経

❸血管の形態 (p.63)

1　毛細血管　2　3　3　中膜　4　平滑筋

5　5〜10μm　6　動脈　7　動脈

8　静脈　9　静脈　10　静脈　11　動脈

12　動脈血　13　静脈血　14　毛細血管

15　吻合　16　吻合　17　終動脈

18　壊死

❹主要な動脈・静脈・門脈系 (p.63〜64)

1　椎骨動脈　2　脳底動脈　3　内頸動脈

4　大脳動脈輪（ウィリス動脈輪）

5　門脈　6　静脈　7　肝臓　8　静脈

9　直腸の肛門側半分　10　静脈　11　門脈

12　肝臓　13　門脈　14　肝静脈

15　下大静脈　16　右心房　17　臍静脈

18　臍動脈　19　動脈血　20　臍動脈

21　胎盤　22　卵円孔　23　左心房

24　左心室　25　大動脈　26　右心室

27　肺動脈　28　大動脈血圧

29　肺動脈血圧　30　動脈管

31　大動脈血圧　32　肺血管抵抗

33　肺循環　34　卵円孔　35　卵円孔

36　動脈管　37　数日

❺血管の機能 (p.64)

1　血圧　2　脈拍　3　収縮期血圧

4　拡張期血圧　5　収縮期血圧

6　拡張期血圧　7　正常血圧　8　至適血圧

9　収縮期血圧　10　拡張期血圧

11　高血圧　12　心拍出量

13　全末梢血管抵抗　14　亢進　15　増加

16　収縮・緊張亢進　17　神経性

18　体液性

※12・13は順不同.

❻リンパ系 (p.65)

1　リンパ管　2　リンパ節　3　リンパ管

4　血漿　5　リンパ管　6　静脈角

7　間質液　8　液体　9　リンパ球

10　リンパ節　11　濾過装置

12　さまざま

※1・2は順不同.

■トレーニング

❶ (p.66)

1　×　心臓の上端は心基部.

2　×　血液を一方向に流すために，心臓の4
つの部屋（左心房・左心室・右心房・
右心室）それぞれの出口に弁がある.
左心房の出口（左心房と左心室の間）
には僧帽弁，右心房の出口（右心房と
右心室の間）には三尖弁，左心室の出

口（大動脈の入口）には大動脈弁，右
心室の出口（肺動脈の入口）には肺動
脈弁がある.

3　○

4　×　中隔は心臓の左右の仕切りで，心房中
隔と心室中隔がある.

5　×　左心室は大動脈を経て全身に血液を送
り出す.

6　×　右心室を出た直後の血液は肺動脈弁を
通って肺動脈，肺に流れていく.

7　○　肺静脈には動脈血が流れている.

8　×　消化器系の血管支配としては，腹腔動
脈・上腸間膜動脈・下腸間膜動脈から
酸素などを受け取り，静脈血は胃静脈・
脾静脈・上腸間膜静脈・下腸間膜静脈
を経て門脈で合流して肝臓に送られる.
門脈は消化管から各種栄養素を吸収し
た血液を肝臓に運搬する働きを担って
いる.

9　○

10　○

■実力アップ (p.67〜69)

1　3　右心室には肺動脈がつながっている.

● 心臓の内面

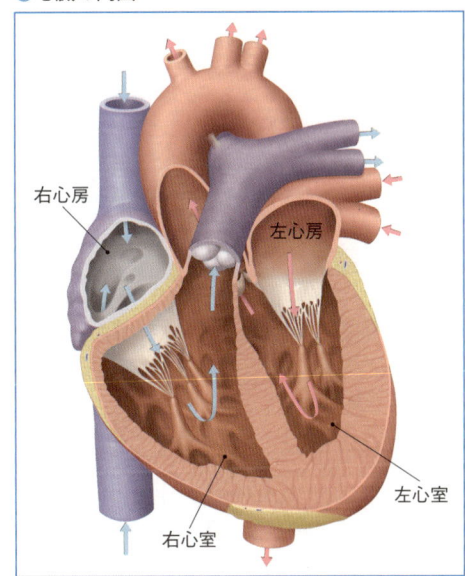

右心房　左心房　左心室　右心室

2　4　右心房と左心房の間はそもそも連結し
ていない．右心室と右心房の間には三
尖弁がある.

3　1　房室弁と動脈弁は開放時には正常では
心音そのものが生じない．動脈弁の閉

鎖音は第Ⅱ心音である.

4 4 プルキンエ線維は心筋内に，ヒス束は心房と心室の間に，房室結節は心房中隔の右後部にある.

5 2 心拍出量は1回の（拍出量×心拍数）で変動する．交感神経刺激で増加し副交感神経刺激で減少する.

6 1 静脈は心臓に戻る血液を運ぶ，門脈は消化管から肝臓への血液を運ぶ，毛細血管は末梢での血管である.

7 2

8 3 静脈同士の連結では特別な呼び名はない.

9 1 左右の椎骨動脈が合流して脳底動脈となり，左右の後大脳動脈に分岐し，大脳動脈輪へ血流を供給し，中大脳動脈は大脳動脈輪から分岐して血流の供給を受けている.

10 4 胎盤から酸素と栄養分に富む動脈血が供給されるため.

11 2 動脈壁も静脈壁も3層で内膜が一番薄く，外膜はそれよりやや厚い．動脈中膜が一番厚い.

12 1，3 リンパ管には，リンパが一定の方向に流れるよう，逆流を防ぐ弁が備わっている．リンパには主に，①間質液を血液中に戻すこと，②消化管からの脂肪と脂溶性ビタミンの吸収と輸送，静脈に戻すこと，③生体防御機構の3つの機能がある.

6章 呼吸器系 (p.70～79)
■ビジュアルチェック
呼吸器系器官の構造 (p.70)

1 鼻腔 2 喉頭 3 右主気管支
4 口腔 5 気管 6 横隔膜

胸膜の構造 (p.70)

1 臓側胸膜 2 壁側胸膜 3 腹膜
4 胸膜腔 5 横隔膜

上気道の解剖 (p.71)

1 前頭洞 2 下鼻甲介 3 硬口蓋
4 気管 5 食道 6 耳管開口部
7 軟口蓋 8 口蓋垂 9 喉頭蓋

■要点整理
❶呼吸器系の構造と機能 (p.72～73)

1 21 2 二酸化炭素
3 pH値（または酸塩基平衡） 4 気道
5 上気道 6 下気道
7 アンジオテンシン
8 アンジオテンシンⅠ 9 加温 10 加湿
11 嗅細胞 12 嗅部 13 篩骨の篩板
14 嗅球 15 嗅素 16 鼻甲介
17 加温 18 加湿
19 濾過（異物の除去）
20 キーゼルバッハ部位 21 鼻出血
22 鼻涙管 23 上顎洞 24 前頭洞
25 篩骨洞 26 蝶形骨洞 27 軟口蓋
28 鼻咽頭 29 口部 30 喉頭蓋
31 誤嚥 32 耳管
33 漿膜（臓側胸膜） 34 壁側胸膜
35 胸膜腔 36 漿液（胸水） 37 上葉
38 中葉 39 下葉 40 上葉
41 下葉 42 主気管支 43 肺動脈
44 肺静脈 45 気管支動脈
46 気管支静脈 47 リンパ管
48 交感神経 49 副交感神経
50 肺胞上皮細胞 51 基底膜
52 毛細血管内皮細胞
※9・10，17～19，23～26，37～39，40・41，42～49，50～52は順不同.

❷呼吸のプロセス (p.73)

1 酸素 2 二酸化炭素 3 外呼吸
4 酸素 5 二酸化炭素 6 内呼吸
7 酸素 8 アデノシン三リン酸（ATP）
9 二酸化炭素

❸呼吸の調節 (p.73)

1 受容器 2 呼吸中枢
3 効果器（呼吸筋） 4 延髄
5 水素イオン（H^+） 6 二酸化炭素（CO_2）
7 頸動脈小体 8 大動脈小体
9 酸素分圧 10 呼吸数 11 呼吸の深さ
12 CO_2ナルコーシス
※7・8，10・11は順不同.

■トレーニング
❶ (p.74)

1 ○
2 × 気管は食道の前を通って縦隔を下降し，第5胸椎の高さにおいて，心臓の後方で左右の主気管支に分かれる.

3 × 左主気管支の長さは約5cmで, 約2.5cmの右主気管支より長く, 右に比して分岐角度が大きい. そのため, 左肺は右肺より誤嚥性肺炎が起こりにくい.

4 ○

5 ○

6 × 意識して腹部が膨らむように息を吸うと横隔膜はより下降し, 多くの吸気が流入する. 胸郭の挙上と横隔膜の下降もともに常に起きている.

❷ (p.74)

1 咽頭　2 喉頭　3 気管　4 主気管支
5 葉気管支　6 区域気管支　7 細気管支
8 終末細気管支　9 呼吸細気管支
10 肺胞管

❸ (p.74)

1 約0.2〜0.3μm　2 約7.5μm
3 約2μm

❹ (p.75)

1 ○

2 ○

3 × 吸息では, 肺の膨らみ方は一様ではなく, 肺の中心よりも表面のほうが, 肺尖よりも肺底部のほうが広がる. 臓側胸膜と壁側胸膜とが互いに自由に滑るため, そのように不均一に広がることが可能となる.

4 × 呼息では, 筋肉の収縮はほとんど関与せず, 通常は全く努力を要しない. 吸気が終わって呼吸筋が弛緩すると, 胸壁は元の位置に戻って胸腔の容積も元通りとなる. 肺には固有の弾性（肺が縮もうとする力）があるため, 引っ張られたゴムが元に戻るように, 胸腔の容積に合わせて受動的に小さくなり, その結果, 肺胞内の圧は大気圧よりも高くなり, 肺から外へ気体が出ていく.

5 ○ 胸腔内圧は常に大気圧よりも低いため, 肺胞は虚脱しないで広がっている.

6 ○

7 ○

8 × 拘束性換気障害は肺活量が予測値（年齢・性別・身長から算出）の80％未満に低下した状態.

9 × 閉塞性換気障害と診断されるのは1秒率（$FEV_{1.0\%}$）が70％以下に低下している状態.

10 ○
11 ○
12 ○
13 × 閉塞性肺疾患では, 吸気よりも呼気が困難となるため, 残気量（RV）・全肺気量（TLC）が増大し, 肺活量は低下している.
14 ○ 肺気腫では, 肺胞壁が破壊されて拡大した気腔が生じるため, ガス交換が行われる肺胞の有効面積が減り, 肺全体の換気能力が失われる.
15 ○
16 ○
17 × 肺線維症では肺間質の厚さが増し, 拡散能は低下する.
18 × 肺胞が破壊される肺気腫では拡散面積が減少し, 拡散能は低下する.
19 ○
20 × 気体の溶けやすさや, 膜を通る際の拡散しやすさなど, 気体固有の性質差もあり, 二酸化炭素の拡散能は酸素の20倍にもなる.
21 ○
22 × 肺拡散能が低下すると, 十分な酸素が血液に供給されず低酸素血症となることがあるが, このような状態でも拡散能が非常に高い二酸化炭素の排出が問題となることは少ない.

❺ (p.76)

1 尿毒症　2 脳出血
※順不同.

❻ (p.76)

1 1回換気量　2 肺活量　3 全肺気量
4 機能的残気量　5 $FEV_{1.0}$　6 $FEV_{1.0\%}$

❼ (p.76)

1 0.3mL　2 20.85mL

❽ (p.76)

1 アシドーシス　2 CO_2
3 アルカローシス　4 低下
5 アシドーシス

❾ (p.77)

1 pHの低下　2 Pco_2の増加　3 発熱
4 赤血球内2,3-DPGの増加　5 pHの上昇
6 Pco_2の低下　7 低体温
8 赤血球内2,3-DPGの減少
※1〜4, 5〜8は順不同.

⑩ (p.77)

1 b 2 a 3 c

⑪ (p.77)

1 H_2CO_3 2 H^+

■実力アップ (p.78〜79)

1 4

2 4

3 3.4 吸気時には，横隔膜が収縮して下がり，外肋間筋の収縮により肋骨が引き上げられて，胸壁が広がる．胸郭内の容積が大きくなり胸腔がさらに陰圧になると，肺も広がり，肺胞内圧が大気圧よりも低くなって，空気が肺に流入する．〔第104回看護師国家試験類似問題〕

4 3

5 1

6 2

7 4

7章　消化器系 (p.80〜97)

■ビジュアルチェック

ヒトの消化器系 (p.80)

1 唾液腺 2 食道 3 肝臓 4 胆嚢

5 十二指腸 6 膵臓 7 上行結腸

8 虫垂 9 咽頭 10 胃 11 横行結腸

12 下行結腸 13 S状結腸 14 直腸

咽頭と喉頭 (p.81)

1 喉頭 2 声帯ヒダ 3 軟口蓋

4 口蓋垂 5 喉頭蓋 6 気管 7 食道

嚥下の過程 (p.81)

1 口腔咽頭相 2 咽頭食道相 3 食道相

口腔と舌 (p.82)

1 上唇 2 硬口蓋 3 軟口蓋

4 口蓋垂 5 下唇小帯 6 口角

7 喉頭蓋 8 口蓋扁桃 9 舌扁桃

10 分界溝 11 葉状乳頭 12 舌根

13 舌体 14 舌尖

脂肪の消化と吸収 (p.82)

1 グリセロール 2 モノグリセリド

3 トリグリセリド 4 キロミクロン

5 胸管

胃 (p.83)

1 幽門括約筋 2 胃角 3 噴門

4 胃底部 5 胃体部 6 幽門前庭部

7 幽門

ビリルビン代謝 (p.83)

1 グルクロン酸抱合 2 ウロビリノゲン

3 ステルコビリン（糞便）

4 ウロビリン（尿）

排便の機序 (p.84)

1 脊髄反射 2 直腸内反射

3 内肛門括約筋 4 外肛門括約筋

5 骨盤神経（遠心路）

6 骨盤神経（求心路） 7 陰部神経

8 大脳 9 第2〜4仙髄

■要点整理

❶食　欲 (p.85)

1 視床下部 2 摂食中枢 3 満腹中枢

4 レプチン 5 抑制 6 オレキシン

7 グレリン 8 亢進 9 低下

10 上昇 11 空腹感

❷咀　嚼 (p.85)

1 大唾液腺 2 耳下腺 3 顎下腺

4 舌下腺 5 プチアリン（α−アミラーゼ）

6 ムチン 7 1,000〜1,500 8 湿潤

9 咀嚼 10 炭水化物 11 感染防御

12 顔面 13 延髄 14 唾液腺

15 20 16 6カ月 17 切歯 18 32

19 第1大臼歯 20 血管 21 歯髄

22 知覚 23 三叉 24 咬筋

25 内側翼突筋 26 咀嚼筋

※24・25は順不同．

❸嚥　下 (p.86)

1 鼻腔 2 咽頭鼻部 3 咽頭喉頭部

4 喉頭蓋 5 軟口蓋 6 鼻腔

7 喉頭口 8 呼吸 9 6 10 咽頭

11 気管 12 10〜12 13 噴門

14 食道起始部 15 大動脈弓

16 気管分岐部 17 横隔膜貫通部

18 重層扁平 19 上部食道括約筋

20 下部食道括約筋 21 口腔咽頭相

22 咽頭食道相 23 食道相 24 随意

25 顔面 26 咽頭 27 嚥下

28 不随意 29 食道口

30 一次性蠕動運動 31 筋間神経叢

32 二次性蠕動運動

❹胃の構造と機能 (p.86〜87)

1 口腔粘膜 2 迷走 3 神経分泌

4 迷走神経 5 胃底腺 6 幽門腺

7 壁細胞（傍細胞） 8 主細胞

9 副細胞（頸部粘液細胞） 10 粘液細胞

11 ガストリン細胞 12 促進
13 ガストリン 14 セクレチン
15 ソマトスタチン 16 粘膜 17 B_{12}

❺小腸の構造と機能 (p.87)
1 十二指腸 2 空腸 3 回腸 4 膵液
5 胆膵管膨大部括約筋 6 輪状ヒダ
7 絨毛 8 微絨毛 9 2,400
10 消化酵素 11 粘膜下神経叢
12 迷走
13 コレシストキニン・パンクレオザイミン

❻肝臓の構造と機能 (p.87)
1 肝鎌状間膜 2 右葉 3 左葉
4 尾状葉 5 総肝管 6 肝小葉
7 小葉間動脈 8 小葉間静脈 9 胆汁
10 小葉間胆管 11 代謝 12 胆汁
13 貯蔵 14 胆汁酸塩 15 ビリルビン
16 脂肪粒子 17 小腸 18 肝臓
19 腸肝循環
※2・3, 14・15は順不同.

❼胆嚢の構造と機能 (p.87〜88)
1 胆嚢管 2 総胆管 3 大十二指腸乳頭
4 肝胆汁 5 十二指腸 6 胆嚢管
7 粘液 8 胆嚢胆汁 9 600〜1,200
10 収縮 11 胆膵管膨大部括約筋
12 迷走 13 脂肪
14 コレシストキニン・パンクレオザイミン

❽膵臓の構造と機能 (p.88)
1 第2腰椎 2 後腹膜腔 3 下行部
4 脾臓 5 膵頭部 6 膵体部
7 膵尾部 8 膵島 (ランゲルハンス島)
9 外分泌腺 10 グルカゴン
11 インスリン 12 ソマトスタチン
13 腺房細胞 14 腺房 15 導管細胞
16 導管 17 総胆管 18 主膵管
19 副膵管 20 700〜1,000
21 無色透明 22 7.0〜8.0

❾糖質の消化と吸収 (p.88)
1 ショ糖 (スクロース)
2 乳糖 (ラクトース) 3 デンプン
4 アミラーゼ 5 スクラーゼ
6 ラクターゼ 7 マルターゼ 8 刷子縁
9 ナトリウム
※5〜7は順不同.

❿脂肪の消化と吸収 (p.88〜89)
1 中性脂肪 (トリグリセリド)
2 コレステロール 3 レシチン
4 ミセル 5 リパーゼ

6 モノグリセリド 7 グリセロール
8 グリセロール 9 門脈血
10 モノグリセリド

⓫タンパク質の消化と吸収 (p.89)
1 ペプチド 2 アミノ酸 3 ペプシン
4 ポリペプチド 5 トリプシン
6 カルボキシペプチダーゼ
7 アミノペプチダーゼ 8 トリペプチド
9 アミノ酸 10 水素イオン
11 ナトリウム
※5・6は順不同.

⓬大腸の構造と機能 (p.89)
1 回盲弁 2 虫垂 3 内肛門括約筋
4 外肛門括約筋 5 収縮 6 細菌
7 ビタミン 8 24〜72
※3・4は順不同.

■トレーニング

❶
食欲・咀嚼・嚥下 (p.90)
1 ○
2 ○
3 × 咀嚼や唾液の分泌によって, 視床下部の摂食中枢が抑制される.
4 ○
5 × 神経ペプチドのオレキシンは, 摂食行動を亢進する.
6 ○
7 × 舌の舌体と舌根の境を分界溝という.
8 ○
9 × 唾液には炭水化物を分解するプチアリン (α-アミラーゼ) が含まれる.
10 × 唾液は, 主に副交感神経の支配を受けて反射的に分泌される.
11 × 歯の1本1本は, 歯槽突起の歯槽という穴に植え込まれている.
12 ○
13 × 生野菜のセルロース膜は, 咀嚼によって破壊できる.
14 × 息を吐くとき, 喉頭蓋は開いている. 食塊を飲み込むとき, 喉頭蓋は閉じている.
15 ○
16 × 食道壁は, 内側から粘膜, 粘膜下組織, 筋層, 外膜で構成されている.
17 × 食道には温度感覚受容器は存在せず, 食物の温度は知覚されない.

18 × 下部食道括約筋は，胃から食道への食物の逆流防止に関与している．

消化 (p.90〜91)

19 × 胃における消化作用は，機械的および化学的に行われる．

20 ○

21 × 食塊が胃に入ると，胃は反射的に弛緩する．

22 ○

23 × トライツ靱帯で十二指腸と空腸が区分される．空腸と回腸の明確な境界はない．

24 × 十二指腸に腸間膜はないが，空腸，回腸には腸間膜がある．

25 ○

26 ○

27 × 肝小葉には肝細胞が放射状に並んでいる．

28 ○

29 × クッパー星細胞は，貪食作用によって血液の浄化を行う．

30 × 非抱合型（間接型）ビリルビンは，肝臓で抱合型（直接型）ビリルビンに変換される．

31 × 迷走神経終末から分泌されるアセチルコリンは，膵液の分泌を亢進する．

32 ○

33 ○

34 × 膵リパーゼは，脂肪の分解を促進する．

35 × 膵液にはタンパク質分解酵素であるトリプシンが含まれる．

吸収 (p.91)

36 × ビタミンCは，特異的な担体による能動輸送によって吸収される．

37 × 脂溶性ビタミンは，脂肪細胞とともに主に小腸上皮細胞から吸収される．

38 ○

39 ○

40 × 水分の再吸収は，小腸と大腸で行われている．

41 ○

排泄 (p.91)

42 ○

43 ○

44 × 大腸では，ビタミン，電解質，水などが吸収される．

45 × 排便を我慢できるのは，外肛門括約筋を意識的に収縮させるからである．

46 × 習慣性便秘は，直腸壁粘膜内の受容器の感受性が低下することによって起こる．

■実力アップ (p.92〜97)

1 　2

2 　2

3 　4

4 　3 　ア（エナメル質），イ（ぞうげ質），ウ（歯髄），エ（歯根膜）．歯髄は，結合組織や血管，神経を含み，歯の組織に栄養を運んだり，歯の知覚をもたらしたりする．

5 　1 　タンパク質は，多数のアミノ酸がペプチド結合という鎖状につながった状態で構成されている．
〔第104回看護師国家試験類似問題〕

6 　2

7 　3 　喉頭口は気道の入り口であるため，喉頭蓋によってふさがれているときは呼吸ができず，声門が閉鎖するので声も出ない．

8 　3 　喉頭閉鎖不全は反回神経麻痺などによって起こり，食物を飲み込むときに喉頭口が完全にふさがらず，食物が喉頭に入るためにむせる．選択肢1の食物が口からこぼれるのは顔面神経麻痺による症状，選択肢2の食物が口の中に残るのは舌咽神経，迷走神経の麻痺による症状である．

9 　3 　ガストリンは，幽門前庭部のガストリン細胞から分泌され，胃酸分泌を促進させる．ヒスタミンは，胃のH_2レセプターを刺激して胃液の分泌を亢進させる．アセチルコリンは，迷走神経末端から放出される神経伝達物質であり，胃液の分泌を亢進させる．

10 　1

11 　2 　肝動脈は，肝門から肝臓に入り，酸素を運ぶ．門脈は，肝臓に栄養を運ぶ静脈血管である．

12 　3 　胆汁は肝臓でつくられるが，肝臓に胆汁の貯蔵機能はない．

13 　2 　アンモニアは，タンパク質代謝の過程で生成される．

14 　3

15　2

16　3

17　1

18　4

19　2

20　1　ペプシノゲンは，分泌されたままでは消化酵素としての機能はない．胃内の塩酸によって活性型ペプシンとなると，タンパク質を分解する．

21　4

22　4

23　2

24　3

25　2

26　1　直腸に便が移動して直腸内圧が上昇すると，直腸壁粘膜内にある受容器が反応し，求心性インパルスが直腸内反射と脊髄排便反射を起こし，結腸と直腸に強い蠕動波をもたらして排便が促される．しかし，このような排便反射に対して排便を我慢することが続くと，直腸壁粘膜内の受容器の感受性が低下する．

27　4

8章　泌尿器系 (p.98〜111)

■ビジュアルチェック

ヒトの泌尿器系 (p.98)

1　副腎（右）2　腎臓（右）3　下大静脈

4　尿管（右）5　前立腺　6　尿道

7　集合管　8　乳頭管　9　腎盤（腎盂）

10　尿管（左）11　膀胱

膀胱と尿道 (p.99)

1　尿管　2　尿管口　3　内尿道括約筋

4　前立腺　5　外尿道括約筋

6　外尿道口

■要点整理

❶腎　臓 (p.100〜101)

1　皮質　2　髄質　3　腎門　4　尿管

5　腎　6　腎盤（腎盂）7　腎杯

8　ネフロン　9　1　10　1　11　尿細管

12　糸球　13　糸球体嚢（ボーマン嚢）

14　近位　15　ヘンレ　16　遠位

17　集合管　18　体液　19　レニン

20　エリスロポエチン　21　D　22　低下

23　亢進　24　肝臓

25　アンジオテンシノゲン

26　アンジオテンシンⅠ

27　アンジオテンシンⅠ変換酵素（ACE）

28　アンジオテンシンⅡ　29　上昇

30　アルドステロン

31　ナトリウム（ナトリウムイオン）

32　血液　33　血圧　34　高血圧

35　幹細胞（骨髄系幹細胞，赤血球系幹細胞）

36　増加　37　活性

38　貧血（腎性貧血）39　カルシウム代謝障害（腎性骨症，腎性骨異栄養症）

40　濾過　41　原尿　42　血球

43　タンパク質　44　99　45　尿細管

46　集合管　47　近位

48　水素イオン（H^+）

49　カリウムイオン（K^+）50　100

51　乏尿　52　尿閉　53　細胞外液

54　血漿　55　55　56　ナトリウム（Na）

57　カリウム（K）58　不整脈　59　60

60　少な　61　脱水　62　浮腫

63　胸水　64　腹水　65　後

66　抗利尿ホルモン（バソプレシン）

67　遠位　68　水　69　減少　70　増加

71　鉱質（電解質）72　カリウム（K）

73　上昇　74　低下（減少）75　7.35

76　7.45　77　アルカリ

78　アシドーシス　79　アルカローシス

80　重炭酸　81　呼吸　82　代謝性

83　呼吸性　84　動脈　85　分圧

※42・43，45・46は順不同．

❷尿管・膀胱・尿道 (p.102)

1　腎盂　2　尿管　3　移行　4　蠕動

5　3　6　尿管口　7　逆流　8　平滑

9　内尿道口（膀胱頸）10　外尿道口

11　男　12　外尿道括約筋　13　3

14　15　15　20

※1・2は順不同．

❸排尿の生理 (p.102)

1　伸展　2　骨盤　3　仙　4　脳幹

5　下腹　6　陰部　7　弛緩

8　外尿道括約筋　9　尿意　10　弛緩

11　骨盤底筋群　12　加齢　13　出産

14　腹圧

※12・13は順不同．

■トレーニング
❶ (p.103)

1　5　2　1　3　3　4　2　5　4

❷ (p.103)

（平滑筋）　膀胱排尿筋に○

（横紋筋）　外尿道括約筋に○

（骨盤神経支配）　膀胱排尿筋に○

（陰部神経支配）　外尿道括約筋に○

❸ (p.103)

1　×　不随意筋である．

2　×　随意筋である．

3　○

4　×　大脳である．

5　×　外尿道括約筋による．

6　○

7　○

8　○

9　○

10　×　尿失禁になる．

■実力アップ (p.104～111)

1　3　〔第87回看護師国家試験問題〕

2　1

3　2

4　3

5　4

6　4

7　1

8　2

9　3　ほかはすべて静脈血である．

10　1　アルブミンは血漿タンパクであり，水とタンパク質よりも分子量の小さい物質が濾過される．

11　2　尿に含まれる窒素化合物の94％は尿素である．

12　4

13　3

14　1

15　4　腎不全などで細胞外液中のカリウム量は上昇しており，さらなるカリウム投与は高カリウム血症による不整脈・心停止を生じさせる危険性がある．

16　2

17　4

18　4　〔第89回看護師国家試験問題〕

19　3

20　4

21　3

22　1

23　2

24　1

25　3　尿細管周囲毛細血管に流入して回収される．

26　2

27　4

28　2

29　2　〔第90回看護師国家試験問題〕

30　2　〔第87回看護師国家試験問題〕

31　3　尿が不随意的に外尿道口から漏出することを尿失禁という．

32　4

33　3　〔第97回看護師国家試験問題〕

34　2　〔第95回看護師国家試験問題〕

35　4　〔第94回看護師国家試験問題〕

36　3　〔第94回看護師国家試験問題〕

37　1　出血や脱水による循環血液量の減少は，血圧の低下を招くから．

38　4　〔第93回看護師国家試験問題〕

9章　内分泌系 (p.112～128)
■ビジュアルチェック
内分泌臓器とホルモンの種類 (p.112～113)

1　上皮小体　2　胸腺　3　精巣

4　甲状腺　5　消化管　6　心臓

7　副腎皮質　8　副腎髄質

9　膵臓（膵島）　10　腎臓　11　卵巣

視床下部による下垂体ホルモンの分泌 (p.114)

1　副腎皮質刺激ホルモン放出ホルモン

2　甲状腺刺激ホルモン放出ホルモン

3　バソプレシン　4　成長ホルモン

5　甲状腺刺激ホルモン

6　副腎皮質刺激ホルモン

7　卵胞刺激ホルモン　8　黄体形成ホルモン

9　プロラクチン（乳腺刺激ホルモン）

※7・8は順不同．

■要点整理
❶内分泌系とホルモン (p.115)

1　情報伝達物質　2　受容体　3　標的細胞

4　調節　5　制御　6　導管　7　微量

8　標的細胞　9　神経内分泌系

10　傍分泌系　11　自己分泌系　12　刺激

13　情報　14　正のフィードバック

15　負のフィードバック

❷脳にあるホルモン分泌器官 (p.115〜116)

1 間脳 2 トルコ鞍 3 神経線維
4 下垂体門脈 5 副腎皮質刺激作用
6 TSH 7 成長ホルモン (GH)
8 先端巨大症 (末端肥大症) 9 巨人症
10 下垂体性小人症 11 プロラクチン
12 バソプレシン 13 オキシトシン
14 中葉 15 視床下部 16 軸索
17 毛細血管 18 バソプレシン
19 尿量 20 尿崩症 21 乳頭
22 視床上部 23 メラトニン
24 神経膠細胞由来 25 体内時計
26 増加 27 体温 28 眠り
※8・9, 12・13は順不同.

❸脳以外のホルモン分泌器官 (p.116)

1 アンドロゲン結合タンパク質
2 インヒビン 3 卵胞刺激ホルモン (FSH)
4 視床下部 5 下垂体
6 性腺刺激ホルモン (ゴナドトロピン)
7 骨形成 8 骨粗鬆症 9 排卵
10 黄体 11 コルチゾール
12 副腎皮質刺激ホルモン (ACTH)
13 コルチゾール 14 朝 15 夕方
16 夜中 17 褐色細胞腫
18 カテコールアミン 19 インスリン
20 グルカゴン 21 甲状腺 22 1個
23 4個 24 カルシトニン
25 濾胞傍細胞 26 カルシウムイオン
※4・5は順不同.

❹そのほか (p.116〜117)

1 ペプチドホルモン 2 胃 3 小腸
4 物理的・化学的刺激 5 胃酸分泌
6 膵液分泌 7 チモシン
8 チモポエチン 9 傍糸球体細胞
10 レニン 11 エリスロポエチン (EP)
12 赤血球 13 増殖・分化 14 貧血
15 透析 16 近位尿細管 17 心房細胞
18 ナトリウム利尿作用 19 血管内皮細胞
20 血管 21 常染色体優性遺伝性
22 腫瘍性病変
※2・3は順不同.

■トレーニング

❶ (p.118)

1 ×
2 ○

3 ×

❷視床下部・下垂体・松果体 (p.118)

1 ○
2 ○
3 × 中葉はヒトでははっきりしない.
4 ○
5 × 成長ホルモン欠落症状として小児では発育障害が起きる. ホルモン産生されなくなると下垂体性小人症になる.
6 × 男性にも作用する. 黄体形成ホルモンは間質細胞刺激作用, 卵胞刺激ホルモンはセルトリ細胞刺激作用がある.
7 ○
8 × 後葉から分泌されるが, バソプレシンは視床下部の視索上核の神経細胞内で産生され, オキシトシンは視床下部の室傍核の神経細胞内で産生される.
9 × バソプレシンの欠乏症が尿崩症.
10 ○

甲状腺・上皮小体 (p.118)

11 ○
12 ○
13 × フッ素ではなくヨードを含んだ (ヨード化) アミノ酸.
14 ○
15 × トリヨードサイロニン (T$_3$) とサイロキシン (T$_4$) である.
16 × カルシウムの溶出を抑制し, 血中カルシウムを低下させる.
17 ○

膵臓・副腎・性腺 (p.119)

18 × 膵臓は腹膜後腔 (後腹膜) 臓器である. 腹腔内臓器とは腹膜に包まれている臓器のこと (例:胃, 腸, 肝臓など).
19 ○
20 ○
21 × 同じである.
22 × ステロイドホルモンは皮質, カテコールアミンは髄質から分泌される.
23 ○
24 × ストレスに立ち向かうように反応するのは交感神経の興奮である. 交感神経の興奮状態はカテコールアミン分泌を亢進する.
25 × 子宮内膜の腺増殖を刺激する.
26 ○
27 ○

28 × 副腎網状層．卵巣からも分泌される．

29 ○

30 × LH－RHアナログを使用すると下垂体は最初に強く刺激され，一時的にゴナドトロピンを大量に分泌する（フレアアップ現象）．

■**実力アップ** (p.120～128)

1　3　ホルモンの化学的性質はペプチド，ステロイド，アミンである．

2　2　ホルモンを産生する細胞は内分泌細胞や神経内分泌細胞である．すべての脂溶性ホルモン（ステロイド）と多くの水溶性ホルモン（主にペプチド）は血中移動時，結合型（主にタンパク質と結合）で移動し，最終的に遊離して作用する．ホルモンは受容体をもった標的細胞だけに，その受容体を介して取り込まれる（自由に入るのではない）．

3　4　サイロキシンは下垂体からの甲状腺刺激ホルモン（TSH）の分泌により促進され，TSHは視床下部からの甲状腺刺激ホルモン放出ホルモンの分泌によって促進される．一方，サイロキシンはACTHやCRHの分泌を抑制する．

4　4　ペプチドホルモンは水溶性で，標的細胞の膜受容体に結合するが，その大部分は腎の糸球体から濾過され，尿細管のペプチダーゼにより非活性化される．

5　1　腎での水分再吸収は下垂体後葉から分泌されるバソプレシンの作用によるものである．
〔第84回看護師国家試験問題〕

6　4　インスリンの分泌を促進する物質中，最も重要なものは糖類（主にブドウ糖）である．下垂体前葉ホルモンは甲状腺ホルモンの分泌を促進する．副腎皮質刺激ホルモンは下垂体前葉ホルモンである．

7　2　下垂体後葉から分泌する抗利尿ホルモンを指している．

8　3　エストロゲンは子宮内膜の腺増殖，アルドステロンは遠位尿細管細胞や集合管細胞に働いてナトリウムの再吸収とカリウムの尿中排泄を促進する．オキシトシンは乳汁分泌を促進する．テストステロンは男性ホルモン．

9　2　小児では発育障害が起こるが，成人では特に症状はない．

10　3　成長ホルモンの作用は脂肪細胞に作用して脂肪分解を刺激する．

11　1　1以外は左右逆である（2，3，4では視床下部ホルモンと下垂体前葉ホルモンが逆）．

12　1　抗利尿ホルモンであるから，尿量を減少して，体液を増やす．血漿浸透圧の上昇や循環血液量が減少した場合の分泌が促進される．

13　3　メラトニンはわが国では認可されていない．夜間に分泌が増加し，体の成熟（性腺の発育）を抑制する．

14　4　歯状核は小脳核の1つ．ほかの3つは視床下部にあり，ホルモンを分泌する．

15　3　メラトニンは松果体から分泌される．インスリンは膵島のB（β）細胞，グルカゴンはA（α）細胞，ソマトスタチンはD（δ）細胞から分泌される．

16　4　エリスロポエチンは腎臓と肝臓で作られ，プロゲステロンは黄体で，成長ホルモンは下垂体前葉で産生される．
〔第104回看護師国家試験類似問題〕

17　1　血中Ca濃度の低下によって副甲状腺ホルモンが出る．血糖を下げるホルモンはインスリンのみである．排卵は下垂体前葉からの急激な黄体ホルモン（LH）の分泌量増加によって起こる．

18　1　エストロゲンは卵胞（内卵胞膜）と黄体の卵胞膜黄体細胞から分泌される．エストロゲンは視床下部からの黄体形成ホルモン放出ホルモン（LH－RH）や下垂体前葉から分泌される卵胞刺激ホルモン（FSH）や黄体形成ホルモン（LH）により制御されている．

19　2　甲状腺ホルモンの主な作用は，ほとんどの臓器で酸素消費を刺激して代謝を亢進し，熱を産生することである．

20　2　グルココルチコイドの循環系への作用は高血圧の発生，動脈硬化の促進である．

21　1　ノルアドレナリンは，交感神経節後線維末端から放出され，標的臓器に作用するとともに交感神経終末に摂取される．坐骨神経は運動神経，膀胱排尿筋に作用する陰部神経は副交感神経であ

22 2 エストロゲンは性腺のほかに副腎の皮質網状層で産生される.

23 1 エストロゲンは骨形成を促進するので,その不足による破骨細胞の働きを亢進して骨粗鬆症を生じる.赤血球を増やすのはエストロゲン,骨からCaを遊離するのは副甲状腺ホルモンである.また,破骨細胞は種々の増殖因子によって増殖や活性化する.

24 4 交感神経の興奮（fight or flight）は交感神経節細胞からのカテコールアミンの分泌による.これは副腎髄質細胞の刺激と同じ状態である.気管支の収縮や皮膚や粘膜血管の拡張は副交感神経の興奮で生じる.

25 1 血糖を上昇させるホルモンは,グルカゴン,アドレナリン（エピネフリン）,糖質コルチコイド,成長ホルモンなどがある（総称して血糖上昇ホルモン）.インスリンは体内で分泌されるホルモンのうち,唯一血糖を下げるホルモンである.

26 4 ソマトスタチンはガストリンの分泌を抑制する.

27 3 エリスロポエチンは造血に関わるホルモンで,胃液の分泌に関係しない.セクレチンは胃液の分泌を抑制する.

28 3 ブドウ糖（食事）はインスリン分泌を促進する.成長ホルモンは入眠後の最初の徐波睡眠に一致して分泌が増加する.高地生活ではエリスロポエチンが増加（赤血球数増加）する（陸上選手の高地トレーニングはこれを利用している）.

29 1 多発性内分泌腫瘍は常染色体優性遺伝疾患である.心房性ナトリウム利尿ペプチドは主に心房で合成・貯蔵され,利尿作用と降圧作用を有している.

30 4 セクレチンは小腸のS細胞から分泌される.

31 1 レニンは肝臓で産生されるアンジオテンシノゲンに働いてアンジオテンシンⅠを産生する.

32 2 レニンは腎の傍糸球体細胞から分泌される.

33 3 VIPは胃液や唾液腺の分泌を抑制する.

34 1 心房性ナトリウム利尿ペプチドは利尿作用と降圧作用を有している.

35 2 褐色細胞腫では,①高血圧（hypertension）,②頭痛（headache）,③代謝亢進（hypermetabolism）,④発汗（hyperhydrosis）と⑤高血糖（hyperglycemia）の5つの頭文字をとった5Hsが主徴候である.

36 3 糖尿病は膵癌とは関係がない.

37 3 バセドウ病では収縮期圧が上昇し,拡張期圧が低下する（脈圧が増大）.また,高頻度に眼球突出がみられる.

38 1 甲状腺機能亢進症では血中の遊離サイロキシン（FT₄）が高値になる,バセドウ病ではびまん性の甲状腺腫をきたす.プランマー病では結節性の甲状腺腫をきたす.バセドウ病の治療法は,①抗甲状腺薬による薬物療法,②放射線ヨードによるアイソトープ療法,③外科的手術療法であるが,一般的にはまず薬物療法から始める.

39 4 原発性アルドステロン症では高血圧がほとんど全例にみられる.

40 4 エリスロポエチンは腎臓で産生され,貧血や低酸素状態（高地など）に反応してつくられ,赤血球を増加する.

41 1 色素沈着はアジソン病（慢性原発性副腎皮質機能低下症）に高頻度でみられる症状である.

42 1 成因が特定できないものを本態性高血圧症という.

43 1 成長ホルモンは肝臓でのグリコーゲン分解を促進する.またインスリンを抑制する.それによって血糖を上昇させる.コルチゾールにも若干の鉱質コルチコイド作用があるので,ナトリウム再吸収亢進,カリウム尿中排泄（低カリウム血症）をきたす.

〔第100回看護師国家試験類似問題〕

10章 生殖器系 (p.130〜139)

■ビジュアルチェック

女性生殖器の構造 (p.130)

1 卵巣　2 卵管　3 尿道　4 子宮
5 ダグラス窩（直腸子宮窩）　6 会陰

男性生殖器の構造 (p.131)

1 外尿道口　2 精管　3 精巣上体

4　精囊　5　前立腺　6　射精管

■要点整理
❶女性生殖器の構造 (p.132)
1　700　2　200　3　小さくなり
4　半分　5　10　6　内腸骨　7　尿管
8　恥骨頸管（膀胱腔）　9　直腸腔
10　尿失禁　11　大陰唇　12　陰核
13　処女膜　14　バルトリン腺
15　鼠径部　16　重層扁平
❷女性生殖器の機能 (p.132〜133)
1　内分泌　2　配偶子形成　3　視床下部
4　下垂体　5　エストロゲン
6　卵胞刺激ホルモン（FSH）
7　黄体形成ホルモン（LH）
8　プロゲステロン　9　副腎皮質
10　プロスタグランジン
※6・7は順不同.
❸男性生殖器の構造 (p.133)
1　精巣　2　精子　3　ライディッヒ
4　精巣上体　5　鼠径管　6　精囊
7　前立腺　8　尿道球腺（カウパー腺）
9　アルカリ　10　酸　11　2,000
12　陰囊　13　低　14　尿道　15　2
16　陰茎　17　勃起
❹男性生殖器の機能 (p.133)
1　前葉　2　卵胞刺激　3　一次精母
4　二次精母　5　2　6　二次精母
7　2　8　精子　9　精子　10　23
11　前葉　12　黄体形成ホルモン（LH）
13　ライディッヒ　14　テストステロン
15　卵胞刺激ホルモン（FSH）

■トレーニング
❶ (p.134)
1　×　プロスタグランジンがオキシトシンによる子宮収縮を増強させる.
2　×　hCGは妊娠時にだけ現れるのではなく, 男女ともにいろいろな腫瘍からも産生され「腫瘍マーカー」としても用いられる. 正常な胎児の肝臓と腎臓でも, 少量のhCGを産生しているとされる.
3　×　不妊はさまざまな原因で起こる. 一般にその原因の30％は男性側に, 45％は女性側に, 20％は両者にあるとされ, 残りの5％は原因不明である.
4　○

5　×　子宮動脈は内腸骨動脈から生じ, 子宮頸部の約1cm側方で尿管の下を通過する. 川と橋の関係.
6　○
7　×　月経によって子宮内膜から脱落した層を回復させるために, 基底層から新しい内膜が再生する増殖期（または卵胞期）と, 透明な液を分泌する分泌期（または黄体期）からなる.
8　○
9　○
❷ (p.134)
1　エストロゲン　2　プロゲステロン
3　リラキシン　4　タモキシフェン
5　オキシトシン
❸ (p.134〜135)
1　×　精巣内の精細管で形成され, 精巣上体で運動能を獲得する.
2　×　ライディッヒ細胞である.
3　×　精細管と精巣上体で成熟する.
4　○　性感染症で両側精巣上体炎になると, 精管閉塞による男性不妊症が生じる.
5　×　前部にある.
6　○
7　×　高温下にさらされるため精子形成能が低下し, 受精能も低下する.
8　×　中央よりも腹側にある.
9　○
10　○
❹ (p.135)
1　セルトリ細胞　2　ライディッヒ細胞
3　精祖細胞　4　一次精母細胞

■実力アップ (p.136〜139)
1　4　卵子はすでに胎児で存在し, 出生後新しい卵子は形成されない.
2　1
3　3　閉経後, 女性ホルモン（エストロゲン）は完全になくなるわけではなく, エストロゲンの1つであるエストロンが末梢の脂肪組織の中で合成され, 体内に循環される.
4　3　分娩中は脊髄反射や意識的にいきむことも娩出を助けることにつながる. しかし, 対麻痺（両側下肢麻痺）の妊婦でも分娩出産可能なことから, いきみや下垂体後葉からのオキシトシンの反

5 4 子宮脱に関係する靱帯は仙骨子宮靱帯である.

6 4 インヒビンは卵巣から分泌されるホルモンで，月経血に含まれる酵素がフィブリン溶解酵素（プラスミン）である．プラスミンの量に比較し月経量が多いと凝血塊が認められる．

7 4 精子形成はFSHと男性ホルモンの共同作業であり，LHにより形成されるテストステロンも必要である．

8 1 副腎でも少量のテストステロンは分泌されるが，最も多いのは精巣のライディッヒ細胞由来のものである．

9 1 皮脂腺の分泌はテストステロンにより亢進する．

10 3

11 2 直腸指診で触れるのは前立腺である．〔第90回看護師国家試験問題〕

12 4 発生後7〜8カ月頃に鼠径管に入り，8〜9カ月頃陰嚢内に到達する．〔第93回看護師国家試験問題〕

13 2 〔第95回看護師国家試験問題〕

14 1 〔第96回看護師国家試験問題〕

11章　骨格系 (p.140〜149)

■ビジュアルチェック

全身の骨格と主な関節部 (p.140〜141)

1 頸椎　2 胸椎　3 腰椎　4 仙椎
5 鎖骨　6 肩甲骨　7 胸骨　8 肋骨
9 上腕骨　10 椎骨　11 尺骨
12 寛骨　13 橈骨　14 大腿骨
15 膝蓋骨　16 脛骨　17 腓骨
18 肩関節　19 肘関節　20 股関節
21 手関節　22 膝関節　23 足関節

新生児の頭蓋 (p.142)

1 小泉門　2 大泉門　3 頭頂骨
4 後側頭泉門　5 前側頭泉門

関節の運動と名称 (p.142)

1 回旋　2 伸展　3 屈曲　4 屈曲
5 伸展　6 内転　7 外転　8 伸展
9 屈曲　10 屈曲　11 伸展
12 背屈　13 底屈　14 内転
15 外転

■要点整理

❶骨の基本構造 (p.143)

1 骨細胞　2 骨基質　3 有機質
4 ミネラル　5 緻密　6 海綿　7 黄
8 赤　9 長骨　10 扁平骨　11 種子骨
※1・2，3・4，5・6は順不同．

❷骨の基本的機能 (p.143)

1 保護　2 骨芽細胞　3 破骨細胞
4 骨端軟骨　5 骨膜　6 骨改変
7 若木骨折　8 骨粗鬆症

❸骨格の基礎 (p.143)

1 肩甲骨　2 鎖骨　3 環椎　4 軸椎
5 7　6 椎骨　7 椎骨　8 環椎
9 軸椎　10 隆椎　11 12　12 後
13 胸椎　14 肋骨　15 胸骨
16 仙骨　17 尾骨　18 寛骨
19 腸骨　20 坐骨　21 恥骨
※1・2，3・4，13〜15，16・17，19〜21は順不同．

❹骨格の基本的機能 (p.144)

1 8　2 硝子　3 弾性　4 線維
5 矢状縫合　6 冠状縫合　7 ラムダ縫合
8 泉門　9 肩甲骨
※2〜4は順不同．

❺関節の基本的構造 (p.144)

1 関節包　2 関節軟骨　3 不動関節
4 半関節　5 可動関節　6 寛骨臼
7 大腿骨頭　8 胸鎖関節　9 膝蓋骨
※6・7は順不同．

❻関節の基本的機能 (p.144)

1 関節包　2 靱帯　3 滑膜細胞
4 増加　5 増加　6 球
※1・2は順不同．

■トレーニング

❶ (p.145)

1 × 形は異なっていても基本構造は同じ．
2 × 成長は10代で終了する．
3 ○
4 ○
5 ○ 骨単位（オステオン）について復習しよう．
6 ○
7 ○ 〔第90回看護師国家試験問題〕
8 × 椎間関節である．〔第90回看護師国家試験問題〕
9 × 椎体である．

射性分泌は必要不可欠とはいえない.

〔第90回看護師国家試験問題〕
10 × 疼痛性の側彎が一過性である.
〔第90回看護師国家試験問題〕
11 × 骨盤である.
12 ○
13 × 球関節である.
14 × 線維軟骨と呼ばれる.
15 × 楕円形をしている.
16 × 滑膜が増殖する.
17 ○
18 × 30°程度である.
19 ○
20 ○
21 × 屈曲10°である.

❷ (p.145)

1 破骨細胞 2 骨芽細胞 3 骨細胞

❸ (p.146)

1 球関節 2 楕円関節 3 半関節
4 球関節

■実力アップ (p.147〜149)

1 2 別名, 成長軟骨と呼ばれる.
2 4 体温調節は, 筋肉の作用である.
3 3 カリウムは体液に存在する.
4 2 高齢になると, 長骨の骨髄は赤色髄から黄色髄に変わり造血機能は低下する. 脊椎の椎骨は造血機能が保たれる.
5 1 高齢者で好発する骨折である.
6 1 ほかは前後の異常である.

●脊柱の異常弯曲

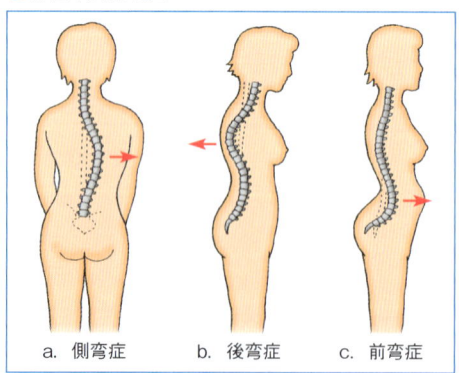

a. 側弯症　　b. 後弯症　　c. 前弯症

7 2 そのほかに椎間板がある.
8 4 骨盤の形は性差が大きい. 女性の骨盤は出産ができるよう浅く横に広い.
9 2 椎骨の間にある椎間板が突出して神経根を圧迫する.
10 1 ほかに股関節がある.

11 3 肩甲骨と上腕骨とで肩関節を構成する.
12 4 肘関節を構成する骨は, 上腕骨, 橈骨, 尺骨である.
13 4 股関節を構成する骨は, 腸骨, 坐骨, 恥骨と大腿骨である.
14 4 前縦靱帯は, 脊椎に存在する.
15 1 0°だと, 関節が伸びてまっすぐな状態になる. これが基本肢位である.

12章 筋 系 (p.150〜157)

■ビジュアルチェック

全身の骨格筋 (p.150)

1 胸鎖乳突筋 2 三角筋 3 大胸筋
4 上腕二頭筋 5 腹直筋 6 大腿四頭筋
7 前脛骨筋 8 僧帽筋 9 上腕三頭筋
10 広背筋 11 腓腹筋 12 アキレス腱

骨格筋・心筋・平滑筋の特徴 (p.151)

1 横紋筋 2 横紋筋 3 平滑筋
4 随意 5 不随意 6 不随意
7 運動神経 8 自律神経 9 自律神経

3種類の筋組織 (p.151)

1 横紋筋 2 随意筋 3 不随意筋
4 不随意筋

■要点整理

❶筋の種類 (p.152)

1 横紋 2 心 3 熱を発する 4 横紋
5 40〜50 6 平滑 7 横紋（骨格）
8 横紋 9 不随意 10 横紋 11 随意
12 平滑 13 不随意 14 横紋
15 随意

❷筋の機能 (p.152)

1 起始 2 停止 3 アセチルコリン
4 アクチン 5 ミオシン 6 カルシウム
7 シナプス間隙 8 筋電図 9 ない
10 収縮 11 アデノシン三リン酸（ATP）
12 骨格 13 強縮 14 脊髄反射

❸骨格筋の解剖生理 (p.153)

1 三角筋 2 上腕二頭筋 3 中殿筋
4 大腿四頭筋 5 縫工筋
6 膝蓋腱反射 7 伸展 8 背屈
9 下腿三頭筋 10 アキレス腱
11 内転, 前挙 12 屈曲, 外旋
13 腸腰筋 14 低下 15 腹筋
16 横隔膜
※15・16は順不同.

■トレーニング

❶ (p.154)

1　×　ATPの分解による.
2　○
3　○
4　×　等張性運動のことである.
5　×　乳酸がたまって疲労となる.
6　×　血管を弛緩させる.
7　○
8　×　随意筋である.
9　×　内転させる.
10　○
11　○
12　○
13　○
14　○

❷ (p.154)

1　外肋間筋　2　内肋間筋　3　横隔膜
※順不同.

❸ (p.154)

1　腸腰筋　2　上腕三頭筋　3　大腿四頭筋
4　前脛骨筋

■実力アップ (p.155〜157)

1　4　体重の40〜50％である.
2　3　骨格筋で疲労が起こりやすい.
3　2　赤筋が主体をなしてグルコースを使用する.
4　3　骨格筋は縞模様をしていてミオシンのある暗調（A）帯とミオシンがない明調（I）帯に分かれている. A帯の中央にいくらか明るいH帯があり, I帯の中央部には, 筋節の区切りであるZ線が存在する.
5　1　肘関節の屈曲には上腕二頭筋が主働筋となる.
6　3　肘関節の屈曲には上腕三頭筋が拮抗筋となる.
7　2　平滑筋は, 管腔構造をもった臓器に多く, 子宮もそうである.
8　2　側頭筋以外は, 表情筋である.
9　2　ほかに棘下筋, 肩甲下筋, 小円筋がある.
10　4　肘関節を屈曲して抜く.
11　3　姿勢維持は腹筋群（腹直筋）, 股関節周辺筋群（腸腰筋）, 背筋群（脊柱起立筋）によって調節されている. その

うち, 大腿深部の筋である腸腰筋は股関節の屈曲, 腰の前屈を担っており, 起立時に上半身が後ろに倒れないように保つ働きをする.
12　1　膝を伸展させる筋肉である.
13　4　足関節である.
14　2　ジャンプには, 足関節を屈曲（底屈）させる下腿三頭筋が作用する.

13章 神経系 (p.158〜175)

■ビジュアルチェック

中枢神経系と末梢神経系 (p.158)

1　末梢神経　2　脊髄神経　3　脳神経
4　頸神経　5　胸神経　6　腰神経
7　仙骨神経　8　尾骨神経　9　中枢神経

脳の内部（矢状面）(p.159)

1　視床下部　2　下垂体　3　中脳
4　橋　5　脊髄　6　中心溝　7　視床
8　小脳　9　延髄　10　中心管

ニューロンの基本構造 (p.159)

1　細胞体　2　核　3　樹状突起
4　軸索　5　ランヴィエの絞輪　6　髄鞘
7　軸索終末部

■要点整理

❶神経系ならびに神経細胞の構造 (p.160)

1　中枢神経　2　末梢神経　3　脊髄
4　脊髄　5　ニューロン（神経細胞）
6　グリア（神経膠）　7　髄鞘　8　無髄

❷神経細胞の興奮・伝導・伝達 (p.160)

1　ナトリウムイオン（Na^+）
2　カリウムイオン（K^+）
3　陰性（マイナス）　4　静止（膜）電位
5　ナトリウムイオン（Na^+）
6　脱分極　7　カリウムイオン（K^+）
8　再分極　9　活動電位　10　閾刺激
11　シナプス　12　神経伝達物質
13　受容体

❸反　射 (p.160)

1　受容器　2　求心性（感覚）神経
3　反射中枢　4　遠心性（運動）神経
5　効果器

❹中枢神経系の構造 (p.160〜161)

1　髄膜　2　脳脊髄液　3　硬膜
4　くも膜　5　軟膜　6　灰白質　7　白質
8　脳回　9　大脳皮質　10　大脳基底核
11　間脳　12　中脳　13　延髄

14 延髄 15 頸髄 16 腰髄
17 仙髄 18 馬尾 19 頸膨大
20 腰膨大 21 31 22 脳室
23 側脳室
※19・20は順不同.

❺中枢神経系の機能 (p.161～162)
1 大脳基底核 2 ドパミン 3 視床
4 上行性網様体賦活系 5 視床下部
6 メラトニン 7 大脳辺縁系 8 小脳
9 推尺異常 10 延髄 11 中脳
12 視床下部 13 視床下部 14 橋
15 感覚 16 運動 17 3 18 4
19 くも膜 20 項部硬直 21 脳脊髄液
22 脈絡叢 23 血液 24 血液脳関門
25 皮質脊髄路 26 錐体路系
27 錐体外路系 28 後索路
29 脊髄視床路

❻末梢神経の構造と機能 (p.162)
1 体性 2 自律 3 神経内膜
4 神経上膜 5 有髄 6 無髄
※1・2は順不同.

❼脳神経の構造と機能 (p.162)
1 嗅覚 2 視覚 3 瞳孔 4 眼球
5 顔面 6 眼球 7 表情
8 ベル（顔面神経） 9 聴覚
10 平衡感覚 11 嚥下 12 唾液
13 自律（副交感） 14 頸部 15 舌
16 動眼 17 滑車 18 外転
19 顔面 20 舌咽 21 迷走
22 動眼 23 三叉 24 蝸牛
25 前庭
※9・10, 16～18, 19・20は順不同.

❽脊髄神経の構造と機能 (p.163)
1 神経叢 2 横隔 3 橈骨
4 尺骨（正中） 5 肋間 6 坐骨
7 下垂手 8 わし手 9 大腿
10 総腓骨 11 脛骨 12 腋窩
13 皮膚分節 14 膝蓋腱
※3・4は順不同.

❾自律神経系の構造と機能 (p.163～164)
1 交感 2 副交感 3 内臓
4 シナプス 5 節前 6 節後 7 胸髄
8 腰髄 9 アセチルコリン
10 ノルアドレナリン 11 α 12 β
13 脳幹 14 仙髄 15 アセチルコリン
16 ムスカリン 17 ニコチン 18 交感
19 交感 20 交感 21 β 22 α

23 副交感
※7・8, 11・12は順不同.

❿生体のリズム (p.164)
1 サーカディアンリズム
2 上行性網様体賦活系 3 脳波
4 ジャパン・コーマ・スケール（JCS）
5 グラスゴー・コーマ・スケール（GCS）
6 β 7 α 8 ノンレム 9 レム
※4・5は順不同.

■トレーニング
❶ (p.165)
1 × 脳神経は末梢神経の一部である.
2 × 求心性神経は感覚神経である.
3 ○
4 ○
5 × 内部環境の感覚情報は自律神経の中の感覚神経によって脳に伝えられる.
6 × 神経細胞は生後は分裂しない.
7 × 細胞内にはカリウムイオン（K^+）が多い.
8 × 神経インパルスを伝導するのは神経細胞である.
9 × ニューロンが興奮する一連の変化は活動電位と呼ばれている.
10 ○
11 × 絶対不応期には細胞は興奮しない. 相対不応期であれば強い刺激によって興奮する.
12 × ニューロン間で情報を伝達するのは神経伝達物質である.
13 × 感覚系から運動系への切り替えは反射中枢で行われる.
14 ○
15 × 静止状態よりもさらに陰性になると興奮しにくくなる.
16 × 自律神経系は末梢神経系に含まれる.
17 ○
18 ○
19 × 情報を受け取るのは樹状突起である.
20 × 活動電位を起こすための最小の刺激は閾刺激と呼ばれる.
21 × シナプス間は一方向にしか情報は伝えられない.

❷ (p.166)
1 シナプス 2 活動電位 3 体性感覚
4 神経膠細胞 5 ナトリウムイオン（Na^+）

6 ニューロン 7 有髄神経 8 樹状突起
9 シュワン細胞 10 運動神経

❸ (p.166〜167)

大脳皮質の機能局在

1 一次運動野 2 前頭前野
3 運動性言語中枢（ブローカ野）
4 聴覚野 5 体性感覚野（一次感覚野）
6 感覚性言語中枢（ウェルニッケ野）
7 視覚野 8 随意運動 9 運動性失語症
10 皮膚 11 感覚性失語症 12 網膜
13 連合野

❹ (p.167)

1 × 灰白質は細胞体や無髄神経が，白質は
有髄神経が集まっている．
2 ○ 中枢神経系では細胞体の集まった部位
を核，末梢神経系では神経節という．
3 × 大脳は左右の半球から構成される．
4 × 大脳皮質は前頭葉，頭頂葉，後頭葉，
側頭葉の4つの葉からなる．
5 × 視覚野は後頭葉に位置する．
6 × ウェルニッケ野が障害されると，相手
の話す言葉の意味が理解できなくなる．
7 × 一次運動野は反対側の随意運動を起こ
す．
8 ○
9 × パーキンソン病は大脳基底核のドパミ
ン不足によって起こる．
10 ○
11 × 視床下部は体温調節，摂食調節，水分
調節に関わっている．呼吸中枢が存在
するのは脳幹部である．
12 × 本能行動に関わっているのは大脳辺縁
系である．
13 ○
14 × 排尿中枢や嘔吐中枢は脳幹部にある．
15 × 摂食調節中枢は視床下部にある．
16 ○ 中脳は姿勢反射に重要な役割を果たし
ている．
17 × 小脳は運動機能に関与している．
18 ○
19 ○
20 × 脳組織と接しているのは軟膜である．
21 × 頭蓋骨が硬化する前に脳脊髄液が貯留
した状態は水頭症である．
22 × 血液脳関門は血管や神経膠細胞から構
成され，バリア機能の役割がある．
23 × 脳脊髄液が過剰になると頭蓋内圧は上

昇する．
24 × 脊髄に入った感覚情報は白質を上行す
る．
25 × 錐体路系は大脳皮質から脊髄までの経
路をいう．
26 × 錐体路系が障害されるとバビンスキー
反射が出現する．
27 ○
28 × 障害を起こしやすい部位は内包である．
29 ○
30 × 松果体からはメラトニンが分泌される．

❺ (p.168)

1 ブローカ野 2 視覚連合野
3 ウェルニッケ野 4 大脳基底核
5 視床下部 6 大脳辺縁系
7 一次運動野 8 大脳基底核
9 メラトニン 10 視床下部 11 小脳
12 脊髄 13 脳幹 14 視床
15 血液脳関門 16 錐体路系
17 錐体路系 18 髄膜炎 19 延髄
20 中脳

❻ (p.168〜170)

1 × 脳神経は12対からなる．
2 × 運動神経は骨格筋を支配している．
3 × 感覚神経は体性神経系に含まれる．
4 × 運動神経はシナプスを介さず直接骨格
筋を支配している．
5 × 末梢神経の周囲は神経上膜で覆われて
いる．
6 ○
7 ○
8 × 全身の血管を支配しているのは交感神
経である．
9 × 視神経は網膜からの視覚情報を脳に伝
えている．
10 × 顔面の感覚を脳に伝えるのは三叉神経
である．
11 ○
12 × 歯の痛覚情報を脳に伝えるのは三叉神
経である．
13 × 外転神経は眼球運動に関わっている．
14 ○
15 × 味覚は顔面神経と舌咽神経によって脳
に伝えられる．
16 × 滑車神経は眼球運動に関わっている．
17 × 舌の運動に関与するのは舌下神経であ
る．

18 × 内臓機能を調節しているのは迷走神経である.

19 × ベル麻痺は顔面神経の障害で起こる.

20 ○

21 ○

22 ○

23 × 脊髄神経は31対からなる.

24 ○

25 × 橈骨神経が障害されると下垂手になる.

26 × 尺骨神経が障害されるとわし手になる.

27 × 総腓骨神経が障害されると垂れ足になる.

28 × 脛骨神経が障害されるとひきずり足歩行となる.

29 ○

30 × 横隔神経は頸髄から出ている.

31 ○

32 ○

33 × 交感神経節前線維からはアセチルコリンが放出される.

34 × 運動神経終末からはアセチルコリンが放出される.

35 ○

36 × 効果器上にあるアドレナリン受容体はαあるいはβ受容体である.

37 ○

38 × 交感神経は胸髄と腰髄から出ている.

39 ○

40 ○

41 ○

42 ○

43 × 副交感神経系の活動亢進によって消化管運動は促進される.

44 × 交感神経系の活動亢進によってインスリン分泌は低下する.

45 × 外尿道括約筋は運動神経によって支配されている.

46 × 交感神経系の活動亢進によって副腎髄質ホルモンの分泌は高まる.

47 × 交感神経系の活動亢進によって血糖値は上昇する.

48 ○

49 ○

❼ (p.170)

1 アセチルコリン　2 アセチルコリン

3 迷走神経　4 顔面神経　5 三叉神経

6 動眼神経　7 滑車神経　8 外転神経

9 顔面神経　10 舌咽神経　11 聴覚

12 平衡感覚　13 動眼神経

14 動眼神経　15 交感神経

16 交感神経　17 皮膚分節

※6〜8, 9・10, 11・12は順不同.

㊟迷走神経は消化管運動を高めたり, 胃液の分泌を促進する.

❽ (p.170)

1 × 副腎皮質ホルモンは早朝に最も血中濃度が高くなる.

2 ○

3 × 夢をみるのはレム睡眠のときである.

4 ○

5 × 刺激を与えても覚醒しない状態はⅢである.

■実力アップ (p.171〜175)

1 3

2 4 グルカゴンは膵臓から分泌されるホルモンである.

3 1 錐体路系は大脳皮質から脊髄までの運動下行路のことである.

4 2 髄膜は外側から, 硬膜, くも膜, 軟膜で構成され, くも膜下腔に脳脊髄液が存在する. 循環した後血液中に戻る.

5 4 小脳は運動機能, 視床は意識レベル, 頭頂葉は体性感覚野があり, 皮膚・筋からの体性感覚に関わっている. 中脳は瞳孔の大きさを調節するだけでなく, 遠近調節も行っている.

6 2 小脳は運動を司り, 姿勢の保持にも関与する.
〔第103回看護師国家試験類似問題〕

7 3

8 3 アとイは細胞外から細胞内へNa$^+$が流入する時期である. オーバーシュート後, 細胞内のK$^+$が細胞外に流出することによって再分極が起こる. エは細胞内外を移動した電解質が元の状態に戻る時期である.

9 4 瞼を閉じる働きに関係するのは顔面神経, 瞼を開く働きに関係するのは動眼神経である.

10 3 一次運動野も体性感覚野も反対側の随意運動, 体性感覚機能にそれぞれ関与している. 読字不能症は視覚の連合野が障害されると起こる.

11 1 吸息運動時に働く外肋間筋を支配している肋間神経は胸髄から，そして横隔膜を支配している横隔神経は第3－4頸髄から出ている．したがって第3－5頸髄レベルが障害されるといずれの呼吸筋も働かず呼吸障害が起こる．

12 3

13 4 重症筋無力症とは，運動神経終末部から分泌される伝達物質のアセチルコリンが骨格筋に作用しないために起こる疾患で，筋収縮力が低下してくる．アは大脳皮質運動野で，ここが障害されると反対側の運動麻痺が起こる．イは運動性下行路で，軸索の脱髄が起こると多発性硬化症になる．ウは脊髄前角の運動ニューロンの細胞体が存在する部位で，ここが障害されると運動麻痺が起こる．進行性に変性した場合が脊髄性筋萎縮症である．

14 3 副交感神経ならびに運動神経の伝達物質はアセチルコリンであり，ノルアドレナリンが伝達物質であるのは交感神経節後神経である．

15 4 顔面神経が障害されるとベル麻痺が起こる．

16 3 左眼には瞳孔反射がみられることから，求心性神経である右の視神経ならびに反射中枢である中脳には異常はないと考えられる．遠心性神経のうち縮瞳を起こすのは副交感神経（動眼神経）であることから，右眼球の瞳孔括約筋を支配している副交感神経（動眼神経）に障害が起こっていると考えられる．

17 3 図はわし手である．これは尺骨神経障害時に起こる．

14章　感覚系 (p.176～192)

■ビジュアルチェック

特殊感覚 (p.176～177)

1 涙腺　2 瞳孔　3 虹彩　4 涙嚢
5 鼻涙管　6 前頭洞　7 嗅球
8 耳介　9 鼓膜　10 鼓室（中耳）
11 蝸牛　12 耳管　13 舌扁桃
14 分界溝　15 葉状乳頭　16 有郭乳頭
17 糸状乳頭　18 茸状乳頭

■要点整理

❶感覚の特徴 (p.178)

1 受容器　2 神経インパルス
3 適合刺激　4 閾値　5 侵害刺激
6 順応　7 痛覚　8 錯覚　9 幻覚
10 視床　11 視覚野　12 中心後回

❷視覚 (p.178～179)

1 角膜　2 強膜　3 眼球結膜
4 知覚神経線維
5 シュレム管（強膜静脈洞）　6 ぶどう膜
7 毛様体筋　8 後眼房　9 色素細胞
10 瞳孔括約筋　11 中心窩　12 錐体
13 鋸状縁　14 視神経円板　15 視交叉
16 角膜　17 緑内障　18 白内障
19 飛蚊症　20 視神経　21 顔面神経
22 結膜円蓋　23 結膜炎　24 内眼角
25 リゾチーム　26 副交感神経
27 外転神経　28 上眼瞼挙筋
29 外側膝状体　30 毛様体筋
31 対光反射　32 動眼神経副核
33 瞳孔散大筋　34 顔面神経
35 先天性赤緑色覚異常

❸聴覚と平衡覚 (p.179～180)

1 有毛細胞　2 内耳神経　3 鼓膜
4 耳道腺　5 キヌタ骨　6 前庭窓
7 鼓膜張筋　8 下顎神経　9 顔面神経
10 鼓室　11 側頭骨　12 膜迷路
13 外リンパ　14 コルチ器　15 鼓室階
16 蝸牛頂　17 蓋膜　18 ラセン神経節
19 平衡斑　20 膨大部稜

❹化学的感覚（嗅覚と味覚） (p.180)

1 嗅細胞　2 嗅神経　3 順応　4 味蕾
5 重層扁平上皮　6 孤束核　7 化学物質
8 識別能力　9 多列線毛上皮
10 糸状乳頭　11 顔面神経

❺体性感覚と内臓感覚 (p.180)

1 皮膚分節　2 関連痛　3 乳頭層
4 層板小体（パチニ小体）
5 自由神経終末　6 深部感覚　7 筋紡錘
8 体性感覚野　9 三叉神経
10 自律神経反射　11 排尿反射
12 関連痛

■トレーニング

❶ (p.181)

1 × 適合刺激であっても，閾値以上の強さでなければ受容器は興奮しない．

2　○

3　○

4　○

5　×　体性感覚野は中心溝後方の中心後回に局在する.

❷（p.181）

1　光　2　温度　3　嗅覚　4　幻覚

5　錯覚

❸（p.181〜182）

1　×　毛様体筋が収縮するとチン小帯が弛み,水晶体は厚くなるため近くに焦点が合う.

2　○

3　○

4　○

5　×　対光反射は通常一方の眼に光を当てると両方の瞳孔が縮瞳を起こす.

6　○

7　×　色覚は錐体の集中する網膜の黄斑が感度がよい.

8　○

9　○

10　○

11　×　角膜には知覚神経は豊富であるが,血管は分布していない.

12　○

13　○

14　○

15　×　眼房水は毛様体上皮から後眼房へと分泌される.

16　○

17　○

18　○

19　○

20　×　色覚の遺伝子はX染色体上にあり,伴性劣性遺伝するため男性に色覚異常が多い.

❹（p.182）

1　対光反射　2　輻輳反射　3　角膜反射

4　遠近調節　5　遠視　6　共感性反射

7　近視

❺（p.182）

血管の少ない結合組織
血管に富む組織
角　膜
視細胞がある層
虹彩・毛様体の上皮
虹彩・毛様体の支質
メラニンが多い上皮
血管と色素細胞の多い組織

内　層
中　層
外　層

❻（p.183）

1　硝子体　2　眼房水　3　中心窩

4　杆体　5　錐体

❼（p.183）

1　○

2　○

3　×　前庭階や鼓室階には,外リンパが満ちている.

4　×　基底回転のコルチ器では高音を,蝸牛頂では低音を感受する.

5　○

❽（p.183）

1　ツチ骨　2　外リンパ　3　内リンパ

4　耳管扁桃　5　蝸牛窓　6　平衡斑

7　膨大部稜　8　コルチ器

9　ラセン神経節　10　内耳道底

❾（p.184）

1　○

2　×　嗅神経は無髄神経である.

3　×　味細胞は嗅細胞とは違い,舌粘膜の重層扁平上皮の基底細胞由来である.

4　×　味蕾は有郭乳頭に最も多く分布する.

5　○

6　○

7　○

8　○

9　○

10　×　嗅覚は視床を経由しないで,側頭葉の内側面にある一次嗅覚野に投射される.

❿（p.184）

1　嗅細胞　2　味細胞　3　顔面神経

4　舌咽神経　5　迷走神経

⓫（p.184）

1　○

2　×　皮膚感覚の受容器は表皮から皮下組織にまで広がっている.

3　○

4　○

5 × β－エンドルフィンは内因性鎮痛物質
といわれている.

⓬ (p.185)

1 筋紡錘 2 ヒスタミン

3 内因性鎮痛物質 4 脳幹 5 血行障害

■実力アップ (p.186〜192)

1 3

2 2

3 4

4 2

5 1

6 1

7 3

8 2

9 3

10 4 涙腺は漿液腺で粘液は混じらない.

11 1 視覚中枢は後頭葉にある. 視交叉の損
傷では外側半盲となる. 眼神経は眼球・
眼窩の知覚神経である.

12 2

13 3 色覚異常は赤・緑・青に反応する錐体
の分別能力の先天的な異常である.

14 2

15 1

16 2 感光物質は明所で分解され, 暗所で再
合成される.

17 4 網膜血管系である網膜中心動脈は視神
経円板から眼球内に入り, 神経線維層
から外方へ分枝し網膜の視細胞層まで
を養う.

18 3 右方の物を見るときは, 右眼の外側直
筋と左眼の内側直筋が同時に働く.

19 4 内耳神経は平衡覚と聴覚に関する求心
性神経である.

20 3 耳小骨の消失は伝音性難聴を生じる.

21 3 平衡砂膜は平衡斑の有毛細胞の上にあ
り, 平衡砂の移動で平衡毛を倒して興
奮を起こす.

22 4 内リンパの動きで膨大部稜の小帽が倒
されて回転運動を感受する.

23 4 侵害刺激となる大きい音では耳小骨に
付く鼓膜張筋やアブミ骨筋を収縮する.

24 2 コルチ器の感覚細胞で内有毛細胞は1
列であるが, 外有毛細胞は基底回転で
は3列で蝸牛頂では4〜5列である.

25 2 蝸牛軸を通る断面では蝸牛管は三角形

であり, 内リンパを満たしている.

26 2 嗅細胞を密に含む嗅部の多列線毛上皮
は厚く, 嗅細胞が色素をもつため黄色
みを帯びる.

27 3 嗅神経は嗅細胞の突起であり, 鼻粘膜
から離れて嗅球に入るまでの短い無髄
線維である.

28 2 嗅覚情報は視床を経由しない唯一の感
覚で, 辺縁系の嗅皮質に直接入力する.

29 4 舌尖部には茸状乳頭が分布し, 葉状乳
頭は舌根部の外側縁に分布する.

30 2 味覚には5つの基本味がある. これま
で味覚は4つの基本味の混合で生じる
とされていたが, 従来から和食で知ら
れていた「うま味」が第五番目の基本
味として認知されている.

31 1 マイスネル小体は真皮の乳頭層に分布
する.

32 4

33 4 顔面の皮膚感覚は, 三叉神経の3枝に
より伝えられる.

34 2 外力により筋が伸張されると, その筋
の筋紡錘はインパルスを発する.

35 4 臓器感覚は自律神経を経て視床下部や
大脳辺縁系に達し, 情動行動を引き起
こす.

15章 免疫系 (p.194〜199)

■ビジュアルチェック

免疫の対象となる抗原（異物）(p.194)

1 細胞や組織 2 変異細胞 3 毒素

4 細菌 5 臓器 6 血液

自然免疫系から獲得免疫系へ (p.195)

1 ヘルパーT細胞 2 B細胞

3 形質細胞 4 マクロファージ

■要点整理

❶自然免疫機構：非特異的生体防御機構 (p.196)

1 非特異的 2 好中球 3 単球

4 マクロファージ

❷獲得免疫機構：特異的生体防御機構 (p.196)

1 特異的 2 T細胞 3 B細胞

4 時間 5 抗原レセプター

6 抗原特異性

※2・3は順不同.

■トレーニング

❶ (p.197)

1 × 胸腺は思春期以降，退縮していく．

2 × 白血球だけでなく，体内にある細胞の
　　　ほとんどがMHCクラスⅠをもつ．

3 ○

4 × キラーT細胞や食細胞による免疫反応
　　　は細胞性免疫，抗体による免疫反応は
　　　液性免疫という．

5 ○

6 ○

7 × 免疫グロブリンは，IgM, IgG, IgA,
　　　IgE, IgDの5つのクラス（種類）に分
　　　類される．

8 ○

9 ○

10 × Ⅳ型アレルギーは，T細胞が活性化さ
　　　れて起こる．

❷ (p.197)

1 IgG　2 自己免疫疾患　3 免疫記憶
4 補体活性化　5 樹状細胞

■実力アップ **(p.198～199)**

1 1 マクロファージは，単球が組織中で成
　　　長したものである．

2 4 形質細胞は，B細胞が抗原を認識して，
　　　その抗原に特異的な抗体を産生できる
　　　ようになった細胞である．

3 1, 3 白血球の中でも，好中球や単球は
　　　貪食作用をもつ．異物を貪食する
　　　ことで生体を防御している．

4 4 NK細胞は自然免疫系の細胞であり，
　　　抗体を使って抗原の毒素を中和するこ
　　　とはしない．感染してしまった自己の
　　　細胞を破壊する．

5 4, 5 B細胞がさまざまなタイプの形質
　　　細胞となり，そのタイプに応じた
　　　免疫グロブリンがつくり出される．
　　　感染が起こると，B細胞はまず
　　　IgMを産生するタイプの形質細胞
　　　となる．またIgDは，複数の分子
　　　が結合している多量体ではなく，
　　　一量体（単量体）である．